磁共振诊断技术与临床应用

王成龙　文永仓　储　伟　主编

吉林科学技术出版社

图书在版编目（CIP）数据

磁共振诊断技术与临床应用 / 王成龙，文永仓，储伟主编. -- 长春：吉林科学技术出版社，2020.9
ISBN 978-7-5578-7589-3

Ⅰ.①磁⋯ Ⅱ.①王⋯ ②文⋯ ③储⋯ Ⅲ.①磁共振成像－诊断 Ⅳ.①R445.2

中国版本图书馆CIP数据核字(2020)第188327号

磁共振诊断技术与临床应用
CIGONGZHEN ZHENDUAN JISHU YU LINCHUANG YINGYONG

主　　编　王成龙　文永仓　储　伟
出 版 人　宛　霞
责任编辑　隋云平　端金香
幅面尺寸　185 mm×260 mm　1/16
字　　数　317千字
印　　张　16.25
印　　数　1—1500册
版　　次　2020年9月第1版
印　　次　2021年5月第2次印刷

出　　版　吉林科学技术出版社
发　　行　吉林科学技术出版社
地　　址　长春市南关区福祉大路5788号
邮　　编　130118
发行部电话/传真　0431-81629529　81629530　81629531
　　　　　　　　　81629532　81629533　81629534
储运部电话　0431-86059116
编辑部电话　0431-81629516
网　　址　www.jlstp.net
印　　刷　保定市铭泰达印刷有限公司

书号　ISBN 978-7-5578-7589-3
定价　65.00元

主编简介

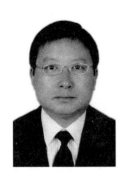

王成龙，男，主任医师，1972 年出生，汉族，青海省西宁市人，中国共产党党员，本科学历。

中华医学会会员，青海医学会微创外科分会委员，青海医学会疝与腹壁外科分会委员等。1996 年 7 月参加工作，现任海东市平安区中医医院院长。先后发表学术论文多篇，其中在《中华现代外科学杂志》发表了"胰腺恶性胃泌素瘤伴肝转移 1 例""脾脏巨大多发囊肿 1 例"，在《长春中医药大学学报》发表了"加味熨风散外敷治疗关节腔积液 47 例"，在《青海医药杂志》发表了"胰腺类癌一例报告""乐脉颗粒治疗偏头痛 37 例临床观察"，在《辽宁中医药大学学报》发表了"丝线环扎加张力带固定治疗粉碎性髌骨骨折 31 例"。于 2006 年全省急救技术比武活动（州县组）"院前急救技术"项目比武中荣获第二名，于 2007 年被评为"海东地区优秀医生"。

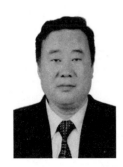

文永仓，男，副主任医师，1972 年出生，毕业于青海大学（医学院）影像专业，医学学士学位。

现任海东市平安区中医医院放射科主任。从事医学影像科临床工作 26 年，曾于 2000 年在兰州军区总医院进修 CT 专业 1 年，2017 年于青海省人民医院磁共振科进修磁共振诊断 1 年。临床上，对骨科各种常见病、多发病的诊断与治疗有丰富经验。先后发表国家级及省级论文 10 余篇。

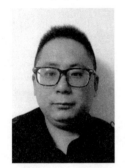

储伟，男，1981 年出生，毕业于江苏大学医学技术学院影像诊断学专业，医学硕士学位。

2019 年至今任无锡市惠山区人民医院医学影像科副主任医师。从事影像科工作 15 年，曾于复旦大学附属中山医院进修磁共振专业半年。临床上，对胃肠道常见病、多发病的诊断与治疗有丰富经验。先后在国家级核心期刊发表相关论文 1 篇、SCI 论文 2 篇，主编专著 1 部。

编 委 会

主　编

王成龙　青海省海东市平安区中医医院

文永仓　青海省海东市平安区中医医院

储　伟　江苏省无锡市惠山区人民医院

刘金昊　青海省人民医院

范瑞祥　青海省海东市民和县人民医院

王胜和　青海省海南州贵德县人民医院

副主编

董　武　中国人民解放军联勤保障部队第965医院放射科

张全成　青海省海东市平安区中医医院

武善珍　青海省妇幼保健院

程鲁军　青海省海东市人民医院

杨发军　青海省海东市互助县人民医院

王生美　青海省海东市乐都区人民医院

罗晓旭　青海省海东市循化县中医院

邢永菊　青海省海东市平安区中医医院

编 委

致　谢

　　自无锡市惠山区与海东市平安区开展东西部扶贫协作对口帮扶以来,在无锡市惠山区人民医院的指导帮助下卓有成效,我院磁共振技术取得了从无到有、从有到精的发展,填补了该项业务空白。为进一步提高我院磁共振影像诊断技术水平,充分发挥磁共振在临床和治疗中的应用价值,更好地巩固和展示两区医疗扶贫协作帮扶成果,我院组织两地相关专家,通力合作编写了此书。此书的编写出版,得到了无锡市对口帮扶海东市工作组领导、惠山区挂职平安区干部和惠山区卫健委以及平安区卫健局的大力支持,得到了惠山区人民医院以及来我院开展帮扶工作各位专家的精心指导。在此,一并致以崇高敬意和衷心感谢! 期望该书的出版,在展示两区医疗领域扶贫协作、对口帮扶成果的同时,为共同促进加强磁共振学领域的发展应用,造福一方群众作出更多有益的贡献。

序

　　随着二十世纪七十年代第一套磁共振系统的诞生，1983 年磁共振技术首次应用于临床检查中，同年第一台超导磁体也被应用。1993 年 Magnetom Open 产品的问世，标志着西门子成为全球第一个能够生产开放式磁共振成像系统的制造商，使患有幽闭症的患者同样可以受益于磁共振技术。1999 年，西门子推出可自动进床的 Magnetom Harmony 和 Symphony 系统，为磁共振技术带来新的突破。从此，对大型人体器官或部位（例如脊椎）进行全面检查时再也无需对病人进行重新定位。

　　随着磁共振技术应用 40 余年之久，现在一台磁共振机器只占不到 30 平方米的面积，磁共振成像具有高软组织对比度、多对比度成像、任意截面成像、无电离辐射等诸多优势，已成为现代医院必备的设备。磁共振技术也得到了发展，出现了水成像技术、背景抑制弥散加权技术、磁化率敏感成像技术等新技术，这些技术能提供丰富的功能代谢信息，对病变的定性分析具有较大的价值。当前 MRI 的应用已发展到全身各系统和器官，从脑神经到足部细小的肌肉组织，从亚毫米的病变到全身一次性成像，无不在现代"MRI"视野之内。影像学医师及相关临床专业医师如欲迅速掌握到如此广泛的正常及异常 MRI 影像的诊断难度之大可以想见。

　　本书涵盖了人体神经、心血管、消化系统、骨关节等几大系统，论述深入浅出，内容详实，图文并茂，具有很强的应用价值。在此将这本书推荐给从事磁共振领域的医生，供临床工作中参考查阅！同时也希望能继续吸收国内外先进经验和科研经验，不断进行更新和补充，以适应新的需要，为医学事业作贡献。

目　录

第一章　概述

第一节　磁共振成像概况及原理

一、磁共振成像概况

磁共振成像(MRI)的物理学基础是核磁共振(NMR)现象。为避免"核"字引起人们恐惧并消除 NMR 检查有核辐射之虞,目前学术界已将核磁共振改称磁共振(MR)。MR 现象于 1946 年由美国斯坦福大学的 Bloch 和哈佛大学的 Purcell 分别发现,两人因此荣获 1952 年诺贝尔物理奖。1967 年 Jasper Jackson 首先在动物身上获得活体组织的 MR 信号。1971 年美国纽约州立大学的 Damadian 提出有可能利用磁共振现象诊断癌症。1973 年 Lauterbur 利用梯度磁场解决了 MR 信号的空间定位问题,并首次获得水模的二维 MR 影像,奠定了 MRI 在医学领域的应用基础。1978 年第一幅人体的磁共振影像诞生。1980 年用于诊断疾病的 MRI 扫描机研制成功,临床应用由此开始。1982 年国际磁共振学会正式成立,加快了这种新技术在医学诊断和科研单位的应用步伐。2003 年,Lauterbur 和 Mansfield 共同荣获诺贝尔生理学或医学奖,以表彰他们在磁共振成像研究方面的重大发现。

随着科技的进步,MRI 技术不断更新。这使得初学者认为 MRI 是一门非常复杂而深奥的科学。一方面要学习 MRI 诊断的基本知识,同时又要不断接受日新月异的新技术,一些人因此望而生畏。实际上万变不离其宗,只要掌握最基本的 MR 成像原理,其他难题便可迎刃而解。在这里我们将层层分解 MR 的物理知识,并逐一讲述 MR 成像的基础、原理、图像对比度、各种加权像、常用扫描序列、特殊采集技术等内容。

二、磁共振成像基本原理

(1)MRI 研究的对象是质子。我们知道,原子包括一个核与一个壳,壳由电子组成,核内有带正电荷的质子,质子像地球一样不停地围绕一个轴做自旋运动,产生磁场,称为核磁。正常情况下,人体内质子产生的磁场方向杂乱无章。

（2）将患者置于磁体通道后,体内质子的磁场方向发生定向排列,稍过半数的质子的磁场方向顺着主磁场方向排列,稍不足半数的质子的磁场方向逆着主磁场方向排列,最终形成净的纵向磁化矢量。

（3）发射特定频率的射频脉冲,导致部分质子的磁场方向发生变化,形成净的横向磁化矢量。

（4）关闭射频脉冲后,被激发的氢原子核把所吸收的能逐步释放出来,其相位和能级都恢复到激发前的状态,这一恢复过程称为弛豫。犹如拉紧的弹簧在外力撤除后会迅速恢复到原来的平衡状态。弛豫的过程即为释放能量和产生 MRI 信号的过程。

弛豫包括两个同时发生而又相互独立的过程:纵向弛豫和横向弛豫。

①纵向弛豫:关闭射频脉冲后,在主磁场的作用下,质子释放能量,从高能状态恢复到低能状态,纵向磁化矢量逐渐增大并恢复到激发前的状态即平衡状态,这一过程称为纵向弛豫。纵向磁化由零恢复到原来数值的 63% 时所需的时间称为纵向弛豫时间,简称 T_1（图 1-1-1）。

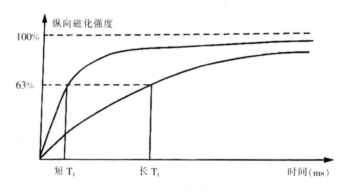

图 1-1-1　纵向弛豫时间

②横向弛豫:关闭射频脉冲后,质子不再处于同步、同相位状态,指向同一方向的质子散开,导致横向磁化矢量从最大衰减到零,此过程称为横向弛豫。横向磁化由最大衰减到原来值的 37% 所需的时间称为横向弛豫时间,简称 T_2（图 1-1-2）。

T_1 和 T_2 反映的是物质的特征,而不是绝对值,常用 T_1 值来描述组织纵向弛豫的快慢。不同组织弛豫速度存在差别,导致 T_1 值不同。各种组织的不同 T_1 值是 MRI 能够区分不同组织的基础。影响 T_1 的主要因素是组织成分、结构和磁环境,并与外磁场场强有关。常用 T_2 值来描述组织横向弛豫的快慢,正因为不同组织有着不同的弛豫速度,导致各种组织 T_2 值不同,并可区分正常组织和病变组织。影响 T_2 的主要因素是外磁场和组织内磁场的均匀性。

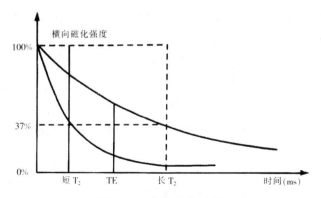

图 1-1-2　横向弛豫时间

（5）通过计算机 A/D（模/数）转换器→D/A（数/模）转换器→图像。

（东巍山）

第二节　磁共振成像设备

医用 MRI 设备主要由主磁体、梯度系统、射频系统、计算机系统及辅助设备等五部分组成（图 1-2-1）。

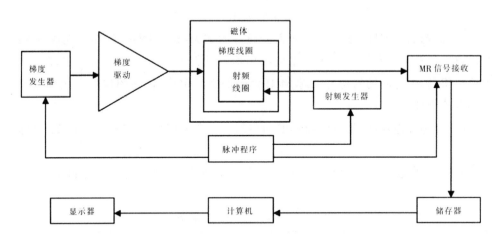

图 1-2-1　磁共振成像设备

一、主磁体

主磁体是 MRI 扫描仪的主要部分，决定扫描装置的外观、成本和性能。

1.主磁体的分类

（1）永磁型：是最早应用的类型，多由稀土永磁材料制成，常采用 C 型臂、U 型臂或双立柱,其磁场是由磁性物质磁化后产生,不需要电流或线圈。低场强 MRI 扫描仪多采用此型。

本型主要优点:①结构简单。②价格相对较低。③开放性结构使受检者较舒适。④低能耗。⑤运行费用低,不需要使用液氦。主要缺点:①磁场强度较低,多在 0.5T(特斯拉)以下。②磁场均匀性较低。③磁场稳定性易受温度变化影响。

(2)常导型:在常温下采用空心电磁铁和铜线圈,应用励磁电流通过线圈产生磁场。目前此型多被超导型和永磁型所取代。

本型主要优点:①结构简单。②磁体较轻,易安装。③造价较低。主要缺点:①设备运行水电消耗大。②磁场稳定性较差。

(3)超导型:将铜钛合金制成的超导线圈置入超低温状态下的液氦中,使线圈无电阻,励磁电流通过闭合的线圈产生高强稳定的磁场,目前此型应用最广泛。

本型主要优点:①磁场强度高。②磁场稳定性好。③扫描速度快。主要缺点:①价格较昂贵。②运行费用较高。

2.主磁体的主要性能指标

(1)磁场的强度:采用特斯拉(T)和高斯(G)为单位,高斯是磁场强度的法定单位。距离通过 5A 电流的直导线 1cm 处检测到的磁场强度被定义为 1G,地球南北极处的地磁强度约为 0.7G。特斯拉与高斯的换算关系:$1T=10000G$。永磁型和常导型磁体的磁场强度多≤0.5T,超导型多在 1.0~3.0T。

(2)磁场的均匀性:是指单位面积内通过的磁力线数目的一致性。现代 MRI 扫描仪因具有主动和被动匀场技术使磁场均匀性大大提高。MRI 对主磁场均匀性要求很高,因为磁场的均匀性对 MRI 信号的空间定位、提高图像信噪比和减少伪影等均十分重要。

(3)磁场的稳定性:是指磁场强度和均匀性在单位时间内的相对变化率,也称为磁场漂移。超导型磁体稳定性最好。

(4)磁体的长度和有效孔径:磁体越短、孔径越大,保持磁场均匀性越难,但这样增加了受检者的舒适性(表 1-2-1)。

表 1-2-1　不同类型磁体优缺点

磁体类型	优点	缺点
永磁型	没有磁场电源,电能消耗少	磁场的强度较低,适用于低场系统
	扫描孔开放程度高	对温度变化敏感
	可以满足大多数常规检查	自重大
	磁力线分布范围较小	信噪比较低

磁体类型	优点	缺点
常导型	性价比高	
	不用制冷剂	
	扫描孔开放程度高	电能耗费高
	制造简单,容易安装	磁场的强度较低
	价格较低	信噪比较低
	紧急情况下,可以关闭磁场电源	需要高质量稳定电源
超导型	不用制冷剂	
	磁场的强度高	市场价格高
	目前没有场强限制	需要定期补充制冷剂,运行成本高
	磁场均匀度高、稳定	安装场地的要求高
	信噪比高	开放程度不高,扫描孔狭小
	应用于高级 MR 成像技术	患者容易产生幽闭恐惧症
	可用于 MR 波谱检查	噪声大,需保护患者听力
	有失超危险	

二、梯度系统

由梯度放大器及 X、Y、Z 三组梯度线圈组成。作用是修改主磁场、产生梯度磁场,对 MRI 信号进行空间定位编码。梯度磁场的主要性能参数有梯度磁场的强度和切换率。梯度场强是指单位长度内磁场强度的差别,通常用每米长度内磁场强度差别的毫特斯拉量(mT/m)来表示。图像像素越小、空间分辨率越高,图像就越清晰,则所需的磁场梯度就越大;梯度磁场的切换率是指单位时间及单位长度内梯度磁场的变化量,常用每毫秒每米长度内磁场强度变化的毫特斯拉量[($mT/m \cdot ms$)]来表示。高切换率和高梯度场强有利于缩短回波间隙,加快信号采集速度和提高图像信噪比。

三、射频系统

由射频发射器、射频放大器和射频线圈组成。通过射频发射器发射射频脉冲,提供电磁能量传递给低能质子使其发生能级跃迁;使不同相位的质子同步进动(因为质子并不是静止地平行于磁力线,而是以某种形式运动着,这种形式的运动称为进动)。

射频线圈是磁共振设备的重要组成部分之一，是成像的关键要素。发射线圈的性能与 MRI 的采集速度有关，接收线圈的性能与 MRI 图像信噪比密切相关。相控阵线圈被认为是射频线圈技术的一个里程碑，它是由多个敏感的子线圈单元按照不同的需要排列成不同类型的阵列，共同构成一个线圈组，同时需要有多个数据采集通道与之匹配。相控阵线圈具有以下优点：①有效空间大，信噪比高。②改善薄层扫描、高分辨扫描及低场机的图像质量。③提高信号采集速度。④各小线圈既可相互分离又可单独使用。

四、计算机与辅助系统结构及其特性

磁共振的计算机需要控制和监测整个硬件系统的运行，管理操作界面，实现人机对话，并且要准确而快速地进行大量的数据处理，因此对计算机的性能要求较高，通常要求计算机具备良好的硬件和软件的稳定性、较快的运行速度和强大的数据处理能力。应用软件一般是由设备厂家设计，用于机器的运行诊断和调整，较普通计算机或个人电脑有显著的差别。

磁共振的计算机常由主计算机和数据处理机等组成。主计算机主要负责 MRI 机各个部分的运行、人机操作、图像分析和存储等。数据处理机则主要负责数据重建处理和交换。

（一）主计算机

主计算机构成框图如图 1-2-2 所示。

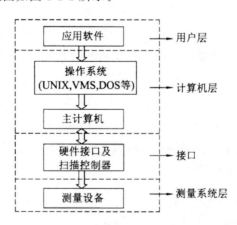

图 1-2-2　主计算机构成框图

1.系统软件

系统软件用于计算机本身的管理、维护、控制和运行，及计算机程序的翻印、装卸和维护。系统软件是由计算机厂家设计的。

2.操作系统(OS)

操作系统是由指挥与管理系统运行的程序和数据结构组成的一种软件系统，有作业处理和实时响应的能力，如 DOS,UNIX,VMS 和 Windows。

3.应用软件

应用软件是为 MRI 特殊设计的程序组，常包括被检者信息管理、图像管理、图像处理、扫描及控制、系统维护、网络管理和主控程序等模块，发展迅速。

(二)数据处理机

为了使 MRI 图像生成以后再进行后处理，在磁共振主计算机之外，另外配置一台专门用于图像后处理的计算机。该计算机的功能与主计算机有很大不同，它有单独的软件系统，不一定具备操作 MRI 硬件的功能，但在图像处理方面功能强大，对医生进一步挖掘诊断信息和优化病灶显示有重要的价值。

1.信号采样与量化

信号采样与量化是对相敏检波的两路信号分别进行 A/D 转换，使之成为离散的数字信号。

(1)信号采样定义把一个在时间上连续的信号变换为一个在时间上离散的信号，要求采样频率高于被采样信号的上限频率的两倍，如图 1-2-3 所示。

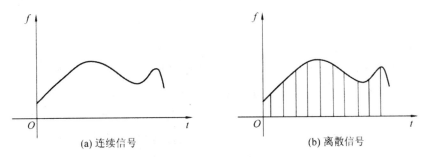

(a) 连续信号　　　　　　　　　(b) 离散信号

图 1-2-3　信号采样

(2)采样保持电路采样保持是把每次的采样值存贮到下一个脉冲到来之前。采样保持电路如图 1-2-4 所示。

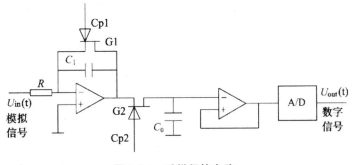

图 1-2-4　采样保持电路

(3)量化把采样后成为不同幅度断续脉冲的 MR 信号以数字值表示。一般 MRI 设备中的信号量化级数为 16 级。

2.计算机图像重建与控制系统

主计算机系统的功能是控制用户与磁共振各系统之间的通信,并通过运行扫描软件满足用户要求。

(1)程序控制:程序控制确定射频发射器和射频接收器及梯度脉冲发生器等的工作参数,包括射频脉冲和梯度脉冲的幅度、持续时间和脉冲时序、心脏射频接收器的选通时间和取样率等。工作参数是根据操作员输入的成像序列参数具体确定的,由计算机自动处理完成。计算机是成像系统的中央控制单元,协调各分系统的工作,对梯度场系统和射频系统的硬件工作参数提供全面的软件控制。梯度场脉冲的幅度和时序、射频激励脉冲的幅度和时序、MR 信号的取样都在控制计算机的管理下进行。

(2)系统调整:系统调整在数据采集之前。系统调整的内容包括测量磁场中心质子的共振频率,并把射频发射器和接收器的工作频率设置在这个频率上;对被检信号进行射频线圈的调谐,使之谐振于质子的共振频率;确定发射器射频输出功率,产生最大 MR 信号,根据 MR 信号的幅度确定接收器对信号的放大倍数或增益,使系统工作在最佳状态。成像过程中用高的信噪比获取 MR 信号。

(3)影像采集、重建、分析:信号采集获得的原始数据经过阵列处理器进行傅里叶变换成为影像数据。在一个成像序列的数据采集结束后,系统自动或按命令执行影像重建程序。经过重建处理的影像数据,在显示器上以图像形式显示,根据显示的图像确定下一个成像序列数据采集的中心层面位置。全部成像序列的原始数据经过重建处理后,影像数据传送到工作站,进行影像的后处理、分析、诊断。信号采集指对磁共振射频接收信号进行模数(A/D)转换,成为离散数字信号的过程。图像重建的射频系统和信号采集系统合称为谱仪系统。图像重建系统根据谱仪系统提供的原始数据,计算显示磁共振的灰度图像,在图像阵列处理器中完成。图像阵列处理器由数据接收单元、高速缓存存储器、数据预处理单元、算术和逻辑运算单元控制部件、直接存储器、快速傅里叶变换器组成。

(4)信息管理:操作程序执行硬盘信息存档、信息装入和信息删除等操作。影像数据信息采集的原始数据存放在计算机的硬盘中,影像重建程序将原始数据变为可显示的影像数据,包含来自每个体素的信号幅度,图像以像素值形式被显示。一幅层面图像的数据包含在一个文件中,各层面的图像数据顺序放在被指定的硬盘区域。

(5)图像后处理系统:图像后处理的工作站进行图像显示和图像后处理,通过计算机键盘或鼠标以菜单方式进行操作。图像后处理系统的终端设有一些特殊的功能键,通过对应的菜单选择项进入所要求的功能,完成图像后处理工作。

(三)附属设备

1.操作控制台

磁共振成像设备的操作系统和图像显示系统,由计算机和计算机终端组成。计算机终端包括图像显示器和人机对话的显示器、操作键盘。操作系统的主要功能是数据采集和影像重建,影像重建通过指令在专用的阵列处理器中进行。影像图像系统的主要功能是图像显示和图像后处理。

2.检查床

检查床可载被检者做垂直升降,床面做前后水平运动。床面材料不含铁磁物质,床体不影响主磁场磁力线分布。

3.射频屏蔽

MR设备射频脉冲多受内外环境条件干扰,可用铜铝合金或不锈钢制成,使屏蔽间与外界隔离。设备技术参数:磁场强度(T,特斯拉)与高斯线空间分布范围(m)、液氦挥发速度(L/h)、磁场均匀性(ppm)、磁场强度(mT/s)、梯度场切换率(mT/m/s)。

4.MR软件功能

MR软件包括系统软件、应用软件、被检者信息管理软件、扫描及扫描控制软件、数据处理、图像重建、图像处理、图像管理软件、系统维护软件、网络管理软件、主控软件。

(岳　军)

第三节　磁共振成像技术

一、MR快速成像技术

MR成像时间较长,一直是其临床应用受限的主要原因,近年来,随着软、硬件的进步,从梯度技术、线圈设计到采集方法都有很大发展,MR扫描速度大大加快,开发了一大批快速成像技术,在腹部、心血管成像的某些方面成像速度甚至超过了CT。

(一)单次激发FSE

单次激发快速自旋回波(SSFSE)也称半傅里叶采集单次激发快速自旋回波(HASTE),成像时间为1秒或以下,技术基础是单次射频(RF)激励后仅对k空间的一半进行充填,运动伪影大大减少,其回波时间(TE)相对长,因此短 T_2 病变不易显示、而长 T_2 结构显示最佳,故常用于 IR 椎管造影(MRM)、MR 尿路成像(MRU)及 MR 胰胆管成像(MRCP)。

(二)并行采集

并行采集即灵敏度编码(SENSE),也称 IPAT、ASSET 及 SPEEDER,可克服其他快速技术所要求的梯度爬升率增高限制以及特殊吸收率(SAR)增大的影响。采用一组表面线圈(2~8 个),通过阵列线圈的每个接收单元空间灵敏度分布差异来实现信号的定位(空间编码)。每个线圈单元均有其小的 FOV,消除了包绕伪影的影响。SENSE 技术可以加快扫描速度,但信噪比可能降低。k 空间不完全填充,以此减少相位编码次数。并行技术可用于任何序列以减少采集时间,且不改变图像对比。因为扫描速度加快,所以更有利于动态扫描及观察心脏运动。

(三)其他 k 空间填充技术

1.螺旋扫描

常规成像序列扫描时,每次采集填充一条或数条平行的 k 空间线,这种填充方式称笛卡儿 k 空间填充。螺旋扫描以螺旋状轨迹填充 k 空间,效率高,速度明显加快,可用于多种序列。螺旋扫描可采集自由感应衰减(FID)或自旋回波,能实现单次激发或交替多次激发。单次激发后沿螺旋轨迹一次填充 k 空间,多次激发后经多个通过 k 空间原点螺旋状填充 k 空间。螺旋扫描不再有独立的相位编码和频率编码,而是同时在两个垂直方向上施加因时间变化的梯度脉冲。本技术对运动不敏感,其正弦梯度波形还具有流动补偿特征。螺旋扫描广泛应用于动态扫描、运动器官成像及其他需要超短 TE 时间的扫描。

2.径向 k 空间填充

沿通过 k 空间原点的径向填充技术叫径向 k 空间采集或投影重建成像,不需要单独的时间进行相位编码,回波时间可很短,因此对流动及运动等不敏感。径向采集在 k 空间中心为过度采集,在外围则为欠采集,后者可导致放射状伪影。

3.螺旋桨 k 空间填充

每次填充数条平行经过 k 空间原点附近的一组 k 空间线,可有效地消除平面内的平移和旋转运动伪影,因此有助于儿童与危重患者检查,能够有效地消除头部轴位图像因摆头运动所致的伪影,但是不能消除移进及移出扫描平面的运动伪影。

(四)回波平面成像

回波平面成像(EPI)是目前最快的 MR 成像技术,主要用于功能成像,包括单次激发与多次激发两种方式。EPI 序列利用读出梯度的极性反转产生梯度回波链,其正或负读梯度脉冲由爬升、平台、下降三个阶段组成,可在平台阶段或者整个梯度脉冲期间采集数据。EPI 相位编码梯度可以以脉冲形式插入到梯度回波链中的采集间隙，实现 ky 方向的步进。k 空间填充以平行线性分布的数据点进行，并直接施行傅里叶转换获得图像。相位编码梯度连续进行，ky 方向相位编码以"之"字形运行。EPI 梯度反转产生回波链比脉冲重聚速度要快得多，可以有效"冻结"生理运动。EPI 的 k 空间采集特点之一是奇数 k 空间线和偶数 k 空间线的扫描方向相反，k 空间扫描方向也相反，因此回波位移的方向对奇数和偶数 k 空间线相反。EPI 的优点是时间分辨率高，能有效利用单位时间内 MR 信号，但是对 MR 成像设备要求很高，主要是高性能梯度与梯度切换率，由于单位时间内梯度快速切换，因此，需要采用屏蔽措施减少涡流的影响。EPI 应用包括灌注与扩散加权成像、脑功能成像、腹部快速成像、心血管血流成像。

（五）匙孔技术

匙孔成像技术的作用是提高增强扫描的时间分辨率。每次动态成像只采集 k 空间中心对称分布的一小部分 k 空间线（编码的步进大小不变），k 空间中心的数据决定了图像的对比度，有效地捕捉了对比剂的通过曲线。这种采集加快了动态扫描速度，提高了时间分辨率，常用于肝等脏器的动态增强。部分采集的开始，中间或结束阶段采集全傅里叶正常分辨率的图像作为参考扫描，参考数据和部分采集的数据通过简单取代或设计一定的算法结合，得到时间序列的全傅里叶图像。上述技术形象地称为"匙孔"技术。匙孔成像技术采集数据一般超过 20%，该比例取决于动态过程中需要分辨率，分辨率越高，需采集的百分比越大。

（六）其他加快成像的方法

1.部分采集技术

原理是利用 k 空间的对称性，基于数据共轭对称的特点，采用 1/2 或 3/4 采集，减少相位编码次数。在实际应用中，常采集稍＞1/2 以校正相位，部分采集需包括 k 空间中心部分数据。主要用于定位扫描。

2.部分回波

由于回波信号的对称性，可对回波一小部分进行采集，主要用于 T_1WI 及降低流动伪影和磁化率的影响。

3.不对称视野

常为矩形视野，减少相位编码，用于纵轴大于横轴部位的扫描，如脊柱、颅脑，优点是保持全视野的分辨率，但有可能降低信噪比（SNR）。

二、MR 辅助成像技术

（一）脂肪抑制成像技术

脂肪的 MR 特性是指采用各种方法可对组织的脂肪信号加以抑制，以突出显示病变的位置和界限,观察病变的特性。其优点是:可减少运动伪影、化学位移和其他相关伪影的干扰;可抑制脂肪组织信号,增加图像的组织对比度;可增强扫描效果;可鉴别病灶内是否含有脂肪。因为 T_1 加权像除脂肪外,还有含蛋白的液体、出血等,均可表现为高信号,脂肪抑制技术可以判断其是否含有脂肪,提供鉴别诊断信息,其判断方法有频率选择饱和法、STIR(短时间反转恢复序列)技术、Dixon技术、频率选择反转脉冲脂肪抑制技术与预饱和带技术。T_2 加权像(T_2WI)脂肪抑制如图 1-3-1 所示。

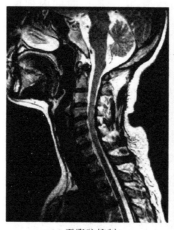
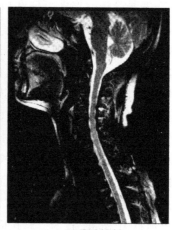

(a) 无脂肪抑制　　　　　　　　　(b) 脂肪抑制

图 1-3-1　T_2WI 脂肪抑制

(二)化学位移成像技术

在人体内,原子核并非独立存在,而是处于不同的分子环境中,核外电子云会影响局部磁场的均匀性;位于不同种类的化学键上的原子核因核外电子结构不同会产生不同的频率信号。特定位置组织的共振频率受化学位移效应、磁场的均匀程度和磁化率影响。不同分子环境中的共振频率相差几十至数百赫兹,采用特殊的成像序列有意利用和体现化学位移效应的 MR 成像方法称为化学位移成像。化学位移指当某一种核子处于分子结构中不同位置时,由于电子轨道运动的磁屏蔽效应而产生的拉莫尔频率变化,其化学位移量与磁场的强度成正比。在 XY 平面自旋时,脂肪质子和水中质子的频率不同而失相位,当二者矢量的相位相反时,称反相位。在反相位时,脂肪中的质子信号被水中质子的信号抵消,从而起到抑脂的作用。化学位移成像的主要用途有:肾上腺病变的鉴别诊断;脂肪肝的诊断与鉴别诊断;肝脏局部病灶内是否含脂肪变性的鉴别诊断(鉴于病灶中发生脂肪变性者多为高分化肝细胞癌或肝细胞腺瘤);肾脏或肝脏血管平滑肌脂肪瘤的诊断和鉴别诊断。主要方法有:inphase(水-脂相加)、outofphase(水-脂相减)。

三、特殊成像技术

（一）MR 血管成像（MRA）

MRA 也称为磁共振血管造影，它作为一种无创的血管造影技术，在血管性疾病的诊断中具有其独特地位。它不依赖于流动现象成像，因而可任意方向 3D 采集，适用于所有动脉及部分静脉的大范围成像，一次扫描可以显示自腹主动脉至足部的动脉，在掌握好回流时间的前提下可以分别行动，静脉成像。目前，临床常用的 MRA 技术有 3 种，即时间飞跃法血管成像技术、相位对比法血管成像技术、对比增强血管成像技术。

1.时间飞跃法血管成像技术（TOFMRA）

该技术利用激励脉冲和采集信号的时间差，在同一层面内，血管内的血流被激励后，产生饱和的血流质子马上流出，被流入的未饱和的血流所取代。用梯度回波序列，TR 较短，一般为 20ms 左右，使背景组织的 T_1 很少弛豫，从而使静态组织的信号减低；此外，TE 也很短，使信号在采集信号时减少在 XY 平面的失相位，从而使血流信号增强。TOF 法可由多幅二维层面、三维容积或互相重叠的三维容积获得血管影像，分别称为二维 TOF（2D-TOF）和三维 TOF（3D-TOF）。二维 TOF 空间分辨率较低，适合于流速慢的血流，常用于静脉的成像；三维 TOF 适合于流速快的血流，空间分辨率高，但成像范围较大时，远端的血流信号易饱和，应用时应尽可能将可疑病变的部位设置于血流的流入端。另外，也可采用多区段成像或饱和区移动成像。TOF 法主要用于头、颈部和下肢成像。

（1）2D-TOF 法：2D-TOF 法主要用于评估颈动脉分歧部和椎基底动脉形态有无狭窄及闭塞、脑的静脉解剖，也可用于评估主动脉弓、周围血管如盆腔和下肢静脉等，如图 1-3-2 所示。

（2）3D-TOF 法：3D-TOF 法主要用于评估颈动脉及分歧部血管形态及闭塞性病变、willis 环、颅内 AVM（一种先天性脑血管病），显示供血动脉和异常血管团，发现和评估颅内动脉瘤，对大于 3mm 的动脉瘤效果较好，可用于腹部血管检查。

2.相位对比法血管成像技术（PC MRA）

相位对比法血管成像技术是用磁化矢量的相位或相位差作为信号强度以抑制背景信号，突出血管信号的磁共振成像技术。其通过血流在磁体内沿三个不同的梯度场流动时，质子的相位会依据磁场的变化而发生线性偏移，沿三个梯度场方向分别施加三对方向相反的梯度编码并采集信号，然后将每组信号减影后获取图像。对不同的血流速度可给予不同的相位编码，又称流速编码，所以可以反映出血流的速度。

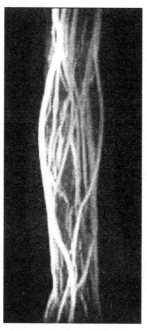

图 1-3-2　2D-TOF 法

PC 法与 TOF 法相比有如下特点：可区分血流速度；可显示血流方向；减影后背景组织信号可完全消除；数据量大，计算时间长，成像速度慢；易发生相位伪迹，只可用于生理运动不干扰的部位，如头颈及四肢等。

PC 法主要用于脑动脉瘤、心脏血流分析、静脉病变、门静脉血流分析、显示肾动脉及其病变。PC 法可通过二维相位对比（2D-PC MRA）、三维相位对比（3D-PC MRA）和电影 PCA（相位对比血管成像）获得血管影像。

（1）2D-PC 法：2D-PC 法可作为扫描定位像，既可显示颅内 AVM 和动脉瘤，也可显示快速血流和慢速血流，还可进行血流方向和流速定量、门静脉和肝静脉状态分析等。

（2）3D-PC 法：3D-PC 法既可用于评估颅内 AVM、动脉瘤，也可用于显示颅内静脉畸形和静脉闭塞，进行全脑大容积血管成像评估外伤后的颅内血管淤伤，还可用于显示肾动脉。

（3）电影 PCA：电影 PCA 是 2D-PC 法的变化，其图像是在心动周期的不同位置获得的，这种采集需要心电或脉搏门控。电影 PCA 在评价搏动血流和各种病理流动状态方面很有用。

3. 对比增强血管成像技术（CEMRA）

该技术是通过静脉注射磁共振顺磁对比剂，使血液的 T_1 值明显减小（一般血液 T_1 为 1200ms，双倍剂量注射对比剂后减至 300ms），提高血流与周围组织的对比度,同时使用短 TR(脉冲序列重复时间)、短 TE 的梯度回波序列,减少周边组织的影响,使血管显示得更清楚。应用时要掌握好注射时间与成像时间的吻合,以得到最大对比度和最佳效果。

CEMRA 主要用于头颈部血管成像;肺动脉成像;主动脉成像;肾动脉成像;肠系膜血管和门静脉成像;四肢血管成像,但目前临床少用。进行单部位动脉成像(如肾动脉)时,磁共振顺磁对比剂采用单倍剂量或 1.5 倍剂量,注射流率一般为 1.5～3mL/s;进行多部位动脉成像时,通常需要注入磁共振顺磁对比剂 2～3 倍的剂量,注射流率为 1.5～2mL/s;进行肾静脉、颈静脉、门静脉检查时,也需要注入磁共振顺磁对比剂 2～3 倍的剂量,但注射流率为 3～5mL/s。

(三)MR 水成像

1.成像原理

人体的一些管道结构内充盈着水样成分(如胆道内胆汁、尿道内尿液、内耳内淋巴液、椎管内脑脊液等),水具有长 T_1 特性,其 T_2 值远远大于其他组织。如果采用 T_2 权重很重的 T_2WI 序列,即选用很长的 TE(500ms 以上),其他组织的横向磁化矢量几乎完全衰减,而水由于 T_2 值很长仍然保持较大的横向磁化矢量,其图像信号主要来自于水样成分,从而获得充盈水的管道结构的图像。常采用 FSE/TSE 或单次激发 FSE/TSE T_2WI 序列以及 Balance SSFP 类序列。利用二维或三维采集水成像原始图像后,常通过最大密度投影法(MIP)进行后处理重建图像。

2.临床应用

实际临床应用中,单纯依靠人体内某结构的 MR 水成像多数情况下是不能做出完整的诊断的,一定要结合原始单层图像与常规 MRI 来分析以减少漏诊或误诊。

(1)MR 胰胆管成像(MRCP):MRCP 是最常用的 MR 水成像之一,主要用于:①确定有无胆道或胰管梗阻以及梗阻的程度;②确定胆道或胰管梗阻的详细部位,如肝内或肝外胆管梗阻、胰管的胰腺头部或体部梗阻等;③做出肯定的或可能的梗阻病因学诊断,如结石、良性或恶性肿瘤、炎症等。

(2)MR 尿路水成像(MRU):主要用于:①确定有无尿路积水以及积水的程度;②确定尿路梗阻的详细部位,如输尿管上、中或下段梗阻等;③做出肯定的或可能的梗阻病因学诊断,如结石、良性或恶性肿瘤、炎症狭窄、肾盂输尿管发育异常(双肾盂双输尿管畸形、UPJO 等)、先天性巨输尿管症等。

(3)MR 内耳水成像:主要用于耳显微外科疾病的诊断,可直观而清晰地显示内耳膜迷路与内听道的精细结构和解剖位置关系,可在术前为内耳显微外科手术提供可靠的解剖信息,但不适合耳蜗移植术后的复查。

(4)MR 椎管水成像(MRM):主要用于显示椎管和神经根鞘内的脑脊液形态,

对诊断椎管梗阻的部位、范围、硬膜囊受压的程度和脊髓膨出有一定的价值。

(四)MR 波谱成像(MRS)

磁共振波谱成像技术(MRS)是一种利用磁共振现象和化学位移作用,对特定原子核及其化合物进行物质结构和含量分析的方法,是目前唯一无创性研究人体内部器官、组织代谢、生理生化改变的定量分析方法。其基本原理与 MRI 大致相同。以^{1}H 为例,其发射频率较宽的射频脉冲,激励的频率范围涵盖质子参与的大部分代谢产物(频率根据拉莫尔公式中物质的磁旋比而定),由于化学位移效应,代谢产物中的质子的频率有所偏移,不同的产物有不同的偏移频率,通过傅里叶转换就可获取不同的谱线,与常规质子的进动频率相比,不同物质内频率偏移的差别常用百万分之几表示,其特点是可以得到代谢产物的信息。目前临床经常应用的MRS 分析的物质有^{1}H 谱、^{31}P 谱等。

(五)MR 灌注成像(PWI)

将组织毛细血管水平的血流灌注情况通过磁共振成像显示出来,并评价局部的组织活动及功能,即为 MR 灌注成像(PWI),它是通过注射对比剂或标记物观察组织中微观血流动力学信息的一种技术,主要用于脑缺血和脑肿瘤血供研究、心肌灌注检查研究、心肌缺血和心肌灌注储备、肾脏血流灌注、肝脏血流灌注。目前常用的方法为利用外源性示踪剂(顺磁性造影剂)作为弥散示踪物的动态对比增强磁敏感加权灌注 MRI。

MR 灌注成像是反映组织血流动力学改变的功能性成像方法,可产生血流量(BF)、平均转运时间(MTT)、峰值时间(TTP)、部分饱和(PS)等参数,并建立各种相应的功能图像,可用于脑血管病、脑肿瘤、颅内感染、外伤、脱髓鞘及变性疾病等的诊断,在全身其他部位如心脏、脾脏、肾脏、前列腺等方面也有应用。

(六)弥散加权成像(DWI)

弥散是指分子能量激发而使分子发生的一种微观的随机平移运动,也就是分子的热运动或布朗运动。CSF(脑脊液)和尿液中的水分子的移动,不受任何约束,称为自由扩散运动;生物组织内的水分子运动受周围介质(生物膜、细胞膜等)的限制,称限制性弥散。DWI 在临床上主要用于超急性脑梗死的诊断和鉴别诊断;其他脑组织病变如多发硬化的活动病灶、部分肿瘤、血肿、脓肿等诊断和鉴别诊断;其他脏器和组织如肝脏、肾脏、乳腺、脊髓、骨髓等提供病变的诊断和鉴别诊断。DWI的实现方法有单次激发自旋回波-回波平面 DWI 序列(中、高场磁共振中最常用)和自旋回波线扫描 DWI 序列(低场磁共振中常用)。扩散成像测定分子水平的质子移动,它是有生命的自由弥散组织与无生命的有限扩散组织间的组织对比。在生物组织中,大多数的弥散测量称为表面弥散系数(ADC)测量,ADC 测量不仅反映组织水质子沿屏障的迁移,也反映团块移动,如脑脊液流动、脑搏动甚至被检者移动。由于移动可导致不必要的信号衰减,ADC 测定会出现假象,所以对于躁动被检者,弥散成像很难成功。

DWI 技术属于功能性磁共振成像技术的一种,是目前在活体上测量分子弥散运动与成像的唯一方法;水分子弥散运动的速率与状态反映微米数量级的运动变化,与人体的细胞处于同一数量级。因此,弥散成像技术使 MRI 对人体的研究深入到了更微观的水平。目前,最常使用的 MRI 弥散成像技术主要包括 DWI 和弥散张量成像(DTI)。

(七)脑功能定位成像

脑功能定位成像往往采用刺激方式实现。刺激方式可分为组块设计和事件相关设计。组块设计常用、方便、可靠,但持续和重复给予相同的刺激可引起受试者注意力改变和对刺激的适应,尽管可用于功能定位,但是不能提供脑局部的反应特点;事件相关设计可有效避免重复适应导致的神经元反应减弱,相对提高了实验的敏感性,可获得兴趣区局部血氧的变化曲线,但试验要求较高。

(八)BOLD

1.成像原理

任务态功能性磁共振成像(fMRI)是给予不同的活动刺激后,如手动、声音、光、色、针灸穴位等,相应的脑皮质局部血流量会明显增加,氧合血红蛋白水平升高而去氧血红蛋白的水平降低。去氧血红蛋白是种顺磁性物质,在用于对 T_2^* 敏感的 MRI 成像序列时,因成像体素内失相位的原因,可造成局部信号降低,因此,总的结果出现相应的脑皮质局部信号升高,从而获得 BOLD 图像。这种活动刺激是通过 fMRI 实验设计来完成,包括组块设计、事件相关设计及混合设计三大类。近年来,静息态 fMRI(rfMRI)研究因为具有检测操作简单的优势,故正在迅猛发展,有着良好的临床应用前景。rfMRI 是基于种子点的相关分析,分析的内容很多,其中最基本的也是最常用的是功能连接分析,研究功能上相互关系的脑区表现为时间序列信号具有较高的相关度,具体方法是选择一个或多个感兴趣区作为种子点,提取该区域的时间序列信号作为刺激函数,分析其与其他脑区的相关性。

2.临床应用

目前 BOLD 用于以正常人为研究对象进行研究的较多,用于疾病研究的较少。主要用于:①可能涉及脑功能区的手术前,BOLD 技术可预先了解脑功能区受损情况及采取何种手术入路以尽可能减少手术损伤相应的功能区的机会;②针灸穴位的优化选择;③临床戒毒效果的评价;④记忆的研究等。

(董　武)

第四节　磁共振成像的技术特点

一、MRI 技术特点

(一)组织特性成像

组织特性成像使用特殊的脉冲序列特异地显示水、脂肪、软骨及静态和流体组织,如水成像技术用于显示静态液,黑水技术可以区分结合水与自由水,脂肪激发技术可以专门用于显示脂肪,水激发及脂肪抑制技术可以用于关节软骨的显示,TOF(时间飞跃法)、PC(相位对比)可以用于流体的显示。此外还可以采用不同的脉冲序列特异性地显示某种病理组织,监测病理演变过程。

(二)人体能量代谢研究

任何生物组织在发生结构变化之前,首先要经过复杂的化学变化,然后才能发生功能改变和组织学异常。常规影像学检查一般只提供解剖学资料,没有组织特征和功能信息可利用。MRI 弥补了以往检查的不足,使疾病检测深入到分子生物和组织学水平。弛豫时间 T_1 和 T_2 及其加权像本身就反映质子群周围的化学环境,即生理和生化信息的空间分布。磁共振波谱(MRS)的研究亦可观察组织器官的能量代谢情况,是唯一能对组织代谢生化环境及化合物进行定量分析的无创伤性的检查方法。

(三)无电离辐射

MRI 系统的激励源为短波或超短波段的电磁波,波长在 1m 以上(小于300MHz),至今没有发现有电离辐射损伤。

(四)无骨和气体伪影干扰

各种投射性成像技术往往因气体和骨骼的重叠而形成伪影,给一些部位的病变诊断带来困难,而 MRI 则无此类伪影。

(五)心血管系统成像不需要对比剂

采用 MRI 技术可以测定血流,利用 TOF 效应和相位对比的敏感性无须对比剂成像。

二、磁共振成像的限度

1.禁忌证较多

(1)装有心脏起搏器、药物泵、电子耳蜗和神经刺激器的患者:因电子仪器受到磁场和射频的干扰可能会出现运行障碍。

（2）铁磁性金属夹用于动脉瘤夹闭术后的患者：由于磁场可能引起夹子移位导致大出血。

（3）心脏安装人工金属瓣膜的患者。

（4）体内有铁磁性金属（假牙、假肢、人工关节、避孕环、枪炮弹片、眼球内金属异物）置入者：均可干扰成像产生伪影，发生置入物移动和产热。

（5）妊娠3个月以内的孕妇。

（6）病情特别危重的监护患者：因监护和急救设备不能进入MRI室。

随着MRI设备和技术的更新及软件的不断升级、医疗新材料（如钛合金）的出现，使MRI的应用范围大大拓宽，以往的部分禁忌证已不复存在。

2.听觉噪声

可引起受检者不适，对听觉具有潜在的暂时性听力丧失；特别是高场强的机械振动噪声有"不堪入耳"之感，检查时需佩戴耳机以减轻噪声、保护听力。

3.幽闭恐惧症

幽闭恐惧症是一种在封闭空间内感到明显而持久的过度恐惧的状态。发生率为3%～10%，甚至不能完成MRI检查。可通过宣教、有人陪伴及播放音乐等来降低其发生率。

4.扫描速度较慢

不适合急症、不合作患者的检查，对运动器官的检查也有一定限度。但新型MRI设备在此方面已有明显改善。

5.易产生伪影

伪影是指扫描物体中并不存在而出现在MRI扫描图像上的各种假性阴影。要正确认识和分析不同伪影及其产生的原因，以免造成误诊或漏诊。

（1）设备相关伪影：因MRI设备结构比CT更加复杂，故更易产生伪影。

①截断伪影：又称为环状伪影，两个对比度高的组织界面处（如颅骨与脑实质、脂肪与肌肉）出现多个同心低信号强度弧形线（图1-4-1）。可采用较大的采集矩阵或降低FOV来消除。

②化学位移伪影：在含水组织和脂肪组织界面处（如视神经、肾脏和膀胱、椎间盘和椎骨）出现黑色和白色条状或月牙状影。多在器官的一侧出现明显高信号带，另一侧则出现低信号带。可通过增加体素尺寸和采用脂肪抑制技术来消除伪影。

③折叠伪影：表现为图像折叠，因成像视野FOV以外的解剖结构翻转过来，与FOV内的结构重叠在一起（图1-4-2）。可通过选用表面线圈、增加FOV和预饱和技术来消除伪影。

④黑边界伪影：是一种勾画出组织区域的轮廓线。在梯度回波序列反相位图

像上最常见于腹部脏器周围、肌肉间隙等部位。它一方面可以清楚区分两种相邻的组织结构有利于诊断,另一方面因黑边界轮廓线可掩盖相应的组织结构不利于诊断。

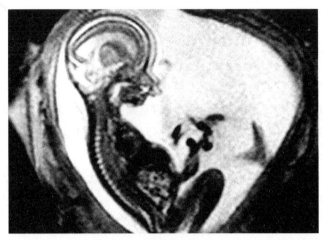

图 1-4-1　截断伪影

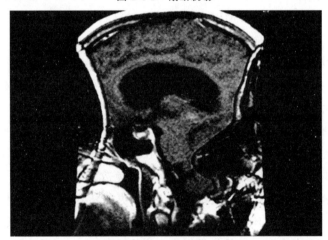

图 1-4-2　折叠伪影

矢状面 T_1 WI 示枕部折叠于图像前部,而面部则折叠于图像后部

⑤中心线状伪影:既可是图像中心线上的一条射频线,又可是锯齿状黑白交换强度线。前者因射频泄露而产生,可通过将射频激发相位转换 $180°$ 并重复采集来消除,后者与激励回波有关,可通过合理选择扰动梯度场来消除。

⑥数据伪影:多因硬件故障数据出错而产生,单个或多个数据点出错分别出现条纹状和"人"字形伪影(图 1-4-3)。最常见的数据出错的原因为在北方干燥的冬季受检者着装易产生静电,可通过增加扫描室的湿度来解决。

⑦拉链伪影:其产生原因是自由感应衰减还没有完全衰减之前,$180°$脉冲的侧

峰与它产生重叠,或者邻近层面不精确的射频脉冲造成一个未经相位编码就激励的回波。沿频率编码轴(0 相位)交替的亮点与黑点组成中心条带(或噪声带)。根据产生原因的不同可分为射频噪声拉链伪影(图 1-4-4)和 Zoom 线圈拉链伪影。前者起因于不需要的外界无线电频率的噪声,可通过关紧扫描间的门,去除监护装置来解决。后者是由于前置饱和脉冲激发了 Zoom 线圈以外的组织,被卷褶进了扫描区,可通过在 Zoom 线圈模式时根据扫描范围选择相应的线圈及采用 whole 模式解决。

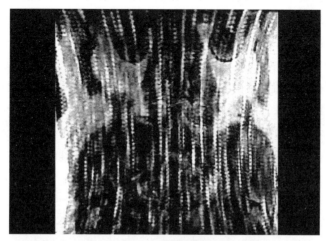

图 1-4-3 **数据伪影**

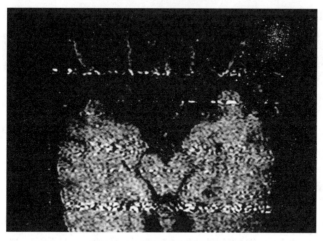

图 1-4-4 **射频噪声拉链伪影**

(2)运动伪影:在进行胸、腹部 MRI 扫描时,心跳、呼吸、肠蠕动及吞咽等均可形成运动伪影。

(3)金属伪影:体内铁磁性金属(假牙、假肢、人工关节、避孕环等)置入物均可干扰磁场和射频形成伪影,表现为金属周围较大范围的无信号区,其边缘见高信号环带,邻近组织常明显失真变形。

(4)磁敏感性伪影:将任何一个物质放入磁场后,这个物质会部分磁化。但不同的物质磁化程度不同,即不同物质具有不同的磁敏感性。在不同磁敏感性组织的交界面(如空气和软组织、骨骼和软组织、液体和软组织)出现磁共振信号较低或缺失的情况,即所谓的磁敏感性伪影。伪影常出现在垂体、鼻窦、颅骨、鞍区、肺、胃肠道、骨骼等部位。选择合适的脉冲序列和参数有助于减少和消除这方面伪影。

(5)鬼影:回波中心偏移、持续相位编码偏移,或同波幅度不稳定,往往可由于系统不稳定或患者运动所致,可通过患者制动及请工程师检修来解决。

(6)部分容积伪影:由于体素体积过大,导致像素内信号平均,使一个体素内混合多种组织对比,分辨率降低,可通过降低层厚、增加矩阵来解决。

由于新型磁共振设备和医疗材料的较广泛应用,使磁共振伪影已经大大减少。

6.对钙化显示不敏感

因钙化灶在 T_1WI 和 T_2WI 均表现为低信号,特征性不强,尤其对于斑点状钙化更不易显示,这给含有特征性钙化表现的病灶诊断带来难度。

(丁红善)

第五节　磁共振成像的安全性

在进行 MRI 检查时,患者共受到三种不同形式的电磁辐射:静磁场、梯度场和射频电磁场作用。在正常情况之下,它们对人体所产生的损伤可以忽略;但若强度较大时,它们对人体所产生的生物效应就不能忽视。虽然有许多研究表明 MRI 检查对人体无显著的伤害,但是目前的任何数据都不能绝对地说明 MRI 检查的安全程度。

除了考虑 MRI 检查对受检者的副作用之外,我们也必须要了解对磁共振扫描仪操作者的身体安全性的影响。

一、静磁场的生物效应

静磁场对人体的影响主要是静磁场具有很高的磁场强度。Vyalov 发现,在磁场 0.001～0.35T 之间工作的人员,会产生头痛、胸痛、容易疲劳、眩晕、食欲下降、失眠、发痒及其他现象。但是这些研究结果没有利用对照组进行比较,所以不能完全确定这些现象的产生是否与静磁场有关。此后又进行了更严密地研究,并未得到上述的结果。

关于静磁场对人体产生的温度效应也没有达成任何一致的结果。有人认为,磁场对人体组织的温度变化取决于组织在磁场中的位置。也有人认为,由于测量温度的设备受到磁场的影响,导致了所测温度的升高。所以,有人采用了荧光技术来测量温度,以避免磁场对测温的影响,所得到的结果证明了磁场对人体皮肤和体温没有影响。

由于血液具有导电性,所以会在静磁场中产生生物磁效应现象。磁场强度大于 0.1T 时,电磁感应作用可使心电图 T 波幅度显著增大,其幅度的变化程度与磁场强度成正比,这种变化的产生可能是由于主动脉弓引起的。T 波的变化会对 MRI 的心电门控成像法误触发。目前一般采用变换电极位置来减弱静磁场对心电图的干扰。当受检者离开磁共振扫描仪后,心电图又恢复至正常状态。低于 2.0T 的磁共振扫描仪,一般认为对人体无任何的损伤。

对于中枢神经系统,从理论上讲,静磁场会对中枢神经传输过程产生影响,但是研究结果情况不一。低于 2.0T 的磁共振扫描仪,其对中枢神经系统无明显副作用。而对于 3.0T 和 4.0T 磁共振扫描仪,操作者与受检者会出现了眩晕、恶心、头痛和磁光晕现象(磁场形成的眼前闪烁),此现象有待于进一步研究。

二、梯度磁场对人体的影响

在成像过程中,人体要受到快速变化的梯度磁场的作用。由于电磁感应原理,梯度磁场会在人体内形成感应电流,生物体内的感应电流的大小与梯度磁场的强度、梯度磁场变化频率及生物体的导电率等因素有关。理论上讲,电流有趋肤效应,使组织表面电流密度分布较大。感应电流对人体影响的因素有:感应电压(热效应)和感应电流(非热效应)。热效应是由于 MRI 检查中所使用的梯度磁场的快速切换所产生的;而非热效应是指感应电流直接对神经及肌肉细胞的刺激而产生的心室颤动、癫痫、磁光晕现象。

磁光晕现象是对梯度磁场最敏感的反映,这是视网膜受到电刺激所引起,这种现象是可逆的,对人体无任何影响。一般电流密度为 $17\mu A/cm^2$ 就可以产生磁光晕现象,而对神经系统刺激需要 $3000\mu A/cm^2$,对功能正常心脏要产生心室颤动就需要 $100\sim1000pA/cm^2$,然而在低于 1.95T 的成像系统中还未有磁光晕现象的报道。

三、射频电磁波的影响

射频电磁波在人体会产生热量。据美国环境保护报道,低能量电磁波辐射与癌症的形成有关。目前对 MRI 检查使人体产生的非热效应作用进行研究,发现组织对射频电磁波的吸收能力与组织的大小、射频电磁波的波长有关。若组织体积较大,则大部分射频电磁波的能量被组织的表面所吸收;若组织较小时,相应的吸收能量也小。所以,从小动物实验所得到的结果与人体临床检查所受到的剂量无法进行类比。

人体中有些对温度比较敏感的组织如睾丸和眼睛,它们特别容易受到射频电磁波的影响。实验表明:射频电磁波对睾丸的功能有一定影响,如精子产生数目减少、精子活动力的下降等。由于眼睛的散热功能差,所以若眼睛受到长时间和大剂量的照射时,也会产生一定升温。

四、磁共振成像的噪声

MRI 扫描时伴随的噪声,是由电流通断导致梯度开关振动产生的。周期性的梯度切换导致了噪声重复。梯度磁场越强,噪声越高。

在几种商用 MRI 扫描设备上,测得与梯度磁场相关的噪声水平为 65～95dB,这处于 FDA 认可的安全范围。有研究表明,当患者没有佩戴耳保护装置接受MRI 检查时,这些噪声对患者的听力可造成一定的损害。噪声还常使患者感到厌恶、情绪激动,一些患者因此放弃 MRI 检查。

降低噪音有多种方法,包括主动和被动技术。被动降噪法使用特制的耳机或耳罩,简单而实用。对于 1000Hz 以上的高频噪声,耳机或耳罩可使其衰减到30dB。但对于 250Hz 左右的低频噪声,耳机或耳罩对其衰减不明显。此外,耳机或耳罩只对双耳附近的噪声起作用,其他部位的噪声仍可通过皮肤、骨骼等传至大脑。主动降噪技术采用有源噪声控制技术(ANC),更为有效。ANC 技术先采集目标区域的噪声,并对其进行分析,而后产生方向相反、强度相等的声音信号回放到目标区,使回放声音与 MRI 产生的噪声相干涉,最终达到抑制噪声的目的。这种方法不会明显影响图像质量,且音乐和声音可以向患者正常传送。

五、其他问题

(一)幽闭恐惧症

在 MRI 检查过程中,个别患者会发生幽闭恐惧症和其他的精神反应,例如焦虑、恐慌、气短、心跳加快。这些反应主要源自磁体扫描孔径空间受限、长时间检查及较大的噪声刺激。对于一些患者来说,这可能是一种非常严重的心理学问题。

采取以下措施可减少幽闭恐惧症的发生:

(1)在 MRI 检查前,向患者简单解释检查的步骤,消除患者的紧张恐惧心理,使其精神放松。

(2)在检查过程中与患者通话,必要时让亲属陪在患者身旁,让亲属用手握住患者的手,抚摩患者的肢体,使其有安全感。

(3)播放轻松舒缓的音乐,打开磁体内的灯光,以增加空间感。

(4)告诉患者MRI扫描时会产生噪声,让患者闭上眼睛,不必理会。

(5)告知检查所需的时间,让患者有充分的心理准备。

(6)在扫描孔或头线圈上安置反光镜,使患者能看到扫描孔外场景,增加安全感。

(7)采用小磁体或开放式磁体的MRI系统,可以大大减少幽闭恐惧症。

(二)使用镇静剂

在MRI检查时,要求受检部位静止、不动。运动或躁动会产生运动伪影,严重影响成像质量。

对婴幼儿、躁动及严重不配合的成年人患者,往往需要给予镇静药物,以完成检查任务。尤其是小儿,如果不能沉睡,即使父母进入磁共振检查室,陪同在患儿身边,也需要使用镇静药物。此时,应选择合适的扫描参数,减少扫描时间,或采用快速成像序列。

(三)孕妇MRI检查

目前,有关孕妇磁共振检查的安全研究虽不够充分,但也没有足够的证据表明MRI检查对胎儿或胚胎有损害。一般认为,孕妇应该慎重接受磁共振检查,尤其在最初三个月以内。这是考虑到磁共振成像时的电磁场可能对胎儿产生生物效应。其次,胎儿或胚胎组织内分化中的细胞可能易受到电磁场干扰及破坏。

也有人认为,在静磁场中怀孕期的细胞繁殖是安全的,但对此存在争论。最根本的原因在于,没有足够多的资料能够证实,在MRI检查中的静磁场对细胞繁殖绝对安全,或对细胞畸变绝对无诱导作用。

MRI室的工作人员如果怀孕,应尽量避免进出扫描室。尤其在MRI系统扫描期间不要停留在扫描室内,以免受到电磁场的慢性辐射。

附:

关于MRI检查的安全性问题,美国食品和药物管理局(FDA)有如下规定:

(1)静磁场成人、儿童和大于一个月的婴儿,磁感应强度不超过8.0T;新生儿,磁感应强度不超过4.0T。

(2)梯度磁场时变梯度磁场(dB/dt)对人体不应产生疼痛性神经刺激或严重不适。

(3)射频功率分布需要采取措施,控制组织吸收过多RF能量,避免热过载和局部热损害:

①10分钟内,头部平均比吸收率(SAR)不超过3.0W/kg。

②15 分钟内，全身平均 SAR 不超过 4.0W/kg。

③5 分钟内，四肢每克组织 SAR 不超过 12.0W/kg；④5 分钟内，头或体部每克组织 SAR 不超过 8.0W/kg。

⑤如果射频没有导致体内中心温度升高 1℃，局部温度没有超过极限温度（头部 38℃，躯干 39℃，四肢 40℃），则在允许范围内。

（4）噪声 MRI 设备产生的噪声应在许可范围内。噪声峰值不应超出 140dB，如果平均噪声超过 99dBA，应采取听力保护措施。

六、安全筛查与防范措施

建立详细而有效的安全筛查措施，是保证每一个患者安全地接受 MRI 检查的重要环节，也是相关医疗机构每日面临的挑战和担负的重大责任。目前已知的与 MRI 检查有关的意外中，大多数事件与缺乏 MRI 检查前的安全筛查措施，或措施执行不力有关。特别需要指出，曾经安全接受了 MRI 检查的患者，并不能将此作为下一次接受 MRI 检查的安全依据。因为在很大程度上，MRI 系统的静磁场和变化的梯度磁场、线圈的类型、患者的体位、体内金属置入物相对于磁场的方位、接受外科或介入治疗、发生金属异物损伤等各种因素变更，都能影响 MRI 检查的安全性。为此，安全筛查措施应落实到准备接受 MRI 检查的每一位新老患者。对于外伤患者，其体内可能残留金属碎屑，若贸然进行 MRI 检查，将导致金属碎屑位移，损伤脏器。国外已有报道，脊髓外伤者在 MRI 检查时，因椎管内金属碎屑移动，而导致伤害加重。

为消除 MRI 检查时可能发生的危险，建议采取以下措施：

（1）在患者等候区和休息区的醒目位置，悬挂介绍安全性的宣传栏。

（2）将磁场的危险性，告知每一个在磁共振系统附近的工作人员，包括等候的患者、陪护、保洁人员、销售人员等。

（3）MRI 检查前，询问患者是否携有金属物品和置入物。对于外伤患者，应确认体内无金属碎屑，尤其是眼部、脊髓。

（4）在 MRI 扫描室门口，张贴磁场安全性的警示牌。告知患者及家属，在扫描室内有强磁场。强调不能携带起搏器、金属置入物、病床、轮椅等进入扫描室。

（5）对于准备进入扫描室的患者及其他人员，检查其身上是否带有铁磁性物品，尤其是衣服的口袋。如有条件，可使用金属探测器检查。

（6）在 5 高斯（G）线界处警示危险。强调不允许携带起搏器、神经刺激器越界。

（7）在患者进入 MRI 检查室的过程中，MRI 室工作人员要监视，并限制陪同人员随意进入扫描室。

(8)MRI检查时,患者使用报警系统,按压球囊向工作人员报警时,应停止扫描,及时询问。

(9)随时关闭扫描室的屏蔽门,防止其他人员误入。

可以设想,随着 MRI 技术的不断发展,装备更高磁场强度、更高场强和更快切换率梯度磁场、更强射频脉冲能量的 MRI 系统变得越来越普遍。随之而来的问题是,当那些体内有置入物或置入设备的患者接受 MRI 检查时,对他们造成的潜在损伤程度也将增加,应当引起注意。MRI 检查从业人员应及时从医学文献中了解这方面的研究进展,随时更新对 MRI 检查安全性的认识和对策。管理人员应加强监督相关规章制度的执行情况。

(储 伟)

第二章 颅脑

第一节 检查方法与正常 MRI 表现

一、头颅检查方法

1.线圈的选择及体位

选用头颅专用线圈。采用标准头部成像体位,受检者仰卧于检查床上,头先进,双手置于身体两侧,头置于头托架上,肩部必须靠近线圈,两眼连线位于线圈横轴中心,对准"十"定位灯的横向连线,头颅正中矢状面尽可能与线圈纵轴保持一致并垂直于床面,对准"十"定位灯的纵向连线,尽可能保证患者左右对称。

2.颅脑常规扫描方位

(1)横断面(轴位)扫描:以矢状面和冠状面定位像作参考,设定横断面的具体扫描平面。在冠状面定位像上,使横断面层面平行于两侧颞叶底部连线,以保证图像左右侧的对称性;在矢状面定位像上,标准横断面的扫描平面应该平行于胼胝体膝部下缘和压部下缘的连线,或平行于前联合和后联合的连线:扫描范围从脑顶部至颅底,以左右方向作为相位编码方向。FOV 一般为 $22\sim24\mathrm{cm}$,层厚 $5\sim6\mathrm{mm}$,层间距 $1\sim2\mathrm{mm}$。

(2)矢状面扫描:以冠状面和横断面定位像作参考,设定矢状面成像位置。在冠状面定位像上使成像层而与大脑镰及脑干平行,在横断面定位像上使其与大脑纵裂平行。扫描范围根据头颅左右径和病变的大小设定,以前后方向作为相位编码方向。FOV 一般为 $22\sim24\mathrm{cm}$,层厚 $4\sim5\mathrm{mm}$,层间距 $0\sim2\mathrm{mm}$。

(3)冠状面扫描:以矢状面和横断面定位像作参考,设定冠状面成像位置。在横断面定位像上使其与大脑纵裂垂直,在矢状面定位像上使其成像层面与脑干平行。扫描范围根据患者头颅前后径和病变大小设定,以左右方向作为相位编码方向。FOV 一般为 $22\sim24\mathrm{cm}$,层厚 $4\sim6\mathrm{mm}$,层间距 $0\sim2\mathrm{mm}$。

3.颅脑扫描常用的序列

(1)2D SE T_1WI 或 IR-FSE T_1WI(T_1-FLAIR)是基本扫描序列,其信噪比好,灰白质对比度佳,伪影少,能很好地显示解剖结构,同时也是增强扫描的常规序列。

SE T_1WI 序列的 TR 一般为 300～600ms，TE 小于 30ms，矩阵 256×256 或 320×256，激励次数（NEX）=2。

（2）2D FSE(TSE)T_2WI 也是基本扫描序列，扫描速度相对较快，对含水组织敏感，病变显示较好。TR 一般为 3000～4000ms，TE 为 85～110ms，矩阵 512×320 或 320×256，NEX=2，回链波长度（ETL）=12～24。

（3）FLAIR(T_2-FLAIR)序列是在 T_2WI 基础上，加了反转时间，选用长 T_1 抑制脑脊液信号，避免邻近脑室或蛛网膜下隙的病灶在 T_2WI 上被高信号的脑脊液所遮盖。TR 一般为 8000ms 以上，TE 为 120ms，TI 为 1500～2500ms，矩阵 256×192 或 320×256，NEX=2。

（4）DWI 是检测水分子的热运动，反映水分子扩散受限程度。TR 为 3000～4000ms，TE 为 75～100ms，b 值一般取 1000，矩阵为 128×128 或 160×160，层厚 6ms，无间隔，NEX=1。

（5）SWI 是磁敏感加权成像序列，是利用不同组织间的磁敏感性差异提供对比增强机制的新技术。它是由强度和相位两套图像信息组成，是一种 3D 薄层重建、具有完全流动补偿的梯度回波序列。SWI 图像可以清楚地显示静脉血管、微出血以及铁沉积。TR 为 40～50ms，TE 为 23～40ms，矩阵 118×256 或 512×512。

二、正常 MRI 解剖

（一）颅骨与脑膜

1.颅骨

组成脑颅腔的骨骼称为颅骨。颅骨分为颅盖和颅底两部分，其分界线为自枕外隆突沿着双侧上项线、乳突根部、外耳孔上缘、眶上缘至鼻根的连线。连线以上为颅盖，连线以下为颅底。

2.脑膜

颅骨与脑组织之间有三层膜。由外向内依次为硬脑膜、蛛网膜和软脑膜，统称脑膜。硬脑膜是一个厚而坚韧的双层膜。其外层为颅骨内面的骨膜，称为骨膜层；内层较外层厚而坚韧，在枕骨大孔处与硬脊膜延续，称为脑膜层。蛛网膜是一个半透明膜，位于硬脑膜深部，其间的潜在性腔隙为硬脑膜下腔。软脑膜是一层透明薄膜，紧贴于脑表面，常伸入脑沟、脑裂。

（二）脑

脑位于颅腔内，为胚胎时期神经管的前部。脑可分为端脑、间脑、脑干和小脑，各部分形态与功能都很复杂。延髓是脊髓的延续，在腹侧面，其与脑桥的分界为桥延沟。脑桥上端与中脑及大脑相连。延髓、脑桥和小脑间的第四脑室由脊髓中央管开放而成。中脑导水管下通第四脑室、上通由间脑围成的第三脑室。导水管的背侧为四叠体的下丘和上丘,腹侧为中脑的被盖和大脑脚。自室间孔到视交叉前部的连线,为间脑和大脑的分界线;自后连合到乳头体后缘的连线,为中脑和间脑的分界线。大脑向前、向上、向后扩展,并覆盖间脑、中脑和一部分小脑。两侧大脑半球内的室腔为侧脑室,它借室间孔与第三脑室相通。

(三)脑脊液腔

脑脊液是一种无色透明的液体,存在于脑室系统、脑组织周围的脑池和蛛网膜下腔内。脑脊液的主要功能是在脑脊髓与颅腔或椎管之间起缓冲作用,有保护性意义。脑脊液还是脑组织与血液之间进行物质交换的中介。脑组织中没有淋巴管,由毛细血管漏出的少量蛋白质,主要经过血管周围间隙进入蛛网膜下腔的脑脊液中,然后通过蛛网膜绒毛回归血液。一般认为,脑脊液主要由脑室内的脉络丛产生。由侧脑室产生的脑脊液,经左、右室间孔流入第三脑室,再向下流入中脑导水管和第四脑室,然后经过第四脑室的三个孔流入蛛网膜下腔,再由蛛网膜颗粒汇入硬脑膜静脉窦,最后经颈内静脉返回心脏。脑脊液主要通过蛛网膜绒毛被吸收,进入静脉内血液。

(四)脑神经

除嗅神经和视神经由胚胎时期的脑室壁向外凸出、演化而成外,其他脑神经的发生形式与脊神经相似,但又有其特点,即脑神经可分为感觉神经、运动神经和混合神经。其中,感觉神经和视神经分别与端脑和间脑相连,其余均与脑干相连,副神经尚有来自上颈髓的纤维。脑神经除躯体传入、传出和内脏传入、传出四种纤维成分外,还有特殊躯体传入和特殊内脏传入、传出三种纤维成分。

(五)脑血液循环

脑血循环系统的特点是,成对的颈内动脉和椎动脉在脑底互相衔接,构成脑底动脉环。静脉血管往往不与同名动脉伴行,所收集的静脉血先进入静脉窦,而后汇入颈内静脉。各级静脉内都没有瓣膜结构。现将脑的动脉系统和脑的静脉系统简述如下。

1.动脉

脑动脉的壁较薄,平滑肌纤维亦少。供应大脑和小脑的动脉主要是颈内动脉和椎动脉。

2.静脉

脑的静脉多不与动脉伴行,它分为两组。浅组静脉主要收集皮质和皮质下髓质的静脉血,汇入邻近的静脉窦。深组静脉主要收集深部髓质、基底核、间脑、脑室等部位的静脉血,汇集成一条大静脉,注入直窦。

(邢永菊)

第二节 先天性疾病

一、脑膜膨出及脑膜脑膨出

颅裂(颅骨缺损)一般发生在颅骨中线部位,少数可偏于一侧,颅穹窿部、颅底部均可发生。颅内结构自该处疝出至颅外。发生于颅穹窿部者,可自枕、后囟、顶骨间、前囟、额骨间或颞部膨出。发生于颅底部者,可自鼻根部、鼻腔、鼻咽腔或眼眶部位膨出。根据疝出物的不同分为脑膜膨出和脑膜脑膨出,脑膜膨出的疝出物为脑膜和脑脊液,脑膜脑膨出的疝出物为脑组织、脑膜和脑脊液,脑室亦可疝出。

(一)诊断要点

1.症状和体征

(1)局部症状:可见头颅某处囊性膨出包块,大小各异,触之软而有弹性,其基底部蒂状或广阔基底;有的可触及骨缺损边缘。患儿哭闹时包块增大。透光试验阳性,脑膜脑膨出时有可能见到膨出的脑组织阴影。

(2)神经系统症状:轻者无明显症状。重者可出现智力低下、抽搐、不同程度瘫痪,腱反射亢进,不恒定的病理反射。另外不同发生部位,可出现相应脑神经受累表现。

(3)邻近器官的受压表现:膨出发生的部位不同,可有头形的不同改变。如发生在鼻根部出现颜面畸形、鼻根扁宽、眼距加大、眶腔变小,有时出现"三角眼"。

2.X线平片

头颅X线片可见颅骨中线部有一圆形骨缺损,边缘硬化,外翻。

3.CT表现

CT不仅可显示颅骨缺损的形态,亦可显示膨出颅外组织中是否含有脑组织或脑脊液。脑膜膨出物呈脑脊液密度,脑膜脑膨出物可见脑组织密度影,局部脑组织、脑室受牵拉、变形;合并脑室膨出时,脑组织密度影中见脑脊液密度。

(二)MRI表现

(1)颅骨局限性缺损,颅内结构自缺损处突至颅外,颅裂疝囊的MRI较CT显示更为清楚,但颅骨缺损显示较差。

(2)脑膜膨出者突出物呈长T_1、长T_2信号,与脑脊液信号一致;脑膜脑膨出者突出物内还含有脑组织,与颅内脑组织相连。

(3)脑室牵拉延长,指向颅骨缺损处,甚至可随脑组织膨出至颅外。

(4)MRI有助于显示颅底的脑膨出。

（5）少数可伴有脑发育异常，包括脑回增宽、皮质增厚、灰质异位等。

二、透明隔发育异常

透明隔是两侧侧脑室前角间的间隔，如在胚胎期融合不全，即产生一个潜在的间隙，即透明隔腔或称第五脑室。透明隔腔在 8 个半月以前的胎儿中全部存在，并存在于 82％ 的新生儿，15％ 永存于成年人，属正常变异。透明隔腔向后上扩展形成 Vergae 腔，即第六脑室。Vergae 腔是胼胝体和穹窿之间海马连合的闭合不全。透明隔腔内如液体过多，具有张力，向外膨隆突出，称透明隔囊肿。此外，透明隔也可缺如。

（一）诊断要点

1.症状和体征

通常透明隔发育异常时临床上可无症状。少数患者可出现非特异症状，如锥体束征阳性。还有少数患者可能有癫痫发作等表现，透明隔缺如时可能有智力发育异常。

2.CT 表现

平扫可清楚显示透明隔的各种发育异常。

（二）MRI 表现

（1）第五脑室是位于两侧侧脑室体部之间的腔隙，其内信号与脑脊液一致，其两侧壁与中线平行，侧脑室体部变窄（图 2-2-1）。

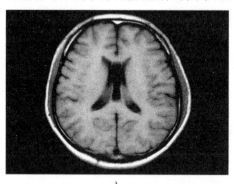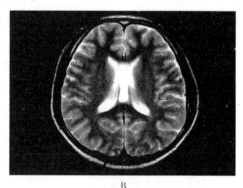

A   B

图 2-2-1　第五脑室

A、B.T_1WI 和 T_2WI 示两侧侧脑室体部间第五脑室，与侧脑室内脑脊液信号一致

（2）第六脑室表现为第五脑室后上方三角形含脑脊液的腔隙（图 2-2-2）。

（3）透明隔囊肿表现为透明隔壁向外膨隆突出，呈椭圆形，两侧脑室体部受压明显，囊内仍为脑脊液信号（图 2-2-3）。

（4）透明隔缺如时，等 T_1、短 T_2 信号的透明隔消失，两侧脑室融合为单一脑室,并常扩大(图 2-2-4)。

(5)透明隔缺如可伴有其他颅脑畸形。

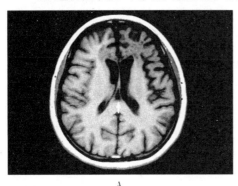 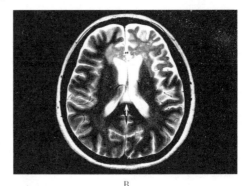

A   B

图 2-2-2 第六脑室

A.B.T₁WI 和 T₂WI 示两侧脑室三角区间第六脑室(↑),与侧脑室内脑脊液信号一致

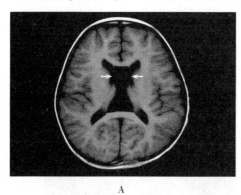 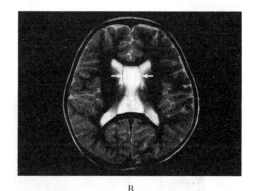

A   B

图 2-2-3 透明隔囊肿

A.B.T₁WI 和 T₂WI 示透明隔腔外壁向外膨突,压迫两侧脑室内侧壁(↑)

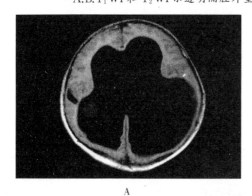 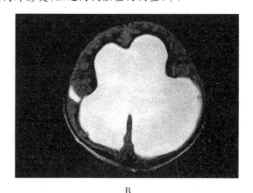

A   B

图 2-2-4 透明隔缺如

A.B.T₁WI 和 T₂WI 示两侧脑室相互融合,两者间无透明隔

三、胼胝体发育不良

胼胝体发育不良是最常见的颅脑畸形,是胚胎期背部中线结构发育不良的一种形式。主要包括胼胝体缺如和部分缺如。胼胝体发育不良还可合并其他畸形,如胼胝体脂肪瘤、蛛网膜囊肿、脑膨出、Chiari 畸形、灰质异位症、脑回畸形等。

(一)临床表现

1.症状和体征

胼胝体发育不良者可无症状或仅有轻度的视觉障碍,或有交叉触觉定位障碍。可有智力发育不全和癫痫。可伴有脑积水改变。婴儿患者常呈痉挛状态并有其他锥体束受累的体征。

2.CT 表现

胼胝体缺如时两侧侧脑室明显分离,脑室后角扩张,形成典型的"蝙蝠翼"状侧脑室外形。

(二)诊断要点

(1)在矢状面上能够清晰显示胼胝体缺如情况。部分缺如者胼胝体局部缺失,完全缺如时则无胼胝体可见(图 2-2-5)。

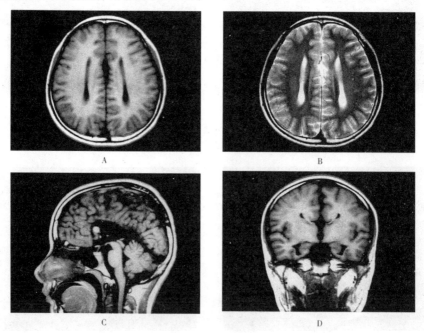

图 2-2-5　胼胝体缺如

A.B.T$_1$WI 和 T$_2$WI 示双侧侧脑室分离,呈"八"字形;C.矢状面 T$_1$WI 示正常胼胝体结构消失;D.冠状面 T$_1$WI 示第三脑室扩大向上移位,与两侧侧脑室构成"牛角征"

（2）两侧侧脑室明显分离,呈"八"字形,第三脑室扩大并上移插入两侧侧脑室体部之间。

（3）可合并脂肪瘤等其他畸形(图 2-2-6)。

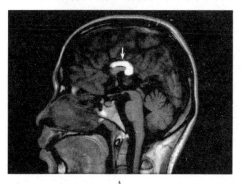
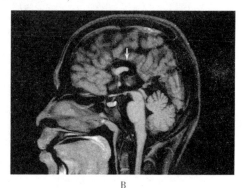

图 2-2-6　胼胝体发育不良伴脂肪瘤

A.矢状面 T_1WI 示正常胼胝体结构大部分消失,仅有少许体部存在,其上部及后部脂肪瘤呈高信号(↑),B.脂肪抑制像脂肪瘤呈低信号(↑)

四、Chiari I 型畸形

（一）病理和临床

Chiari 畸形即小脑扁桃体下疝畸形,属先天性颅后窝畸形,表现为小脑扁桃体及下蚓部疝入颈部椎管内。一般分为 4 型,Chiari I 型为最轻而常见的类型,常合并颈段脊髓空洞症、脑积水、颅颈交界区畸形、寰枕融合畸形、寰椎枕化等,一般无其他脑畸形及脊髓脊膜膨出。

多见于大龄儿童和成人。可有感觉障碍、肢体乏力、步态不稳等症状,轻者甚至无症状。

（二）诊断要点

（1）小脑扁桃体下端变尖呈舌形,由枕骨大孔向下疝入椎管超过 5mm(正常＜3mm,3～5mm 为可疑),以矢状位显示最佳。

（2）一般无延髓及第四脑室变形和下疝。

（3）可合并脊髓空洞症,大多数限于颈段,呈管状或"腊肠样"长 T_1、长 T_2 信号,部分 T_2WI 高信号空洞中可见梭形或斑片状低信号,为脑脊液流空现象。

（4）可合并脑积水、颅颈交界区畸形、寰枕融合畸形、寰椎枕化等。

见图 2-2-7。

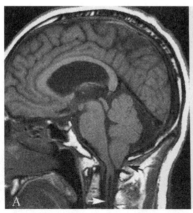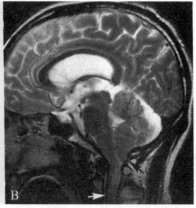

图 2-2-7　Chiari 畸形(1 型)合并脊髓空洞

A.B.分别为矢状位 T_1WI、T_2WI,小脑扁桃体下端变尖(黑箭),疝入颈椎管内,第四脑室位置正常,上段颈髓内见条状空洞信号(白箭)

(三)鉴别诊断

本病主要须与颅内压增高所致扁桃体枕骨大孔疝、Chiari 畸形的其他类型鉴别。

(四)特别提示

Chiari Ⅰ型畸形的第四脑室与延髓位置正常或延髓轻度下移,此为与其他类型的 Chiari 畸形的鉴别点。

五、Dandy-Walker 综合征

(一)病理和临床

Dandy-Walker 综合征属于颅后窝先天发育异常,病因不明。病理改变主要有第四脑室正中孔和侧孔的闭锁而引起小脑蚓部不发育或发育不全、颅后窝囊肿与扩大的第四脑室相通。约 50% 可合并胼胝体发育不良、灰质异位、脑裂畸形、多小脑回畸形、无脑回畸形及脑膨出等中枢神经系统其他畸形。临床可表现发育迟缓、头围增大、癫痫、脑积水等相关症状。

(二)诊断要点

(1)矢状位上见颅后窝巨大囊肿,呈脑脊液信号,并与扩大的第四脑室相通。

(2)小脑下蚓部缺如或发育不良。

(3)小脑幕、窦汇及横窦上移,超过人字缝。

(4)脑干可发育不良,并且受压向斜坡方向推移。

(5)幕上脑室系统呈不同程度扩张。

见图 2-2-8。

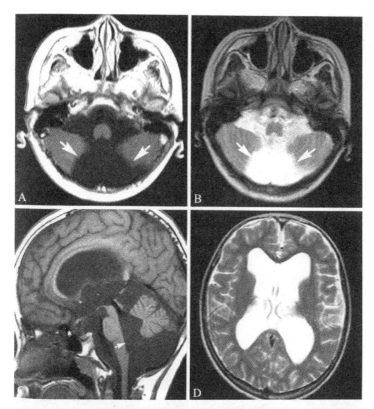

图 2-2-8　Dandy-Walker 综合征

A.B.分别为 T_1WI、T_2WI，示颅后窝巨大囊状长 T_1、长 T_2 信号（白箭），小脑蚓部缺如；C.矢状位 T_1WI 示囊状信号与扩大的第四脑室（白箭）相通，脑干变细；D.T_2WI，示幕上脑室扩张

（三）鉴别诊断

本病主要须与颅后窝巨大蛛网膜囊肿、巨大枕大池、Joubert 综合征等鉴别。

（四）特别提示

与颅后窝巨大蛛网膜囊肿鉴别时应注意观察小脑蚓部发育情况。

六、灰质异位

（一）病理和临床

灰质异位是指在胚胎发育过程中成神经细胞未能及时地移动到皮质，导致神经元在异常部位的聚集和停留，包括室管膜下、白质内或皮质下。可发生在单侧或双侧，局限或弥漫，可对称或不对称。灰质异位可合并脑裂畸形、胼胝体发育不全或其他先天性异常。

多见于年轻人，临床症状最常见的症状是癫痫，尤其是顽固性癫痫，其次为智力发育障碍。

（二）诊断要点

（1）局灶型表现为深部白质或皮质下白质内结节状或板层状灰质信号影，弥漫型灰质异位常表现为皮质下白质内与皮质平行的环状灰质信号影，脑表面的脑回形态多正常。

（2）T$_1$WI 及 T$_2$WI 均与脑灰质信号相同，可与正常灰质相连，周围无水肿，无占位效应，注射对比剂后不强化。

（3）室管膜下型表现为位于室管膜下光滑卵圆形结节状或团块状灰质信号影，团块状病灶可突向侧脑室使之受压变形。

见图 2-2-9。

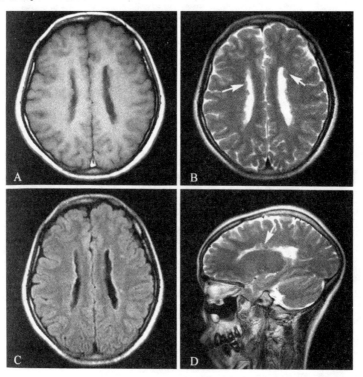

图 2-2-9　灰质异位

A、B. 分别为 T$_1$WI、T$_2$WI，示双侧侧脑室体部多发结节状灰质信号影（白箭）；C. FLAIR 序列病变与灰质信号一致；D. T$_2$WI 矢状位示病变位于深部白质，与灰质信号一致（白箭）

（三）鉴别诊断

本病主要须与结节性硬化、沿室管膜生长的颅内肿瘤鉴别。

（四）特别提示

异位的灰质在 T$_1$WI 及 T$_2$WI 均与脑灰质信号相同，无灶周水肿，且增强后不强化，这是与其他病变鉴别的关键。

七、结节性硬化

（一）病理和临床

结节性硬化是一种常染色体显性遗传的神经皮肤综合征,特征为多器官系统可见错构瘤或结节,属斑痣性错构瘤病,其中脑部是最常受累的部位。

儿童及少年多见,典型的临床三联征为:面部皮脂腺瘤、智力低下和癫痫。

（二）诊断要点

(1)皮质、皮质下结节常见于幕上,皮质结节 T_1WI 呈低信号,T_2WI 呈高信号,注射对比剂后一般不强化。

(2)室管膜下结节钙化部分在 T_1WI 呈低或高信号,在 T_2WI 呈明显低信号,非钙化部分在 T_1WI 呈中等信号,在 T_2WI 呈高信号,注射对比剂后室管膜下结节可出现强化,强化形式为环形、圆形、斑片状。可见白质内长 T_1、长 T_2 信号的脱髓鞘斑。

(3)常伴发室管膜下巨细胞型星形细胞瘤,好发于室间孔区,呈长 T_1、长 T_2 信号,注射对比剂后明显强化,可压迫室间孔导致梗阻性脑积水。

见图 2-2-10。

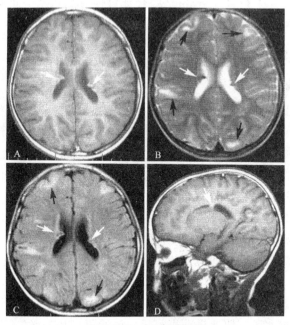

图 2-2-10　结节性硬化

A.T_1WI,示双侧侧脑室膜下多个结节状高信号(白箭);B.T_2WI,示侧脑室膜下结节呈极低信号(白箭),双侧大脑半球皮质内多发结节状高信号影(黑箭),边界清晰;C.FLAIR,示双侧侧脑室膜下结节呈等或稍高信号(白箭),皮质下结节呈高信号(黑箭);D.矢状位 T_1WI 显示侧脑室膜下多个结节状高信号影(白箭)

（三）鉴别诊断

本病主要须与脑囊虫病、室管膜瘤鉴别。

（四）特别提示

结节性硬化的室管膜下结节常出现特征性的钙化结节，因此诊断时应注意结合 CT 表现。

八、先天性脑积水

脑积水通常指由于脑脊液流动受阻或脑脊液过剩所引起的动力学变化过程。从侧脑室到第四脑室出孔的任何部位，脑脊液流动受阻所致脑积水称非交通性脑积水；脑脊液吸收障碍所致脑积水称交通性脑积水。MRI 有助于显示较小的脑脊液循环梗阻病变，精确描述脑室解剖，观察脑脊液流动。室间孔闭塞所致脑积水多为继发性，先天性闭锁罕见。先天性中脑导水管狭窄为发育畸形，CT 及 MRI 可见侧脑室及第三脑室扩大而第四脑室形态正常。正中矢状面 MRI 可清晰显示导水管狭窄及其形态。脑积水时侧脑室周围的长 T_1、长 T_2 信号与脑脊液外渗形成的间质水肿有关。MRI 可排除导水管周围、第三脑室后部或颅后窝病变所致脑积水。Chiari Ⅱ型畸形及 Dandy-Walker 综合征可伴有脑积水。正常的脑室也可生理性扩大，且随年龄增长而变化。早产儿常有轻度脑室扩大。

九、早期婴儿脑损伤

早期婴儿脑损伤，尤其新生儿缺血缺氧性脑病，是指新生儿窒息后导致的缺血缺氧性脑损害，是围生期足月儿脑损伤最常见的原因。临床表现为一系列脑病症状。近年来由于产科监护技术的进展，其发病率已经超过产伤性颅内出血。病变早期 CT 或 MRI 检查可见斑点状或弥漫性低密度或长 T_1、长 T_2 信号区，严重者大脑半球呈弥漫性异常密度或 MR 信号，脑灰、白质界线消失。病变后期 MRI 可见髓鞘形成延迟、脑室扩大、脑萎缩等征象。

新生儿颅内出血是早期婴儿脑损伤的另一主要类型，相关病变包括脑内出血、脑室出血、蛛网膜下腔出血及硬膜下出血，以脑室出血或室管膜下出血多见。多发生在早产儿。CT 或 MRI 可见侧脑室室管膜与尾状核之间有出血密度或 MR 信号。出血较多时，血液可沿脑室扩散。

非外伤性脑损伤由快速晃动婴幼儿所致。晃动时产生的加速度、减速度运动，可造成脑充血及脑水肿。快速晃动也可导致硬膜下腔桥静脉断裂，造成硬膜下腔或蛛网膜下腔出血。神经影像检查可发现相应的异常表现。

缺血缺氧性脑损伤需与儿童受虐待所致"反转征"鉴别。后者 CT 表现为弥漫性脑灰、白质密度减低或两者界线不清，但丘脑、基底核及小脑密度相对增加。

（董　武）

第三节　脑血管疾病

一、高血压性脑出血

（一）临床表现与病理特征

高血压性脑动脉硬化为脑出血常见的原因。患者多有明确病史，突然发病，出血量一般较多。出血多位于幕上，常见于基底核区，也可发生在其他部位。依发病后时间顺序，脑内出血分为超急性期（<6 小时）、急性期（6～72 小时）、亚急性早期（4～6 天）、亚急性晚期（1～2 周）及慢性期（>2 周）。脑室内出血常与基底神经核（尤其尾状核）血肿破入脑室有关，影像学检查显示脑室内高密度或出血信号，并可见液平面。小脑及脑干出血少见。脑干出血以脑桥多见，由动脉破裂所致，局部出血多、压力较大时，可破入第四脑室。

（二）MRI 表现

高血压性动脉硬化所致脑内血肿的影像表现与血肿形成的时间密切相关。对早期脑出血，CT 显示优于 MRI。急性期脑出血，CT 表现为高密度，尽管颅底的骨伪影可能使少量幕下出血难以诊断，但 CT 可清楚显示大多数脑出血。一般在出血后 6～8 周，由于出血溶解，CT 表现为脑脊液密度。血肿的 MR 信号多变，并受多种因素影响，除血红蛋白状态外，其他因素包括磁场强度、脉冲序列、红细胞状态、血凝块形成时间、氧合作用等。

MRI 优点是可以观察血肿的溶解过程。了解血肿的生理学改变，是理解出血信号在 MRI 变化的基础。急性血肿因含氧合血红蛋白及脱氧血红蛋白，在 T_1WI 呈等至轻度低信号，在 T_2WI 呈灰至黑色（低信号）；亚急性期血肿因形成正铁血红蛋白，在 T_1WI 及 T_2WI 均呈高信号。伴随着正铁血红蛋白被巨噬细胞吞噬并转化为含铁血黄素，慢性期血肿在 T_2WI 可见血肿周围的低信号环。以上 MR 信号表现在高场 MRI 尤为明显。

二、超急性期脑梗死与急性脑梗死

（一）临床表现与病理特征

脑梗死是临床常见疾病，具有发病率高、死亡率高、致残率高等特点，严重威胁人类健康。伴随着人们对脑梗死病理生理学认识的提高，特别是提出"半暗带"概念和开展超微导管溶栓治疗后，临床需要在发病的超急性期内及时明确诊断，并评价缺血脑组织的血流灌注状态，以便选择最佳治疗方案。

依发病后时间顺序,脑梗死分为超急性期(<6小时)、急性期(6~72小时)、亚急性期(4~10天)及慢性期(>10天)。梗死发生4小时后,由于病变区持续性缺血缺氧,细胞膜离子泵衰竭,发生脑细胞毒性水肿。6小时后,血-脑屏障破坏,脑细胞发生坏死,出现血管源性脑水肿。1~2周后,脑水肿逐渐减轻,坏死的脑组织液化,梗死区内出现吞噬细胞,坏死组织被清除。同时,病变区胶质细胞增生,肉芽组织形成。8~10周后,较大的病灶形成囊性软化灶,较小的病灶完全吸收。少数缺血性脑梗死在发病24~48小时后,可因血液再灌注(损伤)而在梗死区内发生出血,转变为出血性脑梗死。

(二)MRI表现

MRI检查是诊断缺血性脑梗死的有效方法,但MRI表现与梗死发病后的时间有关。常规MRI由于分辨力较低,往往需要在发病6小时后才能显示病灶,而且不能明确病变的范围及缺血半暗带大小,也无法区别短暂性脑缺血发作(TIA)与急性脑梗死,因此诊断价值有限。新的MRI技术,如功能性磁共振成像检查,可提供丰富的诊断信息,使缺血性脑梗死的MRI诊断有了突破性进展。

在脑梗死超急性期,T_2WI上脑血管可出现异常信号,表现为正常的血管流空消失。增强T_1WI可见动脉强化,这种血管内强化是脑梗死最早的征象。它与脑血流速度减慢有关,在发病后3~6小时即可显示。血管内强化在皮质梗死(相对深部白质梗死)更多见,一般出现在脑梗死区及其附近,有时也见于大面积的脑干梗死,但在基底核、丘脑、内囊及大脑脚的腔隙性梗死时很少见。

由于脑脊液(CSF)流动伪影及相邻脑皮质部分容积效的干扰,常规T_2WI不易显示大脑皮质表面、灰白质交界处、岛叶及脑室旁深部白质的脑梗死病灶,且不易对病变分期。FLAIR序列可抑制CSF信号,使背景信号减低,同时增加病变T_2权重成分,显著增加病灶与正常组织的对比,使病灶充分暴露。FLAIR序列的另一特点是可鉴别陈旧与新发梗死灶。两者在T_2WI均为高信号。但在FLAIR序列,陈旧梗死或软化灶因组织液化,内含自由水,T_1值与CSF相似,故通常呈低信号,或低信号伴有周围环状高信号;新发病灶含结合水,T_1值较CSF短,多呈高信号。但FLAIR序列仍不能对脑梗死做出精确分期,对超急性期梗死的检出率也不高。应用DWI技术有望解决这一问题。

DWI对缺血脑组织的改变很敏感,尤其是超急性期脑缺血。脑组织急性缺血后,由于缺血缺氧引起细胞膜Na^+-K^+-ATP酶泵功能降低,细胞内出现钠水滞留,即细胞毒性水肿。此时水分子弥散运动减慢,表现为表现弥散系数(ADC)值下降,而后随着细胞溶解,出现血管源性水肿,最后病灶软化。相应地ADC值在急性期降低,在亚急性期多数降低,而后逐渐回升。DWI 图与 ADC 图的信号表现相反,在 DWI 弥散快的组织呈低信号(ADC 值高),弥散慢的组织呈高信号(ADC 值低)。脑梗死发病后 2 小时即可在 DWI 高信号;发病后 6～24 小时,T_2WI 可发现病灶,但与 DWI 比较,病变范围较小,信号强度较低。发病后24～72 小时,DWI 与 T_1WI、T_2WI、FLAIR 显示的病变范围基本一致。72 小时后随诊观察,T_2WI 仍呈高信号,而病灶在 DWI 信号下降,且在不同病理进程中信号表现不同。随时间延长,DWI 信号继续下降,直至表现为低信号,此时 ADC 值升高。因此,DWI 不仅能对急性脑梗死定性分析,还可通过计算 ADC 与 rADC 值做定量分析,鉴别新发与陈旧脑梗死,评价疗效及预后。

DWI、FLAIR、T_1WI、T_2WI 敏感性比较:对于急性脑梗死,FLAIR 序列敏感性高,常早于 T_1WI、T_2WI 显示病变,此时 FLAIR 可取代常规 T_2WI;DWI 显示病变更敏感,病变与正常组织对比更高,所显示的异常信号范围均不同程度大于常规 T_2WI 和 FLAIR 序列。DWI 敏感性虽高,但空间分辨力较低,在颅底部(如颞极、额中底部、小脑)磁敏感性伪影明显,而 FLAIR 显示这些部位的病变较好。DWI 与 FLAIR 在评价急性脑梗死病变中具有重要的临床价值,两者结合应用可鉴别新、旧梗死病灶,指导临床溶栓及灌注治疗。

磁共振灌注造影成像(PWI)显示脑梗死病灶比其他 MRI 更早,且可定量分析 CBF。在大多数急性脑梗死病例,PWI 与 DWI 表现存在一定差异。在超急性期,PWI 显示的脑组织血流灌注异常区域大于 DWI 的异常信号区,且 DWI 显示的异常信号区多位于病灶中心。缺血半暗带是指围绕异常弥散中心的周围正常弥散组织,它在超急性期灌注减少,随病程进展逐渐加重。如不及时治疗,于发病几小时后,DWI 所示的异常信号区域将逐渐扩大,与 PWI 所示的血流灌注异常区域趋于一致,最后,缺血组织完全进展为梗死组织。可见,在发病早期同时应用 PWI 和 DWI 检查,有可能区分可恢复的缺血脑组织与真正的梗死脑组织。

磁共振波谱(MRS)谱线能反映局部组织代谢物的构成、水平和变化,使脑梗死的研究达到细胞代谢水平。这有助于理解脑梗死的病理生理变化,判断预后和疗效。急性脑梗死[31]P-MRS 主要表现为磷酸肌酸(PCr)和 ATP 下降,Pi 升高,同时 pH 降低。发病后数周[31]P-MRS 的异常信号可反映梗死病变的代谢状况,提示不同的演变结局。脑梗死发生 24 小时内,^{1}H-MRS 显示病变区乳酸持续性升高,这与局部组织葡萄糖无氧酵解有关,有时因髓鞘破坏出现 N-乙酰天门冬氨酸(NAA)降低、胆碱(Cho)升高。

三、静脉窦血栓与闭塞

（一）临床表现与病理特征

脑静脉窦血栓是一种特殊类型的脑血管病，分为非感染性与感染性两大类。前者多由外伤、消耗性疾病、某些血液病、妊娠、严重脱水、口服避孕药等所致，后者多继发于头面部感染，如化脓性脑膜炎、脑脓肿、败血症等疾病。主要临床表现为颅内高压，如头痛、呕吐、视力下降、视乳头水肿、偏侧肢体无力、偏瘫等。

本病发病机制和病理变化不同于动脉血栓形成，脑静脉回流障碍和脑脊液吸收障碍是主要改变。若静脉窦完全阻塞并累及大量侧支静脉，或血栓扩展到脑皮质静脉时，出现颅内压增高和脑静脉、脑脊液循环障碍，进而发生脑水肿、出血及坏死。疾病晚期，严重的静脉血流淤滞和颅内高压将继发动脉血流减慢，导致脑组织缺血、缺氧，甚至梗死。因此，临床表现多样性是病因及病期不同、血栓范围和部位不同，以及继发性脑内病变综合作用的结果。

（二）MRI 表现

脑静脉窦血栓最常发生于上矢状窦，根据形成时间长短，MRI 表现复杂多样，给诊断带来一定困难。急性期静脉窦血栓通常在 T_1WI 呈中等或明显高信号，T_2WI 显示静脉窦内极低信号，而静脉窦壁呈高信号。随着病程延长，血栓在 T_1WI 及 T_2WI 均呈高信号；有时在 T_1WI，血栓边缘呈高信号，中心呈等信号，这与脑内血肿的表现一致。T_2WI 显示静脉窦内流空信号消失，随病程发展静脉窦可能萎缩、闭塞。

需要注意，缩短 TR 时间可使正常人脑静脉窦在 T_1WI 信号增高，应与静脉窦血栓鉴别。由于流入增强效应，正常人脑静脉窦的流空信号在 T_1WI 可呈明亮信号，类似静脉窦血栓表现。另外，血流缓慢也可使静脉窦信号强度增高；颞静脉存在较大逆流，可使部分发育较小的横窦呈高信号；乙状窦和颈静脉球内的涡流也常在 SET_1WI 和 T_2WI 形成高信号。因此，对于疑似病例，应通过延长 TR 时间、改变扫描层面以及 MRV 检查进一步鉴别。

MRV 因反映脑静脉窦的形态和血流状态，对诊断静脉窦血栓有一定优势。静脉窦血栓的直接征象为受累静脉窦闭塞、不规则狭窄和充盈缺损。由于静脉回流障碍，常见脑表面及深部静脉扩张、静脉血淤滞及侧支循环形成。但是，当存在静脉窦发育不良时，MRI 及 MRV 诊断本病存在困难。注射钆对比剂后增强 MRV 可得到更清晰的静脉图像，弥补这方面的不足。大脑除了浅静脉系统，还有深静脉系统，后者由 Galen 静脉和基底静脉组成。增强 MRV 显示深静脉比平扫 MRV 更清晰。若 Calen 静脉形成血栓，可见局部引流区域（如双侧丘脑、尾状核、壳核、苍白球)脑水肿,侧脑室扩大。一般认为 Monro 孔梗阻由水肿造成,而非静脉压升高所致。

四、脑血管畸形

(一)临床表现

(1)较常见的血管畸形包括动静脉畸形(AVM)、毛细血管畸形、静脉畸形和海绵状畸形。

AVM 为动脉、静脉之间存在直接沟通而无毛细血管网,由粗大供血动脉、瘤巢和粗大迂曲的静脉组成,多发生于大脑中动脉分布区的脑皮质。

毛细血管扩张症为穿插于正常脑实质的扩张的毛细血管,好发于脑干、大脑半球和脊髓。

静脉畸形为孤立的静脉异常扩张,在其周围有放射状静脉与脑实质的正常引流静脉沟通,有正常脑组织的静脉回流功能,常见于脑皮质表面及脑室周围脑实质。

海绵状血管畸形由缺乏平滑肌和弹性纤维的薄壁血管及海绵腔组成,其内充满血液,周围为环形的厚薄不等的胶质化的含铁血黄素沉积的脑组织。最常见于颅后窝,特别是脑干。

(2)多无临床症状,部分患者可表现为头痛、抽搐或局灶性功能障碍,偶有患者以出血就诊(海绵状血管畸形多见)。

(3)影像学检查诊断价值比较。MRI 检查对颅内血管畸形的诊断具有显著优越性,平扫即可反映部分畸形血管内的血流情况,分辨出血、钙化及水肿,尤其是对于颅后窝的病灶,MRI 不受颅骨伪影的影响。

(二)MRI 诊断

1.动静脉畸形(AVM)

在 T_1WI、T_2WI 上典型表现为具有较大供血动脉、引流静脉的一团蜂窝状无或低信号区,畸形血管可呈匐行的粗细不均的管形或卵圆形无信号影。MRI 可精确显示病灶大小和部位,可显示粗大的供血动脉和引流静脉、畸形血管团及并发的出血、囊变、血栓形成等(图 2-3-1)。

2.毛细血管扩张症

MRI 平扫大部分病灶在 T_1WI 和 T_2WI 上呈等信号而无异常发现。增强后部分扩张毛细血管可呈边界不清的点彩状或花边状强化。扩张的毛细血管内血流缓慢,内含较多的脱氧血红蛋白,磁敏感效应使其在梯度回波时呈低信号。

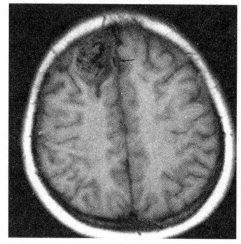
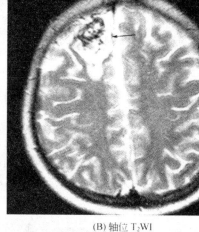

(A) 轴位 T_1WI (B) 轴位 T_2WI

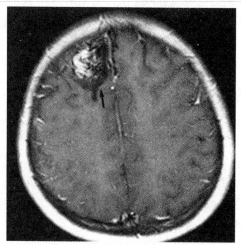

(C) 轴位 T_1WI(增强)

图 2-3-1 动静脉畸形

右额部可见团片状等 T_1、稍长 T_2 混杂信号影(→),其内可见多发走行迂曲流空信号血管影,周围可见水肿信号。增强后右额叶病灶内可见不规则斑片状强化及走行迂曲的强化血管影(→)

3.**静脉畸形**

MRI 平扫可见"水母头"样血管流空,部分病灶可见到粗大引流静脉。

4.**海绵状血管畸形**

伴亚急性或慢性血液渗出为其重要特征,在 T_1WI 和 T_2WI 上病灶信号不均,常含有多少不一的高铁血红蛋白造成的高信号区和含铁血黄素造成的低信号带,呈"爆米花"状。增强后病灶常呈均匀或不均匀强化。

五、颅内动脉瘤

(一)临床表现

(1)颅内动脉瘤可分为囊形和梭形两种,囊形多见。囊形动脉瘤好发于中年人,形成的主要原因是血流压力、冲击使颅内较大动脉管壁发生变性,形成局部囊状膨出,好发于脑底动脉环和大脑中动脉分叉处;梭形动脉瘤好发于老年人,为严重的动脉粥样硬化导致的局部动脉血管梭形扩张,腔内常有血栓形成,好发于椎-基底动脉系统。

(2)囊形动脉瘤未破裂时常无症状,破裂出血则出现蛛网膜下腔出血、脑内血肿相应症状。梭形动脉瘤临床上也可引起脑神经受压症状或因血栓形成而引起脑干梗死。

(3)鉴别诊断:一些较大的动脉瘤,尤其是在动脉瘤内充满血栓时要与不同病变鉴别。位于后颅窝者要与脑膜瘤、听神经瘤等鉴别;位于脑内时应与胶质瘤、室管膜瘤等鉴别;在鞍旁需与垂体瘤、脑膜瘤、颅咽管瘤鉴别。

(4)影像学检查诊断价值比较。MRA显示5mm以上的动脉瘤较好,优势在于不使用造影剂就能显示动脉瘤和瘤内血流状态。CTA有利于小动脉瘤的发现。数字减影血管造影(DSA)是诊断动脉瘤的金标准,但完全血栓化的动脉瘤脑血管造影不能显示,而CT、MRI可显示。此外,DSA不能显示血管及瘤腔外的改变,应配合应用上述检查方法。

(二)MRI诊断

未破裂的囊形动脉瘤信号表现与动脉瘤内血流速度、有无血栓形成及血栓形成时间有关。无血栓的动脉瘤在T_1WI、T_2WI上均呈无信号流空影,边界较清楚;有血栓者T_1WI、T_2WI上均为混杂信号(图2-3-2)。

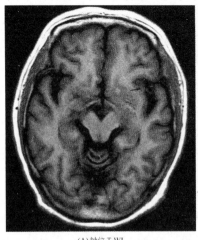 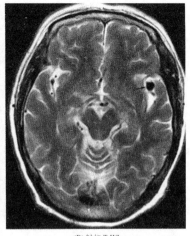

(A)轴位T_1WI　　　　　　　　　　(B)轴位T_2WI

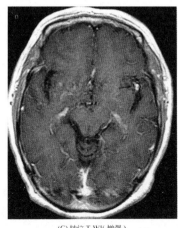
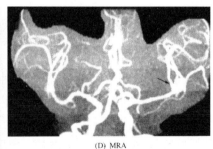

(D) MRA

(C) 轴位 T₁WI(增强)

图 2-3-2　左侧大脑中动脉远端(大脑纵裂水平)动脉瘤

左侧大脑纵裂内可见类圆形低信号血管影,增强后可见明显强化。MRA 可见左侧大脑中动脉远端(大脑纵裂水平)球形高密度影(→)

六、烟雾病

烟雾病又称为脑底异常血管网症、脑底动脉环闭塞症。是以颈内动脉虹吸段至大脑前、中动脉近端狭窄或闭塞,同时伴有广泛侧支循环形成,导致颅底出现异常毛细血管网为特征的脑血管病。发病年龄呈双峰样,第一和第二高峰分别是 10 岁以下和 40~50 岁,在我国男女发病之比是 1.6:1,在日本则是 1:1.6。

(一)诊断要点

1.症状和体征

(1)临床表现有脑缺血和颅内出血两大类。儿童绝大多数为颈内动脉系统缺血性改变,而成人多数表现为颅内出血。

(2)儿童患者主要为脑缺血症状,可引起多发性脑梗死且反复发作。表现有发作性肢体瘫痪、偏瘫、半身感觉障碍、精神障碍、痉挛发作等。

(3)成人患者主要为脑出血症状,可引起蛛网膜下隙出血或脑室积血、脑内血肿。表现有头痛、呕吐、偏瘫、意识障碍等。

2.脑血管造影检查

是确诊烟雾病的主要检查方法,可以显示狭窄或闭塞的动脉及异常扩张的血管网。

3.CT检查

CT 平扫常表现为双侧额叶、顶叶及颞叶皮质或皮质下区多发脑梗死及脑萎缩改变,也可出现颅内出血。增强扫描有时可见到两侧颈内动脉及大脑前中动脉粗细明显不对称,或者充盈不良,甚至不显影。可显示基底池及基底节区的侧支循环网,大多表现为不规则的扭曲成团的强化血管影。

(二)MRI表现

(1)脑缺血引起的脑梗死,常为多发,以分水岭区常见,在 T_1WI 上呈低信号,T_2WI 上呈高信号。

(2)一侧或双侧颈内动脉、大脑中动脉主干的"流空现象"变弱或消失,异常血管网在 T_2WI 上表现为基底节区和鞍上池内多发细小血管影,呈网状低信号或无信号区。

(3)皮质血管侧支形成时,增强扫描皮质血管明显增多、扩张、强化,呈"常春藤征"。

(4)出血灶信号变化与脑出血信号变化相同。

(5)MRA可直接显示颈内动脉、大脑前和中动脉狭窄或闭塞,于颅底见烟雾状异常血管网(图 2-3-3);常可见颈外动脉和椎-基底动脉分支代偿性增粗。

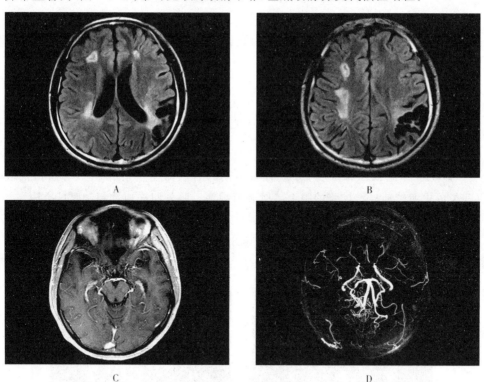

图 2-3-3 烟雾病

A.B.FLAIR 示脑内多发陈旧性梗死灶及软化灶;C.增强扫描示颅底多发细小血管影,正常双侧大脑前动脉和大脑中动脉主干未见显示;D.MRA 示双侧颈内动脉末端闭塞,双侧大脑前动脉和大脑中动脉主干未显示,颅底多发烟雾状异常血管,双侧大脑后动脉增粗、分支增多

(6)本病的 MRI 表现有特征性,一般不需要与其他疾病鉴别。

七、颈内动脉海绵窦瘘

颈内动脉海绵窦瘘是指海绵窦段的颈内动脉或其分支破裂,与海绵窦之间形成动静脉的异常沟通所引起的一组神经眼科综合征。本病75%以上是由外伤引起,以30岁左右的男性多见。其余为自发性或先天性,自发性者以女性多见,约25%见于孕妇;先天性者是由于先天性的动静脉交通或血管壁先天性薄弱破裂所致。颈内动脉海绵窦瘘的原发部位多为单侧,仅极少数为双侧,其眼部征象多出现在患侧。

(一)诊断要点

1.症状和体征

(1)眼球表面的血管扩张和红眼,扩张的血管以角膜为中心向四周呈放射状。

(2)眼球突出且伴有与心跳同步的搏动,可出现眼睑肿胀,严重者眼睑闭合不全。

(3)额部或眶部可听到血管杂音,压迫患侧颈动脉时杂音消失。

2.超声检查

B超可见眼上静脉扩张、搏动,眶内软组织肿胀。CDFI显示眼上静脉反流和动脉化的血流。

3.颈动脉造影

可显示颈动脉破裂的位置、瘘口的大小、血流量以及脑循环的代偿情况,其诊断价值最高。

4.CT表现

眼上静脉扩张和海绵窦扩大,有时可同时合并眼下静脉增粗。增强扫描及CTA可更清楚地显示扩张的眼上静脉和海绵窦。眼外肌充血增粗和眼球突出。

(二)MRI表现

(1)海绵窦扩大,海绵窦内血管信号影增多,且迂曲、粗大、不规则。

(2)同侧眼上静脉明显扩张,呈迂曲的流空信号(图2-3-4)。

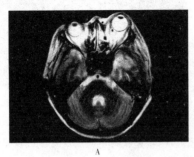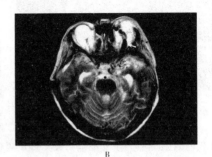

图2-3-4　颈内动脉海绵窦瘘

A.T$_2$WI示左侧海绵窦扩大,其内血管流空信号增多,同侧眼球突出,内直肌和外直肌增粗;B.T$_2$WI示左侧眼上静脉明显扩张、迂曲,呈流空影(↑)

（3）MRA 检查一般不易显示瘘口位置。

（4）眼外肌充血增粗和眼球突出。

（5）正常颈内动脉海绵窦段断面结构消失，很易与其他鞍旁实质性肿瘤鉴别。

（赵文静）

第四节　颅脑外伤

一、硬膜外血肿

（一）临床表现与病理特征

硬膜外血肿位于颅骨内板与硬脑膜之间，约占外伤性颅内血肿的 30%。出血来源包括：脑膜中动脉，该动脉经棘孔入颅后，沿着颅骨内板的脑膜中动脉沟走行，在翼点分两支，均可破裂出血；上矢状窦或横窦，骨折线经静脉窦致出血；障静脉或导血管，颅骨板障内有网状板障静脉和穿透颅骨导血管，损伤后出血沿骨折线流入硬膜外形成血肿；膜前动脉和筛前、筛后动脉；膜中静脉。

急性硬膜外血肿患者常有外伤史，临床容易诊断。慢性硬膜外血肿较少见，占 3.5%～3.9%。其发病机制，临床表现及影像征象与急性血肿有所不同。临床表现以慢性颅内压增高症状为主，症状轻微而持久，如头痛，呕吐及视乳头水肿。通常无脑局灶定位体征。

（二）MRI 表现

头颅 CT 诊断本病快速、简单、准确，其最佳征象为高密度双凸面脑外占位。在 MRI 可见血肿与脑组织之间的细黑线，即移位的硬脑膜。急性硬膜外血肿的 MR 信号在多数脉冲序列与脑皮质相同。

（三）鉴别诊断

包括脑膜瘤，转移瘤及硬膜结核瘤。脑膜瘤及硬膜结核瘤病灶可有明显强化，而转移瘤可能伴有邻近颅骨破坏。

二、硬膜下血肿

（一）临床表现与病理特征

硬膜下血肿发生于硬脑膜和蛛网膜之间，是最常见的颅内血肿。常由直接颅脑外伤引起，间接外伤亦可。1/3～1/2 为双侧性血肿。外伤撕裂了横跨硬膜下的桥静脉，导致硬膜下出血。

依照部位不同及进展快慢，临床表现多样。慢性型自外伤到症状出现之间有一静止期,多由皮质小血管或矢状窦房桥静脉损伤所致。血液流入硬膜下间隙并自行凝结。因出血量少,此时可无症状。3周以后血肿周围形成纤维囊壁,血肿逐渐液化,蛋白分解,囊内渗透压增高,脑脊液渗入囊内,致血肿体积增大,脑组织因受压而出现症状。

(二)MRI 表现

CT 诊断主要根据血肿形态、密度及一些间接征象。一般表现为颅骨内板下新月形均匀一致高密度。有些为条带弧状或梭形混合性硬膜外、硬膜下血肿,CT 无法分辨。MRI 在显示较小硬膜下血肿和确定血肿范围方面更具优势。冠状面、矢状面 MRI 有助于检出位于颞叶之下颅中窝血肿、头顶部血肿、大脑镰及靠近小脑幕的血肿。硬膜在 MRI 呈低信号,有利于确定血肿在硬膜下或是硬膜外。硬膜下血肿在抑脂信号(FLAIR)序列表现为条弧状、月牙状高信号,与脑回、脑沟分界清楚。

(三)鉴别诊断

主要包括硬膜下水瘤、硬膜下渗出及由慢性脑膜炎、分流术后、低颅压等所致的硬脑膜病。

三、外伤性蛛网膜下腔出血

(一)临床表现与病理特征

本病系颅脑损伤后由于脑表面血管破裂或脑挫伤出血进入蛛网膜下腔,常积聚于脑沟、脑裂和脑池。因患者年龄、出血部位、出血量多少不同,临床表现各异。轻者可无症状,重者昏迷。绝大多数患者外伤后数小时内出现脑膜刺激征,如剧烈头痛、呕吐、颈项强直等。少数患者早期可出现精神症状。腰椎穿刺脑脊液检查可确诊。

相关病理过程包括,血液流入蛛网膜下腔使颅内体积增加,引起颅内压升高;血性脑脊液直接刺激脑膜致化学性脑膜炎;血性脑脊液直接刺激血管或血细胞产生多种血管收缩物质,引起脑血管痉挛,进而导致脑缺血、脑梗死。

(二)MRI 表现

CT 显示蛛网膜下腔高密度,多位于大脑外侧裂、前纵裂池、后纵裂池、鞍上池和环池。但 CT 阳性率随时间推移而减少,外伤 24 小时内 95% 以上,1 周后不足 20%,2 周后几乎为零。MRI 在亚急性和慢性期可以弥补 CT 的不足。在梯度回波序列(GRE)T_2WI,蛛网膜下腔出血表现为沿脑沟分布的低信号。本病急性期在常规 T_1WI、T_2WI 无特异征象,在 FLAIR 序列则显示脑沟、脑裂、脑池内弧形或线状高信号。

四、弥漫性轴索损伤

(一)临床表现与病理特征

脑部弥漫性轴索损伤(DAI)又称剪切伤,是重型闭合性颅脑损伤病变,临床症状重,死亡率和致残率高。病理改变包括轴索微胶质增生和脱髓鞘改变,伴有或不伴有出血。因神经轴索(轴突)折曲、断裂,轴浆外溢而形成轴索回缩球,可伴有微胶质细胞簇形成。脑实质胶质细胞不同程度肿胀、变形,血管周围间隙扩大。毛细血管损伤造成脑实质和蛛网膜下腔出血。

DAI患者常有意识丧失和显著的神经损害表现。大多数在伤后立即发生原发性持久昏迷,无间断清醒期或清醒期短。昏迷的主要原因是大脑轴索广泛损伤,使皮质与皮质下中枢失联,故昏迷时间与轴索损伤的范围和程度有关。临床上将DAI分为轻、中、重三型。

(二)MRI表现

DAI的MRI表现有以下几个方面。①弥漫性脑肿胀:双侧大脑半球皮髓质交界处出现模糊不清的长T_1、长T_2信号,在FLAIR呈斑点状不均匀高信号。脑组织呈饱满状,脑沟、裂、池受压变窄或闭塞,多个脑叶受累。②脑实质出血灶:单发或多发,直径多小于2.0cm,均不构成血肿,无明显占位效应。主要分布于胼胝体周围、脑干上端、小脑、基底核区及皮髓质交界部。在急性期呈长T_1、短T_2信号,在亚急性期呈短T_1、长T_2信号,在FLAIR呈斑点状高信号。③蛛网膜下腔和(或)脑室出血:出血多见于脑干周围,尤其是四叠体池、环池、幕切迹以及侧脑室、三脑室。平扫T_1WI、T_2WI显示超急性期或急性期出血欠佳,在亚急性期可见短T_1、长T_2信号,在FLAIR呈高信号。④可合并其他损伤:如硬膜外血肿、硬膜下血肿、颅骨骨折等。本病急诊CT常见脑组织弥漫性肿胀,皮髓质分界不清,其交界处可有散在斑点状高密度出血灶,常伴有蛛网膜下腔出血。脑室、脑池受压变小,无局部占位征象。

(三)鉴别诊断

1.DAI与脑挫裂伤鉴别

前者出血部位与外力作用无关,出血好发于胼胝体、皮髓质交界区、脑干、小脑等处,呈类圆形或斑点状,直径多<2.0cm;后者出血多见于着力或对冲部位,呈斑片状或不规则形,直径可>2.0cm,常累及皮质。

2.DAI与单纯硬膜外及硬膜下血肿鉴别

DAI合并的硬膜外、硬膜下血肿表现为"梭形"或"新月形"稍高信号,但较局限,占位效应不明显,可能与出血量较少和弥漫性脑肿胀有关。

五、脑挫裂伤

(一)临床表现与病理特征

脑挫裂伤是颅脑损伤最常见的表现形式之一。脑组织浅层或深层有散在点状出血伴静脉淤血,并存脑组织水肿者为脑挫伤;凡有软脑膜、血管及脑组织断裂者称脑裂伤。习惯上将两者统称脑挫裂伤。挫裂伤部位以直接接触颅骨粗糙缘的额颞叶多见。脑挫裂伤病情与其部位、范围和程度有关。范围越广、越接近颞底,临床症状越重,预后越差。

(二)MRI 表现

MRI 征象复杂多样,与挫裂伤后脑组织出血、水肿及液化有关。对于出血性脑挫裂伤,随着血肿内血红蛋白演变,即含氧血红蛋白→去氧血红蛋白→正铁血红蛋白→含铁血黄素,病灶的 MR 信号也随之变化。对于非出血性脑损伤,多表现为长 T_1、长 T_2 信号。由于脑脊液流动伪影,或与相邻脑皮质产生部分容积效应,病灶位于大脑皮质、灰白质交界处时不易显示,且难鉴别水肿与软化。FLAIR 序列对确定病变范围、检出重要功能区的小病灶、了解是否合并蛛网膜下腔出血很重要。

六、外伤性硬膜下积液

(一)病理和临床

外伤性硬膜下积液,又称为外伤性硬膜下水瘤,占颅脑外伤的 $0.5\% \sim 1\%$,是由于头部着力时脑在颅腔内移动,造成脑表面、视交叉池或外侧裂池等处蛛网膜撕裂并形成一个活瓣,脑脊液经破口进入硬脑膜下腔而不能回流,形成大量的液体潴留。根据其病程不同,分为急性、亚急性和慢性三种类型,其中慢性硬膜下积液多在外伤后数月甚至数年后形成。

(二)诊断要点

(1)单侧或双侧硬脑膜下示新月状异常信号影,信号与脑脊液相似,呈明显长 T_1、长 T_2 信号,FLAIR 序列呈低信号。

(2)硬膜下积液占位效应比硬膜下血肿轻。

(3)硬膜下积液者相应部位的脑沟常不消失。

(4)增强像上硬膜下积液的内膜不强化。

见图 2-4-1。

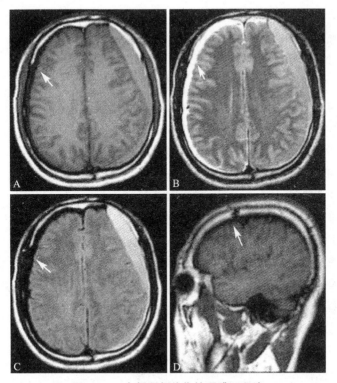

图 2-4-1 右额顶部外伤性硬膜下积液

A.T$_1$MI,右额顶部硬膜下新月形低信号影(白箭),信号均匀,相应脑组织轻度受压;B. T$_2$WI,病变呈高信号(白箭);C.FLAIR,病变呈低信号;D.T$_1$WI 矢状位,病变呈低信号。该病例同时合并左侧额顶部慢性硬膜下血肿,注意比较

(三)鉴别诊断

本病主要须与慢性硬膜下血肿相鉴别。

(四)特别提示

硬膜下积液与慢性硬膜下血肿鉴别的关键在于前者于 FLAIR 序列呈低信号,而后者一般呈明显高信号。

(张全成)

第五节 颅内肿瘤

一、概述

(一)原发脑肿瘤的分类

原发脑肿瘤占所有颅内肿瘤的 70%,其余 30% 为转移瘤。原发脑肿瘤分为:

1.神经胶质瘤(最常见)

①星形细胞瘤(最常见胶质瘤)占80%;②少突胶质细胞瘤占5%～10%;③室管膜瘤;④脉络丛肿瘤。

2.脑膜和间质肿瘤

①脑膜瘤;②血管外皮细胞瘤;③血管网状细胞瘤。

3.神经元和混杂性胶质或神经元肿瘤

①神经节胶质瘤;②神经节细胞瘤;③胚胎发育不良性神经上皮性肿瘤(DNET);④中枢神经细胞瘤。

4.生殖细胞肿瘤

①生殖细胞瘤;②畸胎瘤;③混合性肿瘤。

5.原始神经外胚层肿瘤(PNET)

①髓母细胞瘤;②视网膜母细胞瘤;③神经母细胞瘤。

6.松果体区肿瘤。

7.垂体瘤。

8.神经鞘肿瘤

①雪旺氏细胞瘤;②神经纤维瘤。

9.造血细胞性肿瘤

①淋巴瘤;②白血病。

10.肿瘤样病变

①错构瘤;②脂肪瘤;③皮样囊肿。

要点:①神经胶质细胞有很大的非正常生长的潜能。神经胶质细胞有三种,星形细胞(星形细胞瘤)、少突胶质细胞(少突胶质细胞瘤)和室管膜细胞(室管膜瘤)。②脉络丛细胞移行为室管膜细胞,由它发生的肿瘤也归为胶质瘤。

(二)部位及发病率

为更好地鉴别诊断,首先将颅内肿瘤分为脑内和脑外(表2-5-1)。

表 2-5-1　判断肿瘤位置

特征	脑内	脑外
与骨或脑膜相连	常不	是
骨改变	常无	有
脑脊液腔隙,脑池	消失	常扩大
皮质髓质塌陷	无	有
灰/白质界限	消失	存在
血供	颈内动脉	颈外动脉(硬膜分支)

肿瘤发生率:①成人:转移瘤＞血管网状细胞瘤＞星形细胞瘤＞淋巴瘤;②儿童:星形细胞瘤＞髓母细胞瘤＞室管膜瘤。

(三)肿瘤范围

检查方法首先用于明确有无肿瘤,根据 FDG-PET 和 MR 的血容量图能较准确地鉴别低级别肿瘤和高级别肿瘤。这将有助于识别低级别肿瘤向高级别肿瘤的转变,并识别肿瘤内的活性成分,指导主体定向穿刺活检。一旦确定了肿瘤存在,确定肿瘤范围的重要性在于:①确定立体定向穿刺的位置;②制订手术切除方案;③制订放疗方案。

对于许多肿瘤,没有哪一种成像技术可完整确定其范围。胶质瘤常侵及周围脑组织,仅显微镜下显示的瘤灶区域在所有 MR 序列上都可以完全正常,即使使用增强扫描也不例外。

(四)脑水肿

脑水肿的类型见表 2-5-2。

表 2-5-2　脑水肿类型

	血管源性	细胞毒性
病因	肿瘤、外伤、出血	缺血、感染
机制	血-脑屏障破坏	Na-K 泵障碍
酶解物	细胞外	细胞内
类固醇反应	有	无
影像	白质受累(皮质正常)	灰白质受累

(五)占位效应

占位效应的影像学表现:①脑沟消失;②脑室受压;③脑疝:镰下疝,小脑幕切迹疝(上行或下行),小脑扁桃体疝;④脑积水。

二、胶质瘤

(一)星形细胞瘤

星形细胞瘤占胶质瘤的 80%,在成人大多发生在大脑半球;在儿童,后颅窝和下丘脑或视交叉更多见。星形细胞瘤的分类靠组织学而非影像学。

纤维性星形细胞瘤:①星形细胞瘤,WHO 分级Ⅰ(AⅠ);②星形细胞瘤,WHO 分级Ⅱ(AⅡ);③间变性星形细胞瘤,WHO 分级Ⅲ(AⅢ);④多形性胶质母细胞瘤,WHO 分级Ⅳ(GBMⅣ)。

其他星形细胞瘤:①多中心性胶质瘤(多发病灶);②大脑神经胶质瘤病;③毛细胞性星形细胞瘤(好发于小脑,典型者有壁结节和囊变,位于视交叉和视神经的常为实性并分叶状);④巨细胞星形细胞瘤(见于结节性硬化);⑤黄色星形细胞瘤;⑥神经胶质肉瘤。

星形细胞瘤相关疾病:①结节性硬化;②神经纤维瘤病。

(二)低级别星形细胞瘤(AⅠ、AⅡ)

占所有星形细胞瘤的 20%,发病高峰在 20～40 岁,好发部位在大脑半球。

影像学表现:①局限性或弥漫性病变;②钙化占 20%;③出血和明显水肿罕见;④轻度强化。

(三)间变性星形细胞瘤(AAⅢ)

占所有星形细胞瘤的 30%,高发于 40～60 岁。好发于大脑半球。

影像学表现:①非均质肿块;②钙化不常见;③常见水肿;④强化(反映了血脑屏障的破坏[BBBD])。

(四)多形性胶质母细胞瘤

最常见的脑原发肿瘤(占星形细胞瘤的 55%),年龄＞50 岁,好发于大脑半球。可沿以下路径扩散:①白质纤维束;②通过半球间连合(如胼胝体)跨越中线;③脑室内的室管膜下种植;④随脑脊髓液蛛网膜下隙种植。

影像学表现:①常为非均质低密度肿块(CT);②明显强化;③出血、坏死常见;④钙化不常见;⑤明显的血管源性水肿和占位效应;⑥经胼胝体或纤维连合向对侧半球蔓延(蝶形);⑦脑脊液种植,软脑膜种植转移。

(五)大脑神经胶质瘤病

脑内弥散生长的胶质肿瘤。常无大的肿块,而是脑组织内瘤细胞的弥散浸润。年龄 30～40 岁,罕见。

影像学表现:①胶质瘤病主要累及白质,但也会累及皮质;②常无强化病灶;③病程晚期,可见小的局部强化;④软脑膜性神经胶质瘤病可类似脑膜癌或中枢神经系统(CNS)原发肿瘤的软脑膜播散,可明显强化。

(六)脑干胶质瘤

脑干胶质瘤是常见的小儿后颅窝肿瘤,平均年龄 10 岁。80% 为间变的高级别肿瘤;20% 为低级别肿瘤,且生长缓慢。部位:脑桥＞中脑＞延髓。

临床表现:常累及第 6、7 对脑神经,脑积水。

影像学表现:①脑干增粗;②四脑室受压向后移位;③囊性变不常见;④脑积水 30%;⑤50% 有强化并常为斑片状和不规则状;⑥可向外突至基底池。

(七)毛细胞性星形细胞瘤

最常见于儿童(占儿童胶质瘤的 30%),为第二常见儿科脑肿瘤,无痛性缓慢生长。

部位:视交叉或下丘脑＞小脑＞脑干。

影像学表现:①小脑肿瘤,常为囊性的并呈明显壁结节强化;②钙化占10％;③视交叉或下丘脑部肿瘤为实性并可强化;④大多数位于脑干的肿瘤很少强化。

(八)少枝胶质细胞瘤

不常见,为生长缓慢的胶质瘤,常表现为大的肿块,占原发脑肿瘤的5％～10％,高发于30～50岁。"纯粹的"少突胶质细胞瘤罕见,常为混合性。(星形细胞瘤或少枝胶质细胞瘤)绝大多数位于大脑半球,最常见于额叶。

影像学表现:①常累及皮质;②典型的为低密度肿块;③囊变较常见;④典型的大结节,团块状钙化占80％;⑤出血、坏死不常见;⑥组织学的不同决定强化程度不同;⑦偶见颅骨受压吸收。

(九)室管膜肿瘤

室管膜是指内衬于脑室和中央管内壁的一层纤毛细胞。有多种组织学不同的室管膜瘤:①室管膜瘤(儿童),②室管膜下瘤(年长患者),③间变的室管膜瘤,④终丝的胎膜乳头状室管膜瘤,⑤室管膜母细胞瘤(PNET)。

(十)室管膜瘤

起自室管膜内层细胞的慢性生长肿瘤,常位于脑室内或脑室内层旁实质:①第四脑室占70％,常见于儿童。②侧脑室或室周实质占30％,更常见于成人。脊髓的室管膜瘤伴发神经纤维瘤病2型,最常见于儿童,年龄1～5岁。

影像学表现:①生长方式取决于部位。幕上:肿瘤常生长脑室外(类似胶质瘤)。幕下:肿瘤生长于四脑室内并穿过侧孔进入桥小脑角(CPA)和小脑延髓池,此为典型表现(可塑性室管膜瘤),并有助于与骨水母管细胞瘤鉴别。②后颅窝肿瘤常致脑积水。③细小钙化占50％,囊变占50％。

(十一)脉络丛乳头状瘤/癌

源于脉络丛上皮的罕见肿瘤。好发于5岁以下(85％),90％为脉络丛乳头状瘤,10％为脉络丛乳头状癌。

典型发病部位:①侧脑室三角区(儿童)。②四脑室和桥小脑角(成人)。③椎管种植转移。

影像学表现:①脑室内肿块。②CSF产生过多或阻塞而致脑室积水。③明显强化。④钙化占25％。⑤幕上肿瘤由脉络膜前、后动脉供血。⑥并发症:脑积水和种植转移。⑦乳头状瘤和癌均可侵犯脑实质并可经CSF播散,影像学无法鉴别。

三、颅内肿瘤的基本 MR 征象

1.直接征象

(1)信号异常:肿瘤的信号特征取决于肿瘤的含水量,尤其是细胞外间隙;瘤体内的其他成分,如钙化、出血、囊变、脂肪等。大部分肿瘤因瘤体内游离水与结合水的比例增加而呈长 T_1、长 T_2 信号改变。少部分肿瘤(如脑膜瘤及神经纤维瘤等)与正常脑组织信号接近,需结合发病部位、占位效应等综合判断。含脂肪成分的肿瘤在 T_1WI 和 T_2WI 上均为高信号,抑脂后呈低信号。肿瘤内出血则信号较为复杂,根据出血的不同时期而有不同信号表现,亚急性期在 T_1WI 上呈高信号。肿瘤出血最常见于胶质母细胞瘤,其次为转移瘤和垂体腺瘤。囊变呈长 T_1、长 T_2 信号。含顺磁性物质则呈短 T_1、短 T_2 信号。钙化一般呈长 T_1、短 T_2 信号,但有相当一部分病例的钙化在 T_1WI 呈等信号甚至高信号,推测可能与钙化中的某种钙盐化合物,如磷酸三钙、氢氧化钙等物质具有粗糙的表面结构及不规则晶体形态有关。

(2)肿瘤的数目、形态和边缘:原发性肿瘤多为单发,而转移性肿瘤多为多发,大部分为血行转移而来,多分布在大脑皮髓质交界处,特别是大脑中动脉分布区。良性肿瘤因膨胀性生长常呈类圆形,境界清晰,边缘光滑。恶性肿瘤因浸润性生长形态多不规则,边缘模糊。

(3)部位:不同解剖部位所发生肿瘤的类型有所不同。

①鞍区肿瘤最常见为垂体腺瘤和颅咽管瘤,其次为脑膜瘤和动脉瘤。

②松果体区则以生殖细胞瘤多见,其次为胶质瘤、脑膜瘤和松果体细胞瘤。

③桥小脑角区肿瘤发病率从高到低依次为听神经瘤、表皮样囊肿和脑膜瘤。

④脑室内肿瘤最常见为室管膜瘤,其次为脑膜瘤和脉络丛乳头状瘤。

⑤血管母细胞瘤和髓母细胞瘤则常位于小脑。

(4)增强扫描

①均匀强化多见于脑外肿瘤,如脑膜瘤。

②不规则强化最常见于胶质瘤。

③环形强化常见于转移瘤和胶质瘤。

④少数肿瘤可无强化,如低级别星形细胞瘤。

2.间接征象

(1)占位征象:是指肿瘤本身和(或)瘤周水肿等原因造成邻近解剖结构受压变形、闭塞或移位等。

由于颅腔容积固定,颅内肿瘤几乎都有占位效应。产生占位效应的原因主要是:①肿瘤本身;②瘤周水肿;③瘤周胶质增生;④肿瘤继发病变,如出血、脑积水等。

(2)脑水肿:瘤周水肿常和脑肿胀同时存在。其发生机制可能为:①血脑屏障破坏,血管通透性增加;②静脉回流障碍,毛细血管内压增高;③组织缺氧及代谢障碍,钠泵减弱,细胞内含水增多。

脑水肿分三度。Ⅰ度:瘤周水肿≤2cm;Ⅱ度:2cm＜瘤周水肿＜一侧大脑半球;Ⅲ度:瘤周水肿＞一侧大脑半球。脑水肿的范围与肿瘤的恶性程度相关,一般而言,肿瘤恶性程度越高,水肿范围就越大。

3.脑积水

脑积水分为梗阻性脑积水和交通性脑积水。当颅内肿瘤阻塞脑脊液循环通路,则形成梗阻性脑积水。脑室内有分泌功能的肿瘤(如脉络丛乳头状瘤)可使脑脊液分泌增加,则形成交通性脑积水。临床以前者多见。梗阻性脑积水使得梗阻以上部分脑室系统扩大,脑脊液压力增高,常合并脑室旁白质水肿,呈长 T_1、长 T_2 信号,尤其以急性脑积水时常见。其原因为脑室周围室管膜细胞连接受损,脑脊液经裂隙进入周围白质,时间较长时,室管膜受损出现胶质增生,形成瘢痕,又可阻止脑脊液外渗,使得脑室周围异常信号减少,甚至消失。

4.脑疝

是颅内压增高引起的,由于颅内压不断增高,其自动调节机制失代偿,部分脑组织从压力较高向压力较低的地方移位。

5.颅骨改变

MR 对显示颅骨本身不如 CT,但 MRI 能够清晰地显示病灶与髓腔的分界,比 CT 能更清晰地显示周围软组织受累情况。

四、星形细胞瘤

(一)病理和临床

胶质细胞瘤是颅内最常见的肿瘤,约占全部颅内肿瘤的 40%。星形细胞瘤是胶质细胞瘤中发病率最高的一种,占胶质细胞瘤的 30%～50%,可发生于脑内任何部位和任何年龄。成人多见于幕上,儿童多见于小脑,按照肿瘤的分化和渐变程度,将星形细胞瘤分为Ⅰ～Ⅳ级,其中Ⅰ级为良性,Ⅱ级为良恶性过渡,Ⅲ、Ⅳ级为恶性。

以 20～40 岁最多见,临床病史和体征随肿瘤大小、部位不同而异。常有颅内压增高症状如头痛、呕吐、视力减退,发生于大脑半球者常见症状有癫痫发作、精神改变、对侧肢体偏瘫和同向偏盲等。发生在小脑者常有步态不稳、眼球震颤等。

(二)诊断要点

(1)瘤体多数在 T_1WI 呈稍低信号,T_2WI 呈高信号,信号可均匀一致,亦可为不均匀。

(2)发生在幕上者以实性较多,幕下者以囊性多见,囊变呈明显长 T_1、长 T_2

信号。

（3）Ⅰ级星形细胞瘤常位于皮质及皮质下白质,与脑实质分界较清,占位效应不明显,周围水肿无或轻微,增强绝大多数肿瘤无强化,少数可出现轻微强化。

（4）Ⅱ级星形细胞瘤具有Ⅰ级和Ⅲ、Ⅳ级肿瘤部分特点,信号多不均匀,增强后多数病灶出现形态不一、程度不同的强化,少数病灶不强化。

（5）Ⅲ、Ⅳ级星形细胞瘤病灶常较大,边界不清,周围水肿及占位表现明显,瘤内常有坏死、囊变及出血,增强后呈不均匀明显强化,部分病灶呈典型的环形或花环状强化,有时可见附壁结节。

（三）鉴别诊断

良性星形细胞瘤主要须与脑梗死、脑炎、脑寄生虫病鉴别,恶性星形细胞瘤主要须与脑膜瘤、转移瘤、脑脓肿、少突胶质细胞瘤鉴别。另外,幕下星形细胞瘤还应与髓母细胞瘤、血管母细胞瘤及室管膜瘤鉴别。

（四）特别提示

（1）星形细胞瘤的信号强度变化无特异性,而部位、形态及强化特征常能提示正确的诊断。

（2）常规 MR 对本病的术前分级、治疗后复发或残存的诊断及疗效的监测等有重要价值。

五、少突胶质细胞瘤

（一）病理和临床

少突胶质细胞瘤起源于少突胶质细胞,占颅内胶质瘤的 1%～9%。绝大多数位于大脑半球,以额叶最常见,其次为顶叶、颞叶。肿瘤无包膜,具有浸润性,有膨胀性生长的趋势。瘤内常伴有不同特征的钙化,可伴有出血、囊变和坏死。

好发于成人,年龄 30～50 岁,男性多见,男女比例约为 2∶1。肿瘤生长非常缓慢,病程较长,常以癫痫发作为首发症状,颅内压增高症状常出现较晚。

（二）诊断要点

（1）偏良性的少突胶质细胞瘤边界较为清楚,占位效应不明显,周围脑组织无水肿或仅有轻度水肿,恶性或偏恶性肿瘤灶周水肿明显,水肿与肿瘤边界不清。

（2）肿瘤表现为低、高信号,囊变呈明显低、高信号,钙化在 T_1WI 及 T_2WI 均表现为低信号,恶性者瘤内钙化不明显,瘤内出血比较少见,若有亚急性期出血在 T_1WI 及 T_2WI 均表现为高信号。

（3）增强像上,一般无强化或仅见轻度强化,恶性者强化明显。

见图 2-5-1。

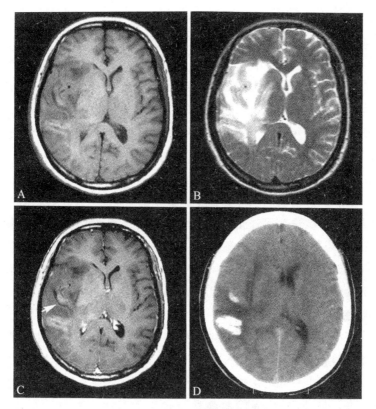

图 2-5-1　少突胶质细胞瘤

A.T_1WI 示右侧额颞叶不规则稍低信号影,右侧侧脑室轻度受压;B.T_2WI 示病变呈混杂高信号;C.增强 T_1WI 示病变内见轻度强化(白箭);D.CT 平扫示病变内多发条带状及片状高密度钙化影大脑半球、丘脑和基底节、脑干、脊髓、第三脑室等都可发生。

（三）鉴别诊断

本病主要须与颅内易出现钙化的病变鉴别。如动静脉畸形、Sturge-Weber 综合征及结核瘤等。无钙化的少突胶质细胞瘤与其他胶质瘤难以鉴别。

（四）特别提示

少突胶质细胞瘤的典型特征是瘤内有大片而不规则常呈弯曲状的条带状钙化,因此,诊断时应注意结合 CT 检查。

六、髓母细胞瘤

（一）病理和临床

髓母细胞瘤起源于后髓帆的原始外胚层细胞,好发于小脑蚓部,占颅内肿瘤的 1.84%～6.54%,主要发生于小儿,肿瘤恶性程度较高,可经脑脊液播散转移,病理上肿瘤境界较清楚,较少发生大片坏死,囊变、出血及钙化均少见。

男性发病多于女性,最常见的临床症状为头痛、呕吐,少数偏离中线生长的肿瘤可有步态不稳,共济失调及眼球震颤等小脑症状。

(二)诊断要点

(1)颅后窝中线处显示边界相对较清楚的类圆形肿块,T_1WI 呈低信号,T_2WI 呈稍高或等信号,周围有时环绕高信号水肿带。

(2)肿瘤内部信号一般较均匀,若有小的囊变、坏死,则呈明显长 T_1、长 T_2 信号。

(3)第四脑室受压变形或消失,向前上移位。

(4)增强像上,肿瘤的实质部分多呈明显均匀强化,少数肿瘤实质部分可呈不均匀片状强化,坏死、囊变无强化。若沿蛛网膜下腔种植转移至脑室壁、脑池及椎管处,则显示为条状、结节状或脊髓内点、片状强化灶及软脊膜点状、线状强化灶。

(5)肿瘤细胞密度高,细胞外间隙小和肿瘤细胞的胞质少,核质比例较大,造成水分子弥散受限,故在 DWI 图像中呈高信号。

(三)鉴别诊断

本病应与小儿颅后窝另外两种常见肿瘤——室管膜瘤及星形细胞瘤相鉴别。

(四)特别提示

髓母细胞瘤的生长部位是较具特征性的表现,正中矢状位图像是显示上述特点的关键所在。另外,肿瘤周围的脑脊液残留主要在前方或上方,而绝不会在后方。

七、脑膜瘤

(一)病理

脑膜瘤是颅内最常见的脑外肿瘤,起源于蛛网膜帽细胞,凡有蛛网膜颗粒或蛛网膜绒毛的部位均可发病。多见于幕上,以大脑凸面、矢状窦及大脑镰旁最多见。脑室内脑膜瘤以侧脑室三角区最常见。脑膜瘤多为球形或分叶形肿块,生长缓慢,有包膜,分界清晰,质地较硬,少数脑膜瘤呈扁平状或丘状,质地较软。脑膜瘤血供丰富,少数可有囊变、出血或钙化,常侵犯颅骨致其增厚、变薄或破坏。

脑膜瘤多见于中年人,其中女性的发病率是男性的 2 倍。脑膜瘤患者的临床表现主要取决于肿瘤所在的部位。大脑凸面脑膜瘤常有急性脑缺血或癫痫。位于额顶区矢状窦旁脑膜瘤除癫痫外还可出现对侧下肢软瘫或感觉障碍;嗅沟脑膜瘤早期可出现嗅觉障碍;蝶骨嵴脑膜瘤可出现一侧视力减退、眼球固定和眼球突出等;颅底部脑膜瘤可使颅神经发生功能障碍,颅后窝脑膜瘤往往造成慢性颅内压增高,鞍上区脑膜瘤常有颞侧偏盲。

（二）临床表现

（1）起源于蛛网膜的帽状细胞，多位于脑实质外。脑表面有蛛网膜颗粒的部位如大脑凸面和矢状窦旁多见。好发于中老年人，女性多见，起病缓慢。

（2）分为良性、非典型性及恶性 3 类。良性肿瘤边界清楚，可见出血和钙化，有完整包膜，血运丰富，以广基底与硬脑膜相连，邻近骨质增生硬化较常见。非典型性及恶性脑膜瘤生长速度快并具有明显侵袭性。恶性脑膜瘤发病年龄大于良性及非典型性脑膜瘤，进展较快，术后复发更常见。

（3）初期临床表现不明显，以后逐渐出现颅内高压及局部定位症状和体征。

（4）诊断要点。结合好发部位，典型的信号特点及强化方式可明确诊断，应注意出现不典型表现的可能，如囊性脑膜瘤、扁平型脑膜瘤等。

（5）鉴别诊断。与肿瘤所在部位有关，大脑凸面：胶质瘤、转移瘤和淋巴瘤；鞍上区：垂体瘤；桥小脑角区：听神经瘤、胆脂瘤；侧脑室内：脉络丛乳头状瘤。

（6）影像学检查诊断价值比较。MRI 为诊断与鉴别诊断的首选方法。CT 在显示肿瘤钙化、出血及颅骨受累方面有独到之处。

（三）MRI 诊断

良性脑膜瘤 T_1WI、T_2WI 上多为等信号，可因钙化成分而呈现不均匀信号，瘤周可见不同程度水肿；增强扫描绝大多数呈明显均匀强化；MRS 多显示高胆碱峰。非典型性及恶性脑膜瘤除具有典型脑膜瘤表现外尚具有下列特点：信号不均匀较良性脑膜瘤多见；形态多不规则；肿瘤包膜不完整；硬膜尾征不规则；向颅内外浸润生长；术后易复发。

八、垂体瘤

（一）病理和临床

垂体瘤起源于垂体前叶，生长于鞍内，是鞍区最常见的肿瘤，发病率较高，占颅内肿瘤的 10%～20%，仅次于胶质瘤和脑膜瘤。根据肿瘤是否分泌激素将其分为功能性和非功能性腺瘤两类。前者包括生长激素瘤、泌乳素瘤、促肾上腺皮质激素瘤及促甲状腺激素瘤等。肿瘤直径＜1cm 者，称为微腺瘤；＞1cm 者，称为大腺瘤。

垂体瘤女性较多见。临床表现最具特征性的症状为内分泌症状，如内分泌亢进症状（泌乳综合征、肢端肥大症和巨人症等）。有些无功能性腺瘤长到较大时，压迫和破坏了分泌性细胞时，可引起内分泌低下症状，如甲状腺功能低下等，其他临床常见症状为头痛、视力减退和双颞侧偏盲等。

（二）诊断要点

1. 垂体大腺瘤

（1）鞍内肿块，常引起邻近骨破坏，蝶鞍扩大，鞍底下陷，可突破鞍膈向鞍上生长,向下突入蝶窦,向两侧旁生长可侵犯海绵窦。

(2)实性垂体大腺瘤信号较均匀,在 T_1WI、T_2WI 均呈等信号,信号强度与脑灰质相似或稍低。较大的垂体瘤内部可出现出血、坏死、囊变,亚急性期出血 MR 上 T_1WI、T_2WI 均呈高信号,坏死、囊变区 T_1WI 呈低信号、T_2WI 呈高信号,信号接近于脑脊液。囊变时液性成分不一致时,可出现两种信号强度形成的界面,即"液-液平面"。

(3)肿瘤向鞍上生长时,有时由于突破鞍膈形成"哑铃状""葫芦状"等表现,或称"束腰征"。较大的肿瘤向上生长时还可突入第三脑室前部,引起梗阻性脑积水。

(4)增强像上,除坏死、囊变和钙化之外,瘤体呈不同程度强化。

2.垂体微腺瘤

(1)垂体微腺瘤一般都需要用冠状面和矢状面薄层扫描(层厚<3mm),除常规增强外,还需进行动态增强扫描。

(2)多数微腺瘤常见局灶性长 T_1、长 T_2 信号,即 T_1WI 呈低信号,T_2WI 呈高信号。

(3)冠状位示垂体增大,垂体上缘膨隆,垂体柄偏移,鞍底下陷等间接征象。

(4)注射对比剂后即刻扫描,动态增强显示为病灶延迟强化,在增强的早期病灶信号强度低于周围明显强化的正常垂体,形成鲜明对比,以冠状位观察最有诊断意义。见图 2-5-2。

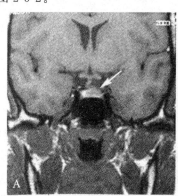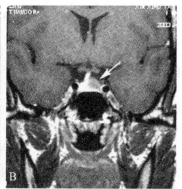

图 2-5-2　垂体微腺瘤

A.冠状位 T_1WI,示垂体左侧上缘明显隆起,病灶位于垂体偏左侧(白箭);B 冠状位增强 T_1WI,示病变未见明显强化(白箭),正常垂体明显强化,垂体柄明显右偏

(三)鉴别诊断

垂体大腺瘤须与颅咽管瘤、脑膜瘤及胶质瘤鉴别,囊性垂体瘤有时须与 Rathke 囊肿鉴别。

(四)特别提示

(1)鞍区脑膜瘤有时与垂体大腺瘤难以鉴别,应结合腺垂体是否存在及肿瘤的生长方式、强化程度等才能做出准确诊断。

(2)垂体微腺瘤一般不存在鉴别诊断问题,但经常存在漏诊及过度诊断问题,应注意结合临床表现和实验室检查有无内分泌异常,仍有困难者可随诊观察。

九、垂体腺瘤

(一)临床表现

(1)垂体腺瘤为鞍区最常见肿瘤。分为功能性及无功能性。依据所分泌激素的不同可进一步分类。根据肿瘤大小分为微腺瘤(≤1cm)和巨腺瘤(≥1cm)。

(2)常表现出压迫症状(如视力障碍、头痛、垂体功能减退等)和内分泌亢进症状(取决于分泌激素的种类)。

(3)诊断要点。垂体微腺瘤应结合影像表现及血清激素改变、临床症状做出诊断。垂体巨腺瘤具有典型鞍内肿瘤特征,容易诊断。向鞍上、鞍旁生长者应注意鉴别诊断。

(4)鉴别诊断。其他非垂体起源的肿瘤向鞍内生长时垂体多呈受压改变。其中较常见的颅咽管瘤发病年龄多较小,多为囊实性;脑膜瘤呈等信号,邻近骨质增生硬化常见;动脉瘤呈流空信号,增强后多明显强化。

(5)影像学检查诊断价值比较。MRI有助于微腺瘤的发现;CT能显示较大的垂体腺瘤,显示微腺瘤不佳,但显示鞍底骨质吸收、肿瘤钙化、出血较好。

(二)MRI诊断

1.垂体微腺瘤

(1)直接征象:垂体内T_1WI呈等或略低信号,T_2WI呈高或等信号病灶,多为圆形或卵圆形;增强扫描早期病变信号低于正常垂体,晚期信号高于正常垂体。

(2)间接征象:鞍底局限性下陷或局限性骨质吸收;垂体高度增加且上缘上凸;垂体柄移位;垂体向外膨隆推压颈内动脉。

2.垂体巨腺瘤

通常破坏正常垂体组织,填充蝶鞍,向鞍上、鞍旁及鞍底侵犯,发生囊变、坏死和出血机会较多。腺瘤实质部分MRI信号与微腺瘤相似,囊变、坏死区T_1WI呈低信号、T_2WI呈高信号;出血呈高信号。增强后除囊变、坏死、出血和钙化外肿瘤组织明显强化。

十、松果体区肿瘤

松果体区肿瘤主要分为两大类:生殖细胞肿瘤(75%)和松果体细胞肿瘤(25%)。前者以生殖细胞瘤最常见,其次为畸胎瘤(包括恶性畸胎瘤),而内胚窦瘤和原发于颅内的绒毛膜上皮癌极为少见;后者指发生于松果体实质细胞的肿瘤,包括松果体细胞瘤和松果体母细胞瘤。

(一)生殖细胞肿瘤

生殖细胞肿瘤的发病率占颅内肿瘤的 0.5%~2%,多见于松果体区及鞍上。生殖细胞瘤占生殖细胞肿瘤的 65%,也是松果体区最为常见的肿瘤,占松果体区肿瘤的 50% 以上,发病年龄高峰为 12~14 岁,平均年龄 10 岁,男女发病之比为 2.24:1。肿瘤为高度恶性,浸润性生长,可引起种植性和远处转移。发生在松果体区者以男性占绝大多数,位于鞍上者则以女性较为多见。生殖细胞瘤对放疗十分敏感。

畸胎瘤和恶性畸胎瘤构成肿瘤的内容十分广泛,通常由两个胚层甚至三个胚层来源的组织构成,占颅内肿瘤的 0.5%~1%,常见于 20 岁以下的男性少年及儿童。约半数位于松果体区,其次见于鞍区、脑室脉络丛及桥小脑角等部位。恶性畸胎瘤边界可不清楚,诊断取决于肿瘤是否伴有生殖细胞瘤及绒毛膜上皮癌的成分。

1.诊断要点

(1)颅内压增高:早期即可出现,患者可有头痛、呕吐、视神经乳头水肿及视力减退、外展神经麻痹等症状。

(2)邻近结构受压征:

①"Parinaud 综合征":眼球上下运动障碍、瞳孔散大或不等大。

②听力障碍:出现耳鸣及听力减退。

③共济障碍:出现躯干性共济障碍及眼球震颤,表现为步态不稳、协调动作迟缓及"Romberg 征"阳性。

④下丘脑损害:主要表现为尿崩症,少数可表现为嗜睡等。

(3)内分泌紊乱症状:性征发育紊乱,主要为性早熟。

(4)脑脊液检查:本瘤易发生肿瘤细胞脱落。

(5)肿瘤标志物检测:血清及脑脊液中的甲胎蛋白(AFP)和绒毛膜促性腺激素(HCG)升高,并可作为疗效评定及复发监测的重要手段。

(6)X 线平片:主要表现为颅内压增高征象及松果体区异常钙化。10 岁以下的儿童出现松果体区钙化斑或 10 岁以上儿童出现松果体区钙化斑,其直径超过 1cm 者,应高度怀疑松果体区肿瘤的可能性。

(7)CT 检查:松果体区生殖细胞瘤表现为松果体区或第三脑室后部卵圆形或不规则形边界清楚的等密度、稍高密度或混杂密度肿块,70% 左右可见钙化,76% 的钙化为松果体本身钙化包埋其中,增强扫描肿瘤多呈中度强化。畸胎瘤为类圆形或分叶状肿块,瘤内可见脂肪、钙化灶,有时可见具有特征性的高密度骨骼或牙齿样结构。增强时肿瘤的实性部分表现为不同程度强化。

2.MRI 表现

（1）生殖细胞瘤

①平扫表现为松果体区肿块，有时呈多发占位灶，沿松果体区至鞍上池一线任何部位分布，瘤体 T_1WI 呈等信号或略低信号，T_2WI 呈较高信号。

②病灶内信号常不均匀，与肿瘤内出血、坏死、囊变、钙化有关。

③肿瘤可沿脑脊液种植，表现为脑室壁、蛛网膜下隙不光整，呈结节状（图 2-5-3）。

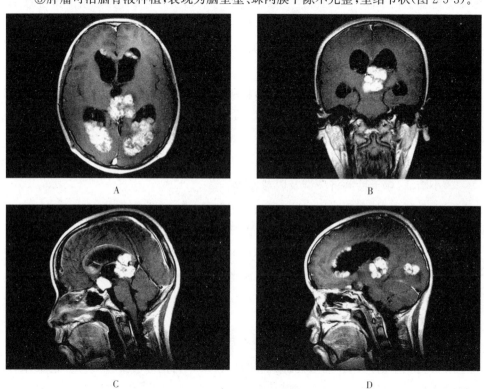

图 2-5-3　生殖细胞瘤

A～D.分别为不同层面增强 T_1WI，示松果体区及鞍上多发类圆形占位，边缘分叶，明显不均匀强化，伴幕上脑室系统梗阻性脑积水，并可见两侧脑室壁多发种植转移强化结节

④可清楚显示肿瘤对丘脑、脑干、四叠体、中脑导水管、视交叉受侵情况，可伴有不同程度的梗阻水平以上脑室系统积水。

⑤肿瘤增强扫描表现为均匀或不均匀明显强化。

（2）畸胎瘤

①MRI 平扫示松果体区混杂信号占位，肿瘤内短 T_1 脂肪信号及长 T_1、短 T_2 钙化或骨化信号对诊断意义较大，具有诊断特异性，脂肪抑制技术成像有助于诊断。

②肿瘤压迫中脑导水管可致梗阻性脑积水。

③良性畸胎瘤边缘光滑,呈圆形或分叶状,多有囊变;恶性畸胎瘤多为实性,形态不规则。

④增强扫描表现为不均匀强化。

(二)松果体细胞瘤和松果体母细胞瘤

松果体细胞瘤和松果体母细胞瘤发病率很低,发病年龄分布较广。松果体细胞瘤是起源于松果体实质的良性肿瘤,多见于成人,女性多见,占松果体区肿瘤的15%以下;松果体母细胞瘤极为罕见,多见于儿童,男女发病率基本相等,肿瘤恶变后易沿脑脊液循环播散,形成蛛网膜下隙种植。

1.诊断要点

(1)颅内压增高:早期易发生梗阻性脑积水及颅内压增高。

(2)邻近脑组织受压征:

①眼征:眼球上下运动障碍、瞳孔散大或不等大等。

②听力障碍:双侧耳鸣和听力减退。

③小脑征:躯干性共济失调及眼球震颤。

④下丘脑损害:表现为尿崩症、嗜睡和肥胖等。

(3)内分泌症状:表现为性征发育停滞或不发育。

(4)其他症状:松果体细胞瘤和松果体母细胞瘤可发生沿脑脊液循环播散性种植。

(5)X线平片:多数患者可显示颅内压增高,病理性钙化少见,此特点有别于该部位好发的生殖细胞瘤和畸胎瘤等。

(6)CT检查

①松果体细胞瘤表现为松果体区圆形或卵圆形等密度或稍高密度肿块,第三脑室后部受压呈"杯口状"局限性扩大、前移,松果体钙化常被推挤后移。松果体母细胞瘤表现为松果体区等密度或混杂密度不规则形肿块,边界不清,强化常不均匀或呈环形增强。

②松果体细胞瘤和松果体母细胞瘤均可发生脑室系统的播散性转移。

2.MRI表现

(1)松果体细胞瘤

①松果体区圆形或类圆形占位,第三脑室后部受压前移,局部呈"杯口状"。

②MRI平扫 T_1WI 呈等信号, T_2WI 呈略高信号,信号均匀,边缘清楚。

③肿瘤一般较小,少见出血、坏死及囊变,瘤周无水肿,较大时可伴有周边脑组织受压、水肿。

④增强扫描呈中等或明显强化(图2-5-4)。

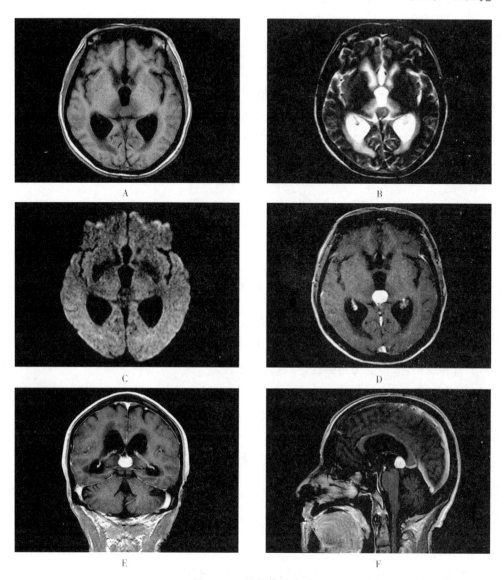

图 2-5-4　松果体细胞瘤

A~C.分别为横断面 T$_1$WI、T$_2$WI 及 DWI,示松果体区圆形占位,第三脑室后部受压前移,肿块呈等 T$_1$、稍长 T$_2$ 信号.DWI 呈稍低信号,其内信号均匀,边缘清楚;D~F.分别为横断面、冠状面及矢状面的增强 T$_1$WI,示肿块明显强化

（2）松果体母细胞瘤

①松果体区不规则形占位,肿瘤常较大,边缘不清楚,无包膜,呈浸润性生长。

②MRI 平扫表现 T$_1$WI 呈等信号或混杂信号,T$_2$WI 呈高信号。

③肿瘤内常有囊变、坏死和出血。

④增强扫描肿瘤呈明显不均匀强化。

（3）松果体区肿瘤鉴别诊断

①生殖细胞瘤：钙化常见，包括肿瘤本身钙化和松果体钙化，松果体钙化常被肿瘤包埋其中，肿瘤常沿脑脊液种植播散，增强扫描强化明显。

②畸胎瘤：成分复杂，常见钙化、脂肪及囊变，磁共振信号混杂，呈低、等、高信号，增强呈不均匀强化。

③松果体瘤：瘤体较小，边界清楚，成分较简单，钙化、出血、坏死、囊变少见，正常松果体钙化常被肿瘤推挤后移，很少伴有脑积水，增强扫描呈轻到中度均匀强化。

④松果体母细胞瘤：常较大，边缘模糊呈浸润性生长，常见坏死和出血，增强扫描呈不均匀强化。

十一、神经源性肿瘤

（一）听神经瘤

听神经瘤为颅内常见肿瘤之一，属良性肿瘤，占桥小脑角肿瘤的80％，占颅内肿瘤的8.43％，好发于中年人，发病年龄高峰在30～50岁，女性多于男性。肿瘤起源于听神经鞘，大多数为单侧性，少数为双侧性。

1.诊断要点

（1）本病首发症状几乎均是听神经本身的症状，包括眩晕、单侧耳鸣及耳聋，占75％以上。耳鸣为高音调及连续性。

（2）其他常见病征：眼球震颤、角膜反射消失、小脑症状与脸部肌肉无力。

（3）神经耳科检查

①听力检查：

a.Bekesy听力测验：第1型属正常或中耳疾病；第Ⅱ型为耳蜗听力丧失；第Ⅲ、Ⅳ型为听神经病变。

b.音衰退阈试验：如音调消退超过30dB为听神经病变。

c.短增强敏感试验：积分在60％～100％为耳蜗病变。

②前庭神经功能检查：听神经瘤多起源于听神经的前庭部分，早期采用冷热水试验几乎都能发现病侧前庭神经功能损害现象（反应完全消失或部分消失）。

（4）脑干听觉诱发电位或脑干电反应听力测定：阳性为Ⅴ波延迟或缺失，95％以上的听神经瘤可有此表现，现已广泛用于听神经瘤的早期诊断。

（5）X线平片：主要表现为内听道扩大。

（6）CT表现：平扫见桥小脑角区等密度（50％～80％）或稍高密度圆形或椭圆形肿块，有时可见一"蒂"伸入内听道，肿瘤密度多均匀，边界清楚。肿块多以内听道口为中心生长,常引起内听道扩大(50%～85%)或骨破坏,肿瘤多与岩骨相交成锐角。

2.MRI 表现

(1)肿瘤生长在桥小脑角区,以内听道口为中心生长,可见内听道的扩大及听神经的增粗,内听道扩大为漏斗状,有时伴有骨质破坏。

(2)瘤体实质部 T_1WI 多呈等或低信号,T_2WI 呈较高信号,液化坏死区呈更长 T_1、更长 T_2 信号,伴亚急性出血时可见短 T_1、长 T_2 信号。肿瘤形态大多数呈圆形或类圆形,边缘光滑,这与肿瘤大多数有包膜有关,包膜在 T_1WI 与 T_2WI 均为低信号,瘤周水肿无或较轻。

(3)部分肿瘤呈不规则形。瘤体较大时,可压迫邻近结构,使脑干、小脑受压,造成第四脑室受压变形。

(4)增强后可呈均匀、不均匀或环形强化,其内液化坏死区或囊变不强化。

(5)微小听神经瘤表现为患侧听神经的局限性增粗,增强后可明显强化。

(6)鉴别诊断

①脑膜瘤:内听道不扩大,与岩骨呈钝角相连并常伴有骨质增生。

②胆脂瘤:T_1WI 呈低信号,T_2WI 呈高信号,DWI 亦呈高信号,增强后无强化。

③三叉神经瘤:位于岩骨尖,常有骨质破坏,内听道无改变,肿瘤常骑跨中后两个颅窝生长呈哑铃状,具有诊断特异性。

(二)三叉神经瘤

三叉神经瘤是一种少见的颅内良性肿瘤,好发年龄为 35～60 岁,发病率与听神经瘤之比为 3：100～4：100。肿瘤大多由中颅窝半月神经节长出,位于中颅窝,部分由神经节后根长出而位于后颅窝,或肿瘤骑跨中后颅窝呈哑铃状。

1.诊断要点

(1)首发症状:为一侧面部阵发性疼痛或麻木,然后可出现咀嚼肌无力及萎缩。

(2)肿瘤位于中颅窝:可出现视力障碍、动眼神经麻痹、同侧眼球突出及幻嗅、颞叶癫痫和脑积水症状。

(3)肿瘤位于后颅窝:表现为复视、周围性面肌麻痹、进行性耳聋及小脑症状、颅内压增高症状及后组(第Ⅸ、Ⅹ、Ⅺ)脑神经症状。

(4)肿瘤骑跨于中、后颅窝:可引起对侧轻瘫、颅内压增高及小脑症状。

(5)X 线平片:肿瘤位于中颅窝可见卵圆孔及圆孔的扩大,鞍背及后床突骨质破坏;肿瘤进入后颅窝的特征表现为典型的岩骨尖前内部的骨质破坏,边缘清楚锐利。

(6)CT 表现:平扫见中颅窝或后颅窝内圆形或卵圆形肿块,骑跨中、后颅窝者呈哑铃状,伴岩骨尖骨质破坏。增强扫描肿瘤呈均匀强化或不均匀强化,瘤周多无水肿。

2.MRI 表现

(1)表现为骑跨中后颅窝的实质性肿块，T_1WI 表现为等或略低信号，T_2WI 表现为均匀的高信号。肿瘤较大时，可有囊变出现，T_1WI 为低信号，T_2WI 为更高信号。

(2)肿瘤走行于颞叶和鞍旁之间，向内可侵犯海绵窦和 Meckle's 腔，向外推移颞叶，向后压迫脑干向后移位，矢状面上表现为脑干驼背样改变。

(3)增强扫描肿瘤呈均匀强化或不均匀强化。

(4)鉴别诊断

①听神经瘤：常伴有听神经的粗大，内听道开口的扩大，脑干向侧方移位为主。

②鞍旁脑膜瘤：脑膜瘤除表现为其特定的脑灰质样等 T_1、等 T_2 信号外，增强后脑膜瘤较三叉神经瘤强化更明显，有典型的脑膜尾征存在，可引起邻近骨质增生，而三叉神经瘤常使邻近骨质破坏、吸收。

(三)神经纤维瘤病

神经纤维瘤病又称多发性神经纤维瘤(NF)，属常染色体显性遗传病，系外胚层和中胚层发育异常所致。神经纤维瘤病约半数患者有家族史，男女发病率基本相等。神经纤维瘤病可分为 NF-Ⅰ 和 NF-Ⅱ 两型，前者占 90% 以上。

1.诊断要点

(1)NF-Ⅰ型的诊断标准是符合以下两项或两项以上者：

①牛奶咖啡斑：青春期前有 6 个直径≥5mm 的斑块，青春期后有 6 个直径≥15mm 的斑块。

②有≥2 个任何类型的神经纤维瘤或 1 个丛状神经纤维瘤。

③腹股沟或腋窝雀斑。

④有≥2 个 Lisch 结节(虹膜错构瘤)。

⑤明确骨损害，包括：蝶骨大翼发育不良、骨缝缺损和脊柱侧弯畸形。

⑥一级亲属中有符合上述标准的 NF-Ⅰ型患者。

(2)NF-Ⅱ型的诊断标准是符合以下两项之一：

①双侧听神经瘤。

②一侧听神经瘤伴以下某两种病变：神经纤维瘤、脑膜瘤、胶质瘤、神经鞘瘤或玻璃体混浊。

(3)CT 表现：

①NF-Ⅰ型：病变范围广泛，可累及身体的多个部位或多种组织结构。脑内错构瘤病灶呈多发、散在的结节或斑片灶，主要分布于苍白球、小脑和脑干等部位，多

数病灶直径在 1cm 以内,无强化。脑内胶质瘤则表现为不规则分叶状肿块病灶,有明显的结节状、环状强化,并有占位和脑积水表现,多发生于视神经、视交叉或下丘脑。蝶骨大翼发育不良,可合并颞叶向眼眶疝出,搏动性突眼。

②NF-Ⅱ型:皮肤病变很少见,中枢神经系统病变则占 100%。双侧听神经瘤 CT 表现为内听道扩大,其内见软组织密度肿块,增强扫描病变呈明显均匀强化,坏死、囊变少,边界清楚。脑膜瘤通常为多发,可发生于颅内任何位置,大多与硬脑膜呈宽基底相连,也可发生于脑室内。其他脑神经瘤如双侧三叉神经根、双侧副神经、舌下神经呈梭形增粗,并呈明显强化表现。

2.MRI 表现

(1)NF-Ⅰ型的中枢神经系统表现:

①早期颅脑病变:表现为脑内片状、类圆形病灶,T_1WI 为低或等信号,T_2WI 为低或等信号,边缘清晰,无占位效应,无强化,主要位于苍白球、丘脑后部、脑干、胼胝体后部和小脑白质内。

②胶质瘤:其发病率为 15%~40%,以视神经胶质瘤多见,呈长 T_1、长 T_2 信号,增强扫描有强化,很少钙化、囊变和出血。

③丛状神经纤维瘤:为神经干及其分支的弥漫性神经纤维瘤,沿神经孔向颅内生长为其特征之一。

④椎管内神经纤维瘤:多位于髓外硬膜下,表现为圆形或类圆形等或稍长 T_1 信号、混杂稍长 T_2 信号,增强扫描明显强化,脊髓可受压,病灶可沿一侧椎间孔向外生长。

⑤颅脑改变还可表现为脑实质或视网膜错构瘤、脑膜发育不良(如硬膜膨隆、脑膜膨出)、内听道扩大、中脑导水管狭窄,有时可见 Willis 环附近血管发育不全或狭窄、颅内外动脉瘤等。

(2)NF-Ⅱ型的中枢神经系统表现:

①双侧听神经瘤:瘤体实质 T_1WI 常呈低或等信号,T_2WI 为较高信号,呈明显均匀强化,瘤体较大时其内可有囊变,信号不均,且常与岩骨成钝角相贴。

②其他颅神经瘤:表现为受累的神经结节样或梭形增粗,信号基本同听神经瘤,增强后明显强化。

③多发脑膜瘤:可发生于颅内任何位置,信号特点同脑膜瘤。

④椎管内占位性病变:主要为髓内室管膜瘤、多发脊膜瘤、多发神经根的雪旺氏细胞瘤。

十二、颅内动脉瘤

（一）临床表现

（1）颅内动脉瘤可分为囊形和梭形两种，囊形多见。囊形动脉瘤好发于中年人，形成的主要原因是血流压力、冲击使颅内较大动脉管壁发生变性，形成局部囊状膨出，好发于脑底动脉环和大脑中动脉分叉处；梭形动脉瘤好发于老年人，为严重的动脉粥样硬化导致的局部动脉血管梭形扩张，腔内常有血栓形成，好发于椎-基底动脉系统。

（2）囊形动脉瘤未破裂时常无症状，破裂出血则出现蛛网膜下腔出血、脑内血肿相应症状。梭形动脉瘤临床上也可引起脑神经受压症状或因血栓形成而引起脑干梗死。

（3）诊断要点。患者多为中老年人。T_1WI、T_2WI 上见圆形或椭圆形无信号区，若同时见到载瘤动脉不难诊断。由于大部分蛛网膜下腔出血为动脉瘤破裂所致，因此当出现蛛网膜下腔出血的临床及影像学表现时应考虑到动脉瘤的可能并进一步检查。

（4）鉴别诊断：一些较大的动脉瘤，尤其是在动脉瘤内充满血栓时要与不同病变鉴别。位于后颅窝者要与脑膜瘤、听神经瘤等鉴别；位于脑内时应与胶质瘤、室管膜瘤等鉴别；在鞍旁需与垂体瘤、脑膜瘤、颅咽管瘤鉴别。

（5）影像学检查诊断价值比较。MRA 显示 5mm 以上的动脉瘤较好，优势在于不使用造影剂就能显示动脉瘤和瘤内血流状态。CTA 有利于小动脉瘤的发现。数字减影血管造影（DSA）是诊断动脉瘤的金标准，但完全血栓化的动脉瘤脑血管造影不能显示，而 CT、MRI 可显示。此外，DSA 不能显示血管及瘤腔外的改变，应配合应用上述检查方法。

（二）MRI 诊断

未破裂的囊形动脉瘤信号表现与动脉瘤内血流速度、有无血栓形成及血栓形成时间有关。无血栓的动脉瘤在 T_1WI、T_2WI 上均呈无信号流空影，边界较清楚；有血栓者 T_1WI、T_2WI 上均为混杂信号。

（董　武）

第六节　颅内感染性疾病

一、急性化脓性脑膜炎

（一）临床表现与病理特征

为化脓性细菌进入颅内引起的急性脑膜炎症。病理学方面，软脑膜血管充血，大量的炎性渗出物沉积；蛛网膜下腔、脑室管膜与脉络膜中充满炎症细胞与脓性渗出物；小血管常有阻塞，伴发近邻皮质的脑炎与小梗死灶；晚期产生脑膜粘连、增厚并引起交通性或梗阻性脑积水；儿童可发生硬膜下积液或积脓。脓性脑膜炎的颜色因所感染的细菌而异：葡萄球菌时为灰色或黄色；肺炎双球菌时为绿色；流感杆菌时为灰色；大肠杆菌时为灰黄色兼有臭味；铜绿假单胞菌（绿脓杆菌）时为绿色。感染来源可为上呼吸道感染、头面部病灶、外伤污染、细菌性栓子及菌血症等。

临床多急性起病，发热、血中白细胞增高等全身中毒症状明显。除婴幼儿和休克患者外，均有明显的脑膜刺激症状，颈项强直，头后仰，Kernig 征与 Brudzinski 征阳性；可伴有不同程度的脑实质受损的病症，如精神、意识和运动等障碍；腰穿脑脊液压力增高，白细胞增高，多形核占优势；体液培养可找到病原菌。

（二）MRI 表现

早期无异常，随病情发展，MRI 显示基底池及脑沟结构不清，软膜、蛛网膜线性强化。本病可出现多种并发症：①交通性脑积水，由脑底池及广泛性蛛网膜粘连或脑室壁粘连影响脑脊液循环所致，MRI 表现为脑室变形、扩大，侧脑室前角或脑室周围因脑脊液渗出而出现长 T_1、长 T_2 信号；②硬膜下积液或积脓，MRI 表现为颅骨内板下新月形病变，一侧或双侧，其包膜可强化；③炎症波及室管膜或脉络丛时，增强 T_1WI 可见脑室壁环形强化；④少数引发局限或广泛性脑水肿，局部脑实质可见异常强化，形成脑脓肿时出现相应 MRI 表现。此外，如果皮质静脉或硬膜窦形成栓塞，也可见相应区域的脑水肿表现。本病晚期可有脑软化及脑萎缩。

二、结核

（一）临床表现与病理特征

中枢神经系统结核感染多继发于身体其他部位结核。随着 HIV 感染、吸毒者增多，以及某些地区卫生环境恶劣及营养不良，结核感染有增多趋势。临床表现有身体其他部位结核病灶或结核病史；有发热、体重减轻，血沉增快及颅内压增高征；有明显的脑膜刺激征；有结核瘤发生部位的局灶体征。

中枢神经系统结核感染一般分为三种状况：①结核性脑膜炎；②脑膜炎后遗症；③脑结核瘤。病理改变包括脑脊髓膜混浊肥厚，以脑底为著。在脑表面，特别是大脑中动脉的分布区有很多散在的白色小结节，在脑实质与脑室内可有多发性小干酪样结核灶，蛛网膜下腔有大量黄色胶样渗出液，脑膜血管可呈全动脉炎改变，可有脑梗死。由于大量渗出物沉积，使部分蛛网膜下腔闭锁，蛛网膜粒发炎，使脑脊液吸收障碍，引起交通性脑积水。脑底部的炎症渗出物阻塞了中脑导水管或第四脑室的外侧孔或正中孔，脑脊液循环受阻，脑室压力不断增高，梗阻以上脑室扩张,可形成不全梗阻性脑积水。结核瘤多位于脑的表浅部位,也可在脑的深部,脑膜局部粗糙粘连,为黄白色结节状,质地较硬,中心为干酪样坏死及钙化,周围明显脑水肿。

(二)MRI 表现

脑膜炎表现:平扫 MRI 有时见脑基底池内高信号病变,最常见于鞍上池,其次是环池和侧裂池;增强 T_1WI 上基底池病变明显强化,呈现闭塞脑池的轮廓,凸面脑膜也可强化。

脑实质表现:粟粒性结核灶散布于大脑及小脑,平扫 MRI 为等信号,增强 T_1WI 明显强化,病灶周边可见水肿带。

脑结核瘤表现:平扫 MRI 早期为等信号,可有水肿带;中期为信号略高的圆形病灶,仍伴有水肿带;后期结核瘤钙化,水肿带消失。增强 T_1WI 有两种表现,其一为中心低信号的小环状强化,其二为结节状强化。肉芽肿形成时,多位于鞍上,T_1WI 和 T_2WI 均表现为等皮质信号。有时,增强 T_1WI 显示大环形强化或椭圆形多环形强化,这与囊性或伴有中心坏死的恶性胶质瘤难以区分。

继发病变表现:结核病灶周围可有大片水肿带,可有交通性或梗阻性脑积水。脑动脉炎可引起基底核、内囊、丘脑、脑干等部位脑梗死,最常见于大脑中动脉区,MRI 表现为与供血动脉分布区一致的长 T_1、长 T_2 异常信号,偶可见出血。

三、单纯疱疹病毒性脑炎

(一)病理和临床

单纯疱疹病毒性脑炎是最常见的病毒性脑炎,病理改变主要见于大脑和脑干,急性期引起广泛脑组织坏死、水肿及出血,后期可引起脑萎缩和不同程度钙化。

多见于成年人,无性别差异。临床表现主要为头痛、发热、脑膜刺激征、昏迷和行为异常,病情发展迅速,死亡率较高。

(二)MRI 表现

(1)病变部位主要累及双侧颞叶及额叶的下部,一般不累及豆状核,左右常不对称,病变部位脑组织明显肿胀,有占位效应。

(2)急性期病变 T_1WI 呈低信号,T_2WI 呈明显高信号,如有亚急性期出血,T_1WI 及 T_2WI 均为高信号,晚期可见脑软化及脑萎缩表现。

(3)增强像上,病变呈各种不同的强化,可为脑回样、斑片样、多环形或线样强化。

(4)MRI 上较为特征性的表现是病变在豆状核外侧缘处突然移行为正常信号,一般不累及苍白球。

见图 2-6-1。

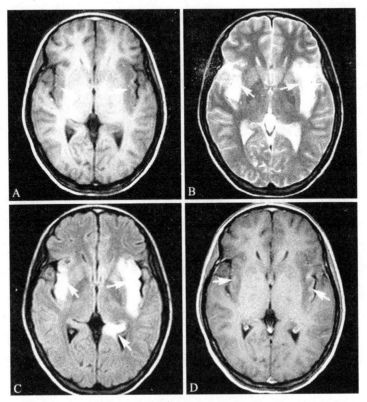

图 2-6-1 单纯疱疹病毒性脑炎

A、B、C.分别为 T_1WI、T_2WI、FLAIR,示双侧岛叶及左侧颞叶多发片状长 T_1、长 T_2 异常信号影(白箭),相应部位脑回稍肿胀;D.为增强 T_1WI,示双侧岛叶病变区软脑膜线样轻度强化(白箭)

(三)鉴别诊断

本病主要须与早期脑脓肿、肿瘤、脑梗死和其他类型的病毒性脑炎鉴别。

(四)特别提示

单纯疱疹病毒性脑炎起病突然,常伴有发热,有时与其他类型脑炎难以鉴别,诊断上要结合病史和实验室检查。

四、颅内寄生虫病

(一)临床表现

(1)由寄生虫引起的神经症状为神经系统寄生虫病。常见的寄生虫包括原虫(阿米巴、疟原虫、弓形虫等),蠕虫(血吸虫、肺吸虫、绦虫等)。

(2)脑囊尾蚴病(脑囊虫病)是猪带绦虫的囊尾蚴寄生于脑内者造成的疾

病。依据寄生部位分为脑实质型（以大脑皮质运动区多见）、脑室型及软脑膜型。病理上脑实质型的囊尾蚴病分为4期：Ⅰ期为囊泡期，囊尾蚴头节在含清晰囊液的囊腔内，囊壁薄，周围炎症反应轻微；Ⅱ期为胶样囊泡期，虫体死亡，囊壁变厚，释放的代谢性物质破坏血脑屏障引起脑组织炎性反应和水肿；Ⅲ期为结节肉芽肿期，囊尾蚴呈结节样萎缩，囊壁明显增厚伴周围胶原生成及肉芽组织形成；Ⅳ期为钙化期，囊尾蚴形成钙化结节。脑室型及软脑膜型囊尾蚴病表现为脑室内及蛛网膜下腔单发或多发水泡样结构，可引起室管膜炎、蛛网膜炎及梗阻性脑积水。

（3）脑囊尾蚴病一般起病缓慢，癫痫发作是最常见症状，其他症状有头痛、局灶性神经功能障碍及精神障碍等。脑脊液沉淀可查出嗜酸粒细胞，囊尾蚴免疫试验阳性。

（4）诊断要点。有摄入含囊尾蚴猪肉史。影像学检查发现脑实质或脑室、蛛网膜下腔内多发囊性或结节性病变，如看到囊内有头节存在时可明确诊断，晚期可出现点状钙化。

（5）影像学检查诊断价值比较。MRI是脑尾蚴虫病的首选影像学检查方法，对脑室内、脑干及大脑半球表面的囊尾蚴病灶较CT敏感。另外，蛛网膜下腔的囊肿多位于颅骨骨突处，因而MRI较CT更敏感。CT显示脑囊尾蚴的钙化性病灶更敏感。

（二）MRI表现

1.脑实质型脑囊尾蚴病（脑囊虫病）

囊泡期表现为多发小圆形囊变，T_1WI呈低信号，T_2WI呈高信号，其内常可见到直径约2～3mm的等信号头结节，囊肿周围水肿不明显。增强扫描无明显强化病灶。胶样囊泡期病灶MRI信号升高，头节逐渐消失，周围水肿明显，增强扫描可见环形强化。结节肉芽肿期T_1WI上结节呈低信号，增强后病灶呈结节样强化，周围可见不同程度水肿。钙化期MRI对点状钙化显示不佳，增强后病灶不强化。

2.脑室型及软脑膜型脑囊尾蚴病（脑囊虫病）

脑室内或蛛网膜下腔可见多发囊性病灶，偶尔呈葡萄串样。T_1WI上囊肿表现为略高信号影，囊壁表现为高信号细环，被周围低信号的脑脊液勾画出来。T_2WI上囊肿的高信号一般不易和脑脊液的高信号相区别。增强扫描有时可见囊壁呈环形强化。脑膜型还可显示肉芽肿性脑膜炎所致的基底池强化。

（肖　涛）

第七节 脑白质疾病

一、多发性硬化

(一)临床表现与病理特征

多发性硬化(MS)是一种慢性进行性疾病,特征是在大脑及脊髓发生多处播散的脱髓鞘斑块,从而引起多发性与变化不一的神经症状与体征,且有反复加重与缓解的特点。病因不清,可能与自身免疫反应或慢性病毒感染有关。病理检查见散在的脱髓鞘斑块或小岛,少突胶质细胞破坏,伴有血管周围炎症。病变主要发生于白质内,尤其是脑室周围、视神经、脊髓侧柱与后柱(常发生在颈胸段),中脑、脑桥、小脑也受累。大脑皮质及脊髓灰质也有病变。早期,神经细胞体及轴突可保持正常;晚期,轴突破坏,特别是长神经束轴突,继而胶质纤维增生,表现为"硬化"。不同时期病灶可同时存在。

MS 多见于 20～40 岁,女性多于男性。部分病例发病前有受寒、感冒等诱因及前驱症状。临床特点是多部位及各病灶性症状此起彼伏,恶化与缓解相交替。按主要损害部位可分为脊髓型、脑干小脑型及大脑型。①脊髓型,最常见。主要为脊髓侧束、后束受损的症状,有时可呈脊髓半侧损害或出现脊髓圆锥、前角损害症状,脊髓某一节段受到大的硬化斑或融合的硬化斑块破坏时,可出现横贯性脊髓损害征象;②脑干或脑干小脑型,也较常见。病损部位主要在脑干与小脑,脑干以脑桥损害多见,临床表现包括 Charcot 征、运动障碍、感觉障碍以及脑神经损害,后者以视神经损害最常见;③大脑型,少见。根据病变部位及病程早晚,可有癫痫发作、运动障碍及精神症状。

(二)MRI 表现

MS 斑块常见部位包括脑室周围、胼胝体、小脑、脑干和脊髓。MRI 显示 MS的早期脱髓鞘改变优于 CT,敏感度超过 85%。T_2 FLAIR 序列,包括增强后 T_2 FLAIR 扫描,显示 MS 斑块较敏感。MS 斑块呈圆形或卵圆形,在 T_2FLAIR 呈高信号,在 T_1WI 呈等信号或低信号。注射对比剂后增强扫描时,活动性斑块可呈结节样强化或是环状、半环状强化,而非活动性斑块往往不强化。对于不典型病例,需要结合临床表现、免疫生化及影像所见,综合分析。

二、肝豆状核变性

(一)病理和临床

肝豆状核变性是一种常染色体隐性遗传的铜代谢障碍性疾病。过量的铜沉积在大脑基底节和肝脏、角膜,沉积于基底节则引起锥体外系症状,沉积于肝脏则引起肝硬化,沉积于角膜则引起 K-F 绿色色素环。

好发于儿童及青年人。临床表现为进行性加剧的肢体震颤、肌强直、精神功能障碍、肝硬化及角膜色素环的症状和体征。实验室检查出现血清铜、血清铜蓝蛋白等减低。

(二)诊断要点

(1)病变以豆状核最多见,其次为丘脑、尾状核头部及大脑白质,多数病灶为双侧对称,少数为单侧。

(2)T_1WI 显示为低及稍低信号,T_2WI 为明显高信号,为本病最常见的信号改变,若形成液化、空洞则呈明显长 T_1、长 T_2 信号,与脑脊液信号相似。

(3)慢性病例可出现豆状核及尾状核头部萎缩,致使侧脑室前角相对扩大。

见图 2-7-1。

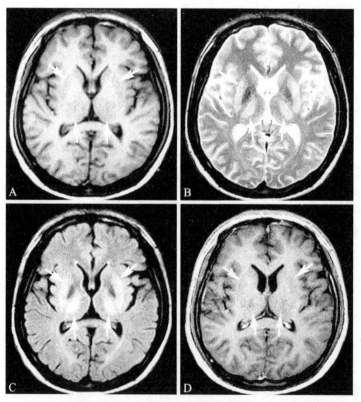

图 2-7-1 肝豆状核变性

A、B、C.分别为 T_1WI、T_2WI、FLAIR,示双侧豆状核及丘脑对称性信号异常(白箭),T_1WI 呈稍低信号,T_2WI 及 FLAIR 呈高信号,边界模糊,无占位效应;D.为增强 T_1WI,示双侧豆状核及丘脑病变无强化(白箭)

（三）鉴别诊断

本病主要应与脑卒中、中毒性脑病、脑炎等鉴别。

（四）特别提示

肝豆状核变性具有锥体外系症状为主的神经障碍、肝硬化、角膜 K-F 绿色色素环三种典型表现，结合实验室检查铜代谢异常和 MRI 表现，一般不难正确诊断。

三、橄榄体脑桥小脑萎缩

（一）病理和临床

橄榄体脑桥小脑萎缩（OPCA）是一种以共济失调为主的疾病，病程呈慢性进行性发展。主要病理改变为小脑、小脑中脚、脑桥腹侧以及橄榄核严重萎缩。

发病年龄主要为 17～30 岁，常有家族遗传史。临床表现以进行性小脑共济失调及锥体外系症状为主。

（二）诊断要点

（1）小脑、脑桥腹侧、延髓橄榄核明显萎缩，桥前池及延髓前池增宽，以正中矢状位 T_1WI 图像显示最清楚。

（2）萎缩部分其信号无改变。

（三）鉴别诊断

本病 MRI 图像有特征性改变，结合临床资料一般不难诊断。

（四）特别提示

本病小脑、脑桥、橄榄核虽严重萎缩，但脊髓往往无受累。

四、皮质下动脉硬化性脑病

（一）病理和临床

皮质下动脉硬化性脑病（SAE）是由于小动脉供血不足所致的脑深部白质变性。病理改变继发于长的深部穿支动脉透明变性、管壁增厚，造成半卵圆中心以及侧脑室旁白质局限性或弥漫性脱髓鞘，常伴有多发的腔隙性脑梗死及脑萎缩。

多见于 60 岁以上，有高血压、动脉硬化病史者。临床表现多为痴呆、记忆力障碍，严重者精神衰退，言语不清以及神经系统局灶体征，如偏瘫、失语等。

（二）诊断要点

（1）双侧侧脑室周围及半卵圆中心深部白质可见大致对称的月晕状异常信号区，T_1WI 呈稍低信号，T_2WI 呈高信号，病灶大小不等，形状不规则，边缘模糊。

（2）基底节、内囊区、丘脑或脑干可伴有腔隙性梗死灶。

（3）脑萎缩，脑室扩大。

（4）MRA 显示不同程度脑动脉硬化表现。

（三）鉴别诊断

本病主要须与多发性硬化鉴别。

（四）特别提示

皮质下动脉硬化性脑病的诊断需结合临床症状，影像上不同于多发性硬化。病灶不与侧脑室垂直，亦不累及胼胝体。

（孙彩迪）

第三章　五官与颈部

第一节　检查方法与正常 MRI 表现

一、检查方法

(1)MR 检查前应仔细询问体内有无眼眶金属异物、血管夹、金属假体以及电子装置。

(2)检查时患者应轻闭双眼,尽可能保持眼球不动。

(3)常规采用 SE 序列,选用眼眶表面线圈或头颅线圈,层厚 3mm,层距 1mm,行横断面和冠状面 T_1WI 和 T_2WI 检查。通常加用脂肪抑制技术,根据情况尚可加做矢状面和斜矢状面扫描。发现病变常需行 Gd-DTPA 对比剂增强扫描。

(4)诊断眼和眼眶软组织、视神经病变、肿瘤性病变,明确病变与邻近血管的关系和早期骨髓受累情况等 MRI 较 CT 敏感,但观察骨折、眼眶异物及钙化方面不如 CT 敏感。

二、正常 MRI 表现

(一)眼

1.眼球壁

在 MRI 上角膜 T_1WI 呈中等略低信号,T_2WI 因泪液附着呈高信号;巩膜由致密纤维结缔组织组成,在 T_1WI 和 T_2WI 均呈中等略低信号;虹膜位于角膜与晶状体之间,含有少量黑色素细胞,T_1WI 呈稍高信号,T_2WI 呈低信号;脉络膜富含黑色素,T_1WI 呈高信号,T_2WI 呈低信号。

2.眼球内容物

晶状体位于虹膜后方,T_1WI 呈中等信号,T_2WI 呈低信号;玻璃体填充于晶状体和视网膜之间,占眼球体积的 2/3,玻璃体和房水 T_1WI 呈低信号,T_2WI 呈高信号。

3.眼副器

眼外肌 T_1WI 呈中等信号,T_2WI 呈稍低信号。视神经分颅内段、管内段、眶内段和球内段,除球内段外,其他 3 段在 MRI 上均能清晰显示,T_1WI 和 T_2WI 均呈中等信号。上眼动脉和静脉在 T_1WI 和 T_2WI 均呈流空信号;泪腺位于眼眶外上象限,T_1WI 呈中等信号,T_2WI 呈高信号。

(二)鼻腔和鼻窦

鼻中隔由筛骨垂直板、犁骨和鼻中隔软骨构成,为黏膜所包被,其中含有骨髓质,信号与脂肪相似。鼻腔外侧壁自上而下可见上、中、下 3 个鼻甲,T_1WI 呈中等信号,T_2WI 呈高信号。

鼻窦有额窦、筛窦、蝶窦和上颌窦共 4 对,正常鼻窦内含有气体,黏膜菲薄,MRI 不能显示。

(三)咽喉

1.鼻咽

鼻咽腔呈梯形或方形,两侧壁上有咽鼓管咽口,并与中耳鼓室相通。咽鼓管咽口的前、上、后方有咽鼓管圆枕,后者与咽侧壁之间为咽隐窝。成人鼻咽黏膜菲薄、光滑,但儿童腺样体可呈鼻咽顶后壁增厚,为正常表现,一般 10 岁左右开始萎缩。

2.口咽

自软腭至会厌上缘水平之间,两侧壁为腭扁桃体和前后腭弓,前上方与口腔相通,前下方为舌根,后方为咽后壁。

3.喉咽

喉咽为自会厌上缘至环状软骨下缘之间的咽腔。喉是以软骨为支架,由肌肉、韧带附着黏膜组成。软骨包括甲状软骨、环状软骨、杓状软骨和会厌软骨。年轻人喉软骨未骨化,T_1WI 及 T_2WI 均呈等信号,30 岁以上中年人,其喉软骨因含脂肪成分,T_1WI 呈高信号;喉腔黏膜在 T_2WI 呈高信号;韧带在 T_1WI 和 T_2WI 均呈中等信号。

(四)颈部

颈部肌肉、神经和淋巴结在 T_1WI 和 T_2WI 均呈中等信号;血管呈流空效应。甲状腺 T_1WI 上较周围肌肉信号稍高,T_2WI 呈高信号。腮腺因富含脂肪,在 T_1WI 和 T_2WI 上均呈高信号。

(苏美华)

第二节　眼和眼眶疾病

一、视网膜母细胞瘤

视网膜母细胞瘤是儿童最常见的眼球恶性肿瘤,3 岁以下的婴幼儿约占 90%,

偶见于成年人。以单侧发病率较高,占 60％～70％。肿瘤起源于视网膜内层,特点是多中心起源,每只眼内可有 3～5 个小肿瘤生长,可在眼内扩张、种植。瘤组织内常有广泛的坏死及钙盐沉着。

(一)诊断要点

1.症状和体征

(1)出现瞳孔黄光反射,表现为"白瞳症"的特点,这是由于白色肿块在晶状体后部发生光反射的结果。

(2)可出现斜视,视力逐渐减退甚至丧失。

(3)继发性青光眼:由于玻璃体内肿块、晶状体虹膜隔前移、房水流出受阻等因素引起眼压升高所致,此外虹膜新生血管也可引起闭角型青光眼。

(4)晚期可向颅内蔓延,也可向骨髓、肝脏和淋巴结等远处转移。

(5)视网膜母细胞瘤是偶可自愈的少数恶性肿瘤之一,其表现为肿瘤坏死、机化、缩小、病理萎缩,并可见钙化灶。

2.X 线检查

眼眶内可见沙粒状或斑片状钙化,并可见视神经孔扩大。

3.超声检查

B 超显示玻璃体腔内圆形、类圆形或不规则形光团,其内回声强弱不等,大小不一,有钙化处可出现强回声光团并伴有声影。彩色多普勒血流频谱(CDFI)可见瘤体丰富的红色血流,主要来自视网膜中央动脉,有搏动性。

4.CT 检查

CT 对于视网膜母细胞瘤的诊断依赖于视网膜伴有钙化的软组织肿块的显示。

(二)MRI 诊断

(1)好发于儿童眼球后半部。

(2)眼球后壁结节样肿块突向玻璃体,边缘不整,T_1WI 信号高于玻璃体,T_2WI 信号低于玻璃体,信号不均匀。

(3)可伴有视网膜脱离。呈弧线形或尖端连于视盘的"V"字形或新月形影,因富含蛋白质而 T_1WI 信号高于玻璃体。

(4)增强扫描肿瘤中度强化。

(5)眼球增大、突出,见于较大的肿瘤。

(6)晚期可向球后发展,出现球后肿块、视神经增粗及颅内侵犯(图 3-2-1)。

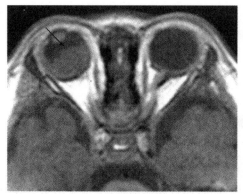 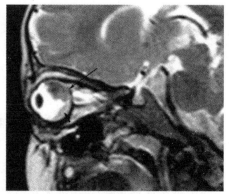

<table>
<tr><td>(A)轴位 T_1WI</td><td>(B)矢状位 T_2WI</td></tr>
</table>

(A)轴位 T_1WI

右眼球后部玻璃体见不规则形结节样肿块(→)，信号不均，高于玻璃体

(B)矢状位 T_2WI

右球后上部病变呈中等信号，信号不均匀，见点片状低信号，表面不整(→)。下方见新月形视网膜脱离(→)

图 3-2-1　视网膜母细胞瘤(一)

二、色素膜黑色素瘤

(一)临床表现

(1)色素膜黑色素瘤是成人最常见的眼球内恶性肿瘤。主要发生于 40～60 岁的成年人。多为单眼发病，也可双眼先后发病。黑色素瘤最多发生于脉络膜，约占 85%，另有 10% 发生于睫状体，仅 5% 发生于虹膜。脉络膜黑色素瘤多位于眼球后极。

(2)病理上大部分黑色素瘤内部结构均匀，较大的肿瘤内可有出血坏死。

(3)临床上患者常以进行性视力下降及视野缺损为主诉，眼底检查可见肿物，因色素含量不同而呈棕色、褐色、灰黑色或黑色。随着肿瘤生长常伴有不同程度的视网膜脱离。色素膜黑色素瘤恶性程度较高，早期即可转移，主要为血行转移方式，多转移至肺、肝脏和脑部，也可侵犯巩膜向眼球外浸润或沿视神经扩散。

(4)MRI 是色素膜黑色素瘤特征性诊断方法。由于肿瘤内含有的黑色素为顺磁性物质，使肿瘤 T_1WI 呈高信号，T_2WI 呈低信号，这是明显区别于其他肿瘤信号的特征性改变。

(二)MRI 诊断

(1)多位于脉络膜黄斑附近，表现为眼环局限性增厚或呈结节状，少数位于睫状体，呈结节状。

(2)特征性的 MRI 改变表现为 T_1WI 呈极高或高信号，T_2WI 呈极低信号。

(3)增强扫描肿瘤均匀强化。

(4)常伴有继发的视网膜脱离，呈新月状或尖端连于视乳头的"V"形低信号影,其下方为视网膜下积液,因富含蛋白质而在 T_1WI 上信号高于玻璃体。

(5)晚期病变可突破眼环向眼球外发展和侵犯周围结构(图 3-2-2)。

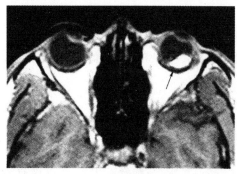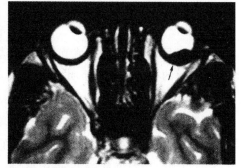

(A) 轴位 T_1WI　　　　　　　　　　(B) 轴位 T_2WI

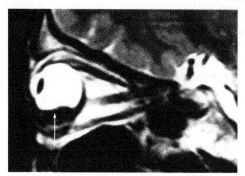

(C) 矢状位 T_2WI

图 3-2-2　脉络膜黑色素瘤

T_1WI 示左侧眼环后部结节状短 T_1 高信号肿块(→);轴位及矢状位 T_2WI 上病灶均为低信号(→)

三、视神经胶质瘤

视神经胶质瘤是发生于视神经胶质细胞的最常见肿瘤,属良性或低度恶性肿瘤,多为单侧性。其发病年龄高峰在 2～6 岁,10 岁以前占 75%,20 岁以前占 90%,偶见于成年人,约 1/3 患者同时患有神经纤维瘤病。肿瘤多沿视神经向两端生长,生长缓慢,一般视神经呈梭形或梨形粗大。

(一)诊断要点

1.视力减退和斜视

视力减退多发生在眼球突出之前,这是视神经胶质瘤区别肌锥内其他肿瘤的一个特点,眼球活动受限。

2.眼球突出

为非搏动性渐进性突眼。随着肿瘤的长大,瘤体压迫眼球引起眼球突出。发生于眶内段的肿瘤,眼球突出多为轴性。

3.眼底检查

视神经萎缩和视乳头水肿。

4.CT检查

视神经呈管状、梭形或结节状增粗,边缘清楚,呈等密度或略低密度,无钙化,增强后增粗的视神经轻度至明显强化。

(二)MRI表现

(1)MRI平扫视神经呈管状、梭形、球形或偏心性增粗,且视神经迂曲延长。与脑实质相比,肿瘤在 T_1WI 呈低信号,在 T_2WI 呈较高信号。

(2)视神经周围可见长 T_1 低信号、长 T_2 高信号影,与脑脊液相似,为眶内前部视神经蛛网膜下隙扩大所致。

(3)部分肿瘤周围可见更长 T_1 低信号、更长 T_2 高信号影,增强后无强化,为蛛网膜增生所致。

(4)增强扫描肿瘤轻度至明显强化。

(5)如果视神经胶质瘤同时累及眶内、视神经管内视神经和视交叉,则呈"哑铃征"。

(6)伴有神经纤维瘤病的患者可有双侧视神经胶质瘤,同时颅内也可见到病灶。

(7)鉴别诊断

①视神经鞘脑膜瘤:多见于成人,在 T_1WI 和 T_2WI 均呈等或稍低信号;增强扫描见视神经两侧强化的瘤体与不强化的视神经形成典型的"双轨征",并出现视神经"包埋现象"。当肿瘤累及视神经管内视神经时可引起视神经管骨质增生、硬化。

②海绵状血管瘤:为眶内最常见的良性肿瘤,血供丰富,大多位于球后肌锥内,有的可紧贴或包绕视神经,需加以区分。

③视神经炎:慢性改变,表现为视神经轻度增粗,无明显肿块征象。

四、血管瘤

血管瘤是眼眶最常见的原发良性肿瘤,多为先天性发育异常,病变进展缓慢,一般分为海绵状血管瘤、毛细血管瘤、淋巴血管瘤和纤维血管瘤四型。其中以海绵状血管瘤最多见,多见于20~40岁的青壮年,女性患者多见。肿瘤起源于内皮细胞,常有包膜,瘤体内以血管成分为主。毛细血管瘤多见于1岁以内的婴儿,瘤体内以细胞成分为主。

（一）诊断要点

1.海绵状血管瘤

（1）早期无明显症状,随着瘤体的缓慢增大可出现眼球缓慢渐进性突出和眼球运动困难,晚期出现视力障碍。

（2）超声检查:具有特征性诊断价值。病变呈圆形或椭圆形,边界清楚,肿瘤内回声多而强且分布均匀,这是由于肿瘤内有大小不等的血窦所致。由于瘤体内血流缓慢,因此 CDFI 显示肿瘤内缺乏彩色血流。

（3）CT 检查:①眼眶内见圆形或卵圆形境界清楚的稍高密度肿块;②密度多均匀,少数瘤体内可见静脉石或钙化;③增强扫描呈明显均匀一致性强化,延迟扫描强化更明显;④肿瘤多发生于肌锥内,当血管瘤与眼球相邻时,常不会使眼球发生变形,这个特征有助于与其他肿瘤鉴别。

2.毛细血管瘤

（1）儿童最常见的血管性肿瘤,最常发生于眼眶内上 1/4 象限。

（2）多在出生后 6 个月内生长,2 岁内达到高峰,6～7 岁肿瘤消散。

（3）主要症状为突眼、眼睑和结膜水肿,小儿尤以哭闹时突眼加剧。

（4）可合并皮肤病变,出现草莓样血管痣。

（5）超声检查:病变形态不规则,边界不清楚,其内可见强弱不均的回声。CDFI 显示丰富的彩色血流。

（6）CT 检查:①边缘不甚清楚的等密度肿块;②肿瘤密度均匀,很少见有钙化;③若肿瘤边缘不规则,生长迅速,常提示恶变;④肿块最常见于内上 1/4 象限;⑤增强扫描呈明显强化。

（二）MRI 表现

1.海绵状血管瘤

（1）大多(约 83％)位于肌锥内,呈圆形或椭圆形,边界清楚。

（2）肿块在 T_1WI 上呈均匀的等或略低信号,与眼外肌信号相似;T_2WI 上呈明显高信号,与玻璃体信号相似,T_2WI 信号随 TE 值延长而升高。

（3）动态增强扫描肿瘤呈"渐进性强化",延迟扫描强化更明显。

（4）多数可见视神经受压移位或肿瘤包绕,眼外肌移位,冠状面更有利于显示这些改变。

（5）肿瘤较大时可压迫骨壁使其凹陷变薄,但无破坏。

（6）鉴别诊断

①视神经胶质瘤:好发于儿童,发生在视神经上,肿瘤与视神经不可区分,肿瘤累及颅内可致视神经管扩大,而血管瘤对视神经呈推压表现,且肿瘤一般不累及

颅内。

②炎性假瘤:眼球突出不随静脉压而变化,且形态不规则,强化程度也不如血管瘤。

2.毛细血管瘤

(1)肿瘤形态不规则,边界欠清,一般累及隔前结构而较少累及隔后结构。

(2)肿瘤信号不均匀,T_1WI 呈等或低信号,T_2WI 呈等高信号,少数肿瘤内可见流空信号的血管影。

(3)增强扫描肿瘤呈显著强化。

(4)鉴别诊断

①眶前部脑膜膨出:临床表现与毛细血管瘤相似,MRI 表现为脑脊液信号的囊状影,在 FLAIR 上呈低信号,增强后无强化。

②横纹肌肉瘤:生长速度较快,增强扫描呈中度强化。

五、静脉血管曲张

静脉血管曲张是常见的眶内血管畸形,不是真正的肿瘤,通常指原发性静脉曲张,是一种先天性血管异常。病理多为一些不完整的血管组织,镜下见高度扩张的静脉管道,伴有较多的血栓形成,管壁内缺乏内弹力层及弹力纤维组织,输入和输出血管均为静脉。

(一)诊断要点

(1)间歇性突眼,低头时眼球突出或明显加重。

(2)病变在颈内静脉加压前显示不明显或较小,加压后病变明显增大。

(3)部分患者反复发生导致失明。

(4)CT 检查:病变形态不规则,但边缘清楚,可显示有静脉石。

(二)MRI 表现

(1)病变形态不规则,边界清楚,多位于眶内上、内下象限。

(2)扩张静脉呈血管流空影,部分病例血流缓慢时,T_1WI 呈低信号,T_2WI 呈高信号。

(3)颈内静脉加压前后的冠状面可更直接、准确地显示病变增大的情况,是诊断静脉曲张必不可少的检查方法。

(4)鉴别诊断:主要与弥漫性淋巴管瘤、炎性假瘤鉴别,颈内静脉加压后病变明显增大是鉴别要点。

六、颈内动脉海绵窦瘘

颈内动脉海绵窦瘘(CCF)一般指海绵窦段的颈内动脉本身或其在海绵窦区的

分支破裂,与海绵窦之间形成异常的动静脉沟通。75%以上的 CCF 由外伤引起,称为外伤性 CCF;其余无外伤史者称为自发性 CCF。

(一)诊断要点

(1)搏动性突眼,患侧眼眶、额部、颞部、耳后血管杂音及球结膜水肿和充血是 CCF 的标志。

(2)可有眼球运动障碍、视力减退以及神经系统功能障碍和蛛网膜下隙出血等。

(3)DSA 可明确显示瘘的部位和大小、静脉引流、颈外动脉供血情况、伴发的假性动脉瘤以及脑代偿循环情况等。

(4)CT 检查:平扫见明显增粗的眼上静脉,增强扫描见增粗的眼上静脉和扩大的海绵窦。

(二)MRI 表现

(1)MRI 平扫能清楚显示增粗的眼上静脉和受累扩大的海绵窦,呈流空信号。

(2)多伴有明显的突眼,且眼直肌肿胀、增粗。

(3)增强扫描不能提供比平扫更多的信息,没有必要进行。

(4)MRA 能更直观地显示增粗的眼上静脉和受累扩大的海绵窦。

七、炎性假瘤

(一)病理和临床

眼眶炎性假瘤又称为特发性假瘤,可能与免疫反应有关。影像表现颇似肿瘤,病理上表现为慢性炎症或反应性增生。

好发于中年人,儿童少见,通常是双侧眼部发病。本病可侵犯眼眶内任何部位和组织。绝大多数患者有突眼,其他症状包括眼睑水肿、复视和视力下降等。按照其侵犯范围可以分为弥漫型、肿块型、肌炎型等,以弥漫型最多见,皮质激素治疗有明显效果。

(二)诊断要点

(1)弥漫型表现为眼睑增厚,泪腺增大,眼外肌和视神经增粗,球后间隙模糊。严重者可形成软组织肿块。MRI 上信号没有特征性,增强后可有明显强化。

(2)局限型,累及眼外肌者(肌炎型)表现为一条或多条眼外肌增粗,边缘模糊,肌腱亦累及;累及泪腺者(泪腺型)表现为泪腺体积增大;累及巩膜者表现为眼环增厚。

(三)鉴别诊断

须与 Graves 眼病、眶内淋巴瘤、眼眶蜂窝织炎或脓肿鉴别。

(四)特别提示

MRI 可以从多个不同平面显示病变,是本病首选检查方法。

八、Graves 眼病

(一)病理和临床

甲状腺疾病所引起的眼眶病变,称为 Graves 眼病,为临床引起突眼最常见的原因。病变因免疫复合物经颈部淋巴管到达眶部,刺激炎性介质(淋巴细胞、浆细胞、巨细胞)渗出,成纤维细胞增生,眼外肌充血水肿、变性及纤维化。

本病以女性多见,男女之比为 1∶3,常为双眼发病,临床表现为眼球突出、眼球麻痹等,多伴有甲状腺功能亢进的症状。

(二)诊断要点

(1)眼外肌肥厚增大,以内、下直肌最常见。

(2)典型表现为双侧多个眼外肌肥厚,以肌腹肥大明显(注意:一般不累及肌腱),边缘光滑,边界清楚。

(3)MRI 信号无特异性,多表现为 T_1WI 稍低信号,T_2WI 稍高信号,增强后有中等程度强化。

(4)伴眼球突出,眼睑增厚,球后脂肪增多,视神经被拉直。

(三)鉴别诊断

本病须与能引起突眼的其他病变鉴别,如炎性假瘤、海绵状血管瘤,特别是与炎性假瘤相鉴别。

(四)特别提示

本病以肌腹肥大明显,通常不累及肌腱;而炎性假瘤常引起肌腱增厚;MRI 表现结合临床病史有助于鉴别诊断。

(王胜和)

第三节　鼻咽喉部疾病

一、骨瘤

(一)临床表现

(1)骨瘤是鼻窦最常见的良性肿瘤,多见于 20～40 岁成年人,男性较女性多见,生长缓慢,少数随着骨骼发育成熟有自行停止生长的趋势,无恶变倾向。

(2)组织学分 3 种类型:a.致密型,多见于额窦;b.松质型,多见于筛窦;c.混合型。

（3）骨瘤多发生于额窦，其次为筛窦、上颌窦，蝶窦罕见，通常为单发，少数可多发，常伴肠息肉或兼有软组织肿瘤，称为加德纳综合征。

（二）MRI 诊断

（1）致密型骨瘤在 T_1WI、T_2WI 上多为极低信号，增强后无强化。

（2）松质型或混合型骨瘤信号可不均匀，内散在脂肪（骨松质内黄骨髓）高信号，增强后可有不同程度强化。

二、鼻恶性肿瘤

（一）临床表现

（1）鼻腔与鼻窦恶性肿瘤以起源于黏膜上皮或腺上皮的癌多见，且多数为鳞状细胞癌。

（2）鼻腔癌多见于鼻腔侧壁，早期局限于一侧鼻腔，一旦发展则侵入鼻窦，造成广泛的骨质破坏，甚至不易判断其原发部位。

（3）临床上有鼻塞、流涕、鼻衄、嗅觉减退等表现，侵入鼻窦时面颊部隆起、麻木，甚至眼球移位、运动障碍。鼻镜检查见鼻腔新生物呈菜花状，表面常有溃疡及坏死组织，易出血。

（4）影像学上，本病需与鼻部恶性肉芽肿、鼻血管瘤、鼻息肉及邻近结构病变侵入鼻腔鉴别。

（二）MRI 诊断

（1）鼻腔内浸润性生长的不规则软组织肿块，好发生于鼻腔外壁、鼻中隔及顶壁，常可侵犯至周围结构。

（2）T_1WI 和 T_2WI 上肿瘤多为中等信号，在 T_1WI 上肿瘤信号与鼻腔黏膜相近，在 T_2WI 上肿瘤信号常较黏膜略低，而得以分辨。肿瘤多呈中等以上不均匀强化。鼻腔黑色素瘤呈特征性的 T_1WI 高信号、T_2WI 低信号，有明显强化。

（3）阻塞性炎症 T_1WI 多为低信号，T_2WI 多为高信号；蛋白质含量高时 T_1WI 可呈高信号。增强后阻塞性炎症外周黏膜线状强化，中央不强化。增强有助于鉴别肿瘤和并发的阻塞性炎症。

（4）MRI 能清楚显示肿瘤向周围侵犯的范围和深度，尤其可区别颅内受累时，病变限于硬膜内还是硬膜外。

三、鼻窦恶性肿瘤

（一）临床表现

（1）鼻窦恶性肿瘤以上颌窦最常见，约占 4/5，其次是筛窦。病理上以鳞状细胞癌多见。

（2）鼻窦癌多见于中老年，肉瘤则多发生于青年，以男性多见。

（3）主要症状为进行性鼻塞、分泌物增多、脓血涕、鼻衄及嗅觉减退等，侵蚀骨壁后可有疼痛、面颊麻木等。

（4）MRI对肿瘤引起骨质破坏的显示不及CT清楚，但对肿瘤范围显示较好，且能区分肿瘤与鼻窦内阻塞性炎症。

（二）MRI诊断

（1）窦内不规则软组织肿块，多侵及窦外。

（2）T_1WI和T_2WI上肿瘤多为中等信号。在T_2WI上肿瘤信号低于黏膜及鼻窦内炎症信号。增强扫描肿瘤中等以上不均匀强化。

四、鼻窦黏液囊肿

鼻窦黏液囊肿是鼻窦最常见的囊肿。以中青年居多，男女之比约为2.5∶1。多因窦口阻塞后，分泌物在窦腔内大量潴留，或因黏膜分泌物中的蛋白含量过多而引起的一系列生化和免疫反应所致。本病多发生于筛窦和额窦，蝶窦和上颌窦少见，一般为单侧发病。

（一）诊断要点

（1）早期多无症状，随着病变的增大可引起头痛。因病变位置、扩展方向和程度不同，其临床表现也各不相同。

①发生于筛窦者：常侵入眼眶出现复视、眼痛、流泪等眼部症状，眼球向外移位。

②发生于额窦者：常出现额部隆起，眼球向外下方移位。

③发生于蝶窦者：症状比较复杂，若向前发展可致眼球突出，压迫眶尖出现眶尖综合征；向两侧压迫颈动脉或海绵窦，可致血栓形成；向上可压迫垂体，引起相关的内分泌失调症状。

（2）脓囊肿：由于继发化脓性感染而形成，易引起窦壁骨质的吸收破坏，并可向颅内扩展并发颅内感染。

（3）X线检查：可见鼻窦内圆形阴影，密度均匀，边缘光滑，周围骨壁吸收变薄或隆起。

（4）CT检查：窦腔膨大，窦腔内呈均匀一致的低密度病灶，轮廓规则锐利；增强扫描，病灶无强化；窦壁均匀变薄。

（二）MRI表现

（1）鼻窦内附壁囊性占位病变，囊壁凸向腔内生长，多呈类圆形。

（2）黏液囊肿的信号在 T_1WI 呈低、等或高信号,主要取决于囊肿内黏蛋白和水的含量。若黏蛋白含量高,T_1WI 呈相对高信号;若水相对含量高,则 T_1WI 呈相对低信号。T_2WI 呈高信号。

五、鼻咽癌

鼻咽癌(NPC)是咽部最常见的恶性肿瘤,占其总数的 90% 左右,为耳鼻咽喉恶性肿瘤之首。好发于 40～50 岁的男性。最常见于鼻咽顶部,其次为外侧壁和咽隐窝。近年来研究认为 EB 病毒和遗传因素与本病有密切关系。组织学上可分为鳞癌、腺癌和未分化癌。肿瘤可直接蔓延至颅内、中耳、鼻腔、眼眶等处。转移以淋巴道多见,首先转移到咽后淋巴结,然后至颈深上淋巴结及其余淋巴结,也可血行转移至肝、骨等处,治疗以放疗为主。

（一）诊断要点

1.症状和体征

（1）鼻塞、后吸性涕中带血。

（2）阻塞咽鼓管咽口,出现耳内闷塞感、听力减退、耳鸣。

（3）颈部淋巴结肿大,约有 39.8% 的患者常以此为首发症状。

（4）侵犯颅内神经可引起头痛、眼肌麻痹等症状,常首先侵犯第 V 及 VI 脑神经,继而可累及第 II、III、IV 脑神经。

2.纤维鼻咽镜和活组织检查

前者适用于咽反射强或张口困难的患者,若发现可疑病变,应及时进行活检,活组织检查是鼻咽癌确诊的依据。

3.X 线检查

颈椎侧位片可见鼻咽顶后壁增厚或软组织肿块影,颅底片有时可见颅底骨质破坏。

4.CT 检查

一侧咽隐窝消失、变平,咽后壁软组织增厚,鼻咽腔内软组织肿块突入;咽旁间隙受累时,则表现密度增加,脂肪层消失;肿瘤侵入鼻腔和鼻窦时,可直接显示软组织肿块。

（二）MRI 表现

1.局部软组织肿块

（1）好发于咽隐窝及顶后壁,较小时仅表现为一侧咽隐窝变浅、消失,黏膜增厚,表面凹凸不平,肿块形成,肿块常突入鼻咽腔,致其不对称、狭窄或闭塞。

（2）平扫肿块在 T_1WI 上呈等信号,T_2WI 上呈稍高信号,增强后轻、中等强化。

（3）鼻咽腔正常或变形，左右不对称。

（4）局部组织界面消失，咽旁间隙变小或闭塞。

2.深部浸润

（1）肿块较大时侵入翼腭窝及颞下窝，向深部侵犯翼内外肌致咽旁间隙变窄或消失，局部正常结构消失，代之软组织肿块。

（2）向前扩展可填塞后鼻孔、鼻腔，侵犯上颌窦。

（3）向上生长时引起枕骨斜坡、蝶骨大翼及破裂孔区骨质破坏，继之向颅内侵犯，累及海绵窦、桥小脑角及颞叶。T_1WI上颅底骨髓高信号消失是诊断骨质侵犯的重要征象。

（4）一侧或双侧颈部淋巴结肿大，呈类圆形软组织肿块。

3.鉴别诊断

鼻咽纤维血管瘤增强扫描有明显强化，颞下窝肿瘤使咽旁间隙向内移位，而鼻咽癌则使咽旁间隙向外移位。

六、腮腺混合瘤

（一）病理和临床

腮腺混合瘤又称为多形性腺瘤，是腮腺最常见的良性肿瘤，肿瘤呈圆形或者类球形，表面多为结节状。肿瘤组织具有多形性，含有液、软骨、腺管、钙化及角化物等。肿瘤可有结缔组织包膜包绕。一般为单发，多数位于腮腺浅叶；发生于腮腺深部的肿瘤可突向软腭及咽部而呈"哑铃状"改变。

本病可发生于任何年龄，以 30～50 岁居多，女性略多。早期为无痛性肿块，生长缓慢，后期出现咽部异物感或吞咽困难。肿块缓慢生长一段时间后，突然迅速增大并出现面神经麻痹时，提示恶性变可能。

（二）诊断要点

（1）肿块多位于腮腺浅叶和尾部，边缘光滑，边界清楚。

（2）肿块多数信号均匀，T_1WI呈中等信号，T_2WI呈稍高或高信号，周边见低信号的包膜；肿块较大的可出现坏死、囊变，少数见钙化，导致信号不均匀。

（3）增强后肿块明显强化。

（三）鉴别诊断

本病须与腮腺恶性肿瘤鉴别。

（四）特别提示

MRI 可以较好地区分腮腺深叶混合瘤和腮腺外肿瘤，腮腺深叶肿瘤与腮腺之间没有脂肪组织分隔，而腮腺外肿瘤和腮腺之间则有脂肪层分隔开。

七、腮腺恶性肿瘤

（一）病理和临床

腮腺恶性肿瘤中，以表皮样黏液癌最多见，其次为混合瘤恶变、腺癌、鳞癌和腺泡状细胞癌等。恶性肿瘤生长快，呈浸润性生长，包膜不完整，常侵犯周围组织、皮肤，并伴有颈部淋巴结肿大。

好发于中老年人，局部肿块、疼痛为常见临床表现。肿块触之较硬，边界不清，可因侵犯面神经、咬肌、颞颌关节等而出现面神经麻痹、张口困难等。

（二）诊断要点

（1）肿瘤处明显肿胀，边缘不规则，边界不清楚，无包膜。

（2）肿瘤信号多数不均匀，T_2WI 稍低信号，T_2WI 稍高信号，囊变、坏死区在 T_2WI 上为更高信号影。

（3）增强后肿瘤实质部分明显强化，坏死、囊变区没有强化。

（4）肿瘤常侵犯邻近结构，如局部皮肤增厚，浸润咬肌等，常伴有颈部淋巴结肿大。

（三）鉴别诊断

本病须与腮腺良性肿瘤鉴别，良性肿瘤形态规则、边缘光滑、边界清楚，临床少有面神经麻痹，而恶性肿瘤则相反。

（四）特别提示

对于腮腺良、恶性肿瘤鉴别诊断而言，MRI 形态表现往往比信号表现更具有价值。

（刘金昊）

第四节　颈部疾病

一、甲状腺腺瘤

甲状腺腺瘤是甲状腺最常见的良性肿瘤，占甲状腺良性肿瘤的 85%。其中滤泡性腺瘤占 95%，常有乳头状或假乳头状结构。发病年龄为 12～87 岁，发病年龄高峰为 40～49 岁，女性多见，男女之比为 1∶3～1∶5，多在甲状腺功能活跃时发病。病程缓慢可达数年，一般不发生癌变。

（一）诊断要点

1.症状和体征

（1）甲状腺肿物生长缓慢，无明显自觉症状。肿块大者可有气管及食管压迫症状,侵犯喉返神经可有声音嘶哑。

(2)囊性乳头状腺瘤常有瘤内突然出血,肿瘤可迅速增大和胀痛。

(3)颈前一侧甲状腺部位触及单发类圆形肿块,随吞咽上下移动,质硬,有弹性。

2.实验室检查

甲状腺功能正常,甲状腺球蛋白升高。

3.超声检查

甲状腺内团块状低回声,并可显示数量和大小。

4.放射性核素检查

多数为温结节,腺瘤囊变表现为冷结节,边缘清晰,也可为凉结节或温结节,极少为热结节。

5.CT 检查

(1)甲状腺内单发或多发类圆形结节或肿块,呈均匀低密度或混杂密度,较大者可压迫气管、食管。

(2)增强扫描:瘤周环状强化伴瘤内结节强化是甲状腺腺瘤的特征表现。动态增强扫描,随着时间推移强化范围扩大,密度趋向均匀。

(二)MRI 表现

(1)甲状腺内单发或多发、边界清楚的类圆形结节或肿块,常有完整的包膜,以单发多见,直径在 1～4cm。肿块较大者,甲状腺可局限性增大,少数患者可累及整个甲状腺。

(2)肿块在 T_1WI 上为低或近似等信号,在 T_2WI 上为明显高信号,信号均匀,包膜呈短 T_2 信号。病灶内如有液化在 T_1WI 呈低信号,T_2WI 为高信号;有瘤内出血或胶样变性时在 T_1WI 和 T_2WI 上均为高信号;有钙化或玻璃样变性时 T_2WI 呈低信号(图 3-4-1)。

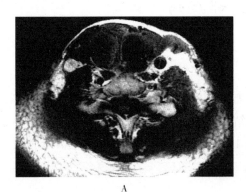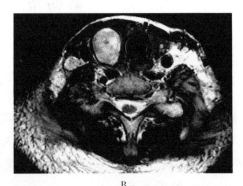

A   B

图 3-4-1 甲状腺腺瘤

A.甲状腺右侧叶内见一类圆形肿块,T_1WI 呈低信号;B.T_2WI 呈不均匀性高信号,病灶内并见数个点、片状低信号,肿块边界清楚、光滑

(3)腺瘤较大者,可导致甲状腺不对称性增大,常可见气管、食管受压移位变形,管腔变窄。

(4)增强扫描

①瘤周环状强化伴瘤内结节强化是甲状腺腺瘤的特征表现,部分病例表现为轻度均匀强化伴有不强化裂隙。

②动态增强扫描,随着时间推移强化范围扩大,延时数分钟后病灶信号与对侧甲状腺信号相仿。

(5)鉴别诊断

①甲状腺滤泡型乳头状癌:有相似表现,但甲状腺癌形态不规则,边缘不清,常有灶内钙化,并常突破腺体包膜侵犯邻近组织,伴有淋巴结肿大,喉返神经麻痹,甲状软骨或其他喉软骨破坏等可助鉴别。

②结节性甲状腺肿:常表现为腺体弥漫性肿大、形态不规则,T_2WI 可见信号不均匀结节影,一般无包膜。增强扫描肿块内无强化结节。结合甲状腺长期肿大及实验室检查有助于鉴别。

③血供丰富的滤泡型腺瘤易与血管性肿瘤混淆。增强早期边缘斑点状强化进行性扩大是血管瘤的强化特征,而甲状腺腺瘤增强早期环状强化。

二、甲状腺癌

甲状腺癌是常见的颈部恶性肿瘤,也是内分泌系统最常见的恶性肿瘤之一,占全身恶性肿瘤的 1%～1.5%。平均发病年龄为 35～45 岁,多见于女性,男女之比为 1:2.3～1:3.5,病程缓慢,就诊前病史平均为 16 个月,半数病例有淋巴结转移,组织学上 60% 为高分化乳头状癌(PTC),占儿童恶性甲状腺肿瘤的 90% 以上。其次为滤泡癌(占 20%)、髓样癌和未分化癌。

(一)诊断要点

1.症状和体征

(1)甲状腺不对称性增大,短期内明显增大。

(2)可触及肿块,质硬,表面不平且位置固定。

(3)侵犯压迫喉、气管、食管及周围组织,出现声音嘶哑、呼吸和吞咽困难,压迫颈交感神经节可引起 Horner 综合征。

(4)颈淋巴结转移,远处可转移至骨(扁骨为主)、肺、脑等处。

2.超声检查

甲状腺囊性占位内实性结节,实性部分回声不均匀,伴有钙化者呈强回声。

3.实验室检查

(1)甲状腺球蛋白可为弱阳性,S-100 蛋白、EMA 阳性,部分病例 CEA 阳性。

(2)10 号染色体的 RET 基因和 1 号染色体的 NTRK1 基因重组。

4.放射性核素检查

(1)放射性核素血流显像:阳性者为恶性,诊断符合率为 88.6%;阴性者为良性,符合率为 93.3%。

(2)放射性核素扫描:表现为冷结节,边缘模糊。

5.经皮细针穿刺细胞学检查

穿刺成功率为 85%,鉴别甲状腺结节的性质有价值。

6.CT 检查

(1)甲状腺癌多为单发,少数为双侧,呈大小不一、边缘模糊的结节状或肿块状低密度影,可伴有液化坏死及钙化,常呈颗粒状小钙化。常侵犯周围组织并伴有淋巴转移。

(2)增强扫描:肿块明显不均匀强化,但强化程度低于正常甲状腺。

(二)MRI 表现

(1)甲状腺肿大,病灶累及一叶、双叶或整个甲状腺,可向下延伸至纵隔,肿块多呈分叶状,大小在0.8～10cm。

(2)肿瘤在 T_1WI 上可为略低信号或等信号,而在 T_2WI 上则通常为不均匀高信号(图 3-4-2)。瘤周不完整包膜样低信号影是甲状腺癌的特征性表现之一。若肿瘤内伴有胶质成分或有出血,T_1WI 及 T_2WI 上均为高信号;伴有钙化者,于 T_2WI 上可见低信号;部分病例因肿块内缺血坏死可于 T_1WI 呈低信号,T_2WI 呈高信号。

(3)甲状腺癌多侵蚀或穿破包膜,破坏周围组织及甲状软骨,病灶形状多不规则,边界模糊。

(4)增强双期扫描

①肿块实性成分明显强化,其中坏死、囊变区不强化。

②延时 3～5 分钟扫描,强化明显减退,低于正常甲状腺。

③部分病例肿块呈不均匀斑片状强化或乳头状强化。

(5)甲状腺癌侵犯与转移

①甲状腺癌可向对侧甲状腺播散,病灶表现与原发病灶无区别。

②肿瘤侵犯或包绕食管、气管,或肿瘤向气管腔内生长。

③常可见血行转移至肺和骨。

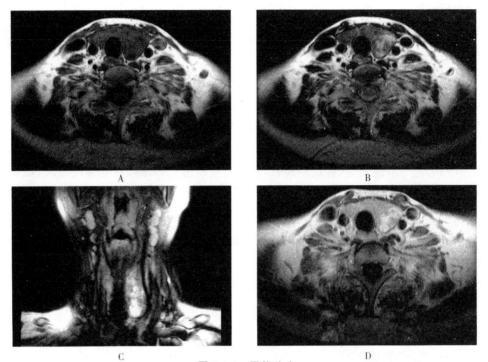

图 3-4-2　甲状腺癌

A.肿瘤位于甲状腺左侧叶内,T_1WI 呈稍低信号;B.T_2WI 呈不均匀性高信号,边界不清;C.冠状面 T_2WI 示双侧上颈部颈静脉旁多发肿大淋巴结;D.增强后病灶中度不均匀性强化

④淋巴结转移

a.甲状腺乳头状癌淋巴结转移主要见于颈静脉链淋巴结、气管-食管旁沟淋巴结。

b.转移性淋巴结增强有明显强化,与甲状腺内癌灶强化程度一致,是甲状腺滤泡癌、髓样癌淋巴结转移的特点。

c.肿大淋巴结可发生坏死,囊壁明显强化及可见乳头状强化影,是甲状腺乳头状癌淋巴结转移的特征表现。

(6)鉴别诊断

①甲状腺腺瘤:特征性表现为类圆形长 T_1、长 T_2 肿块影,包膜完整,边缘清楚,环状强化和瘤内结节强化,延时扫描强化范围扩大并信号趋于均匀。若甲状腺癌较小尚未突破包膜和无淋巴结及远处转移时,很难同甲状腺腺瘤鉴别。

②结节性甲状腺肿:多为类圆形多发结节,包膜完整,边界清晰,信号均匀,增强轻度强化。

三、淋巴管瘤

（一）临床表现

（1）淋巴管瘤是先天性淋巴系统的发育异常，为迷走的淋巴组织囊状扩张所致。有4种组织类型：囊性水瘤或淋巴管瘤、海绵状淋巴管瘤、毛细管性淋巴管瘤或单纯性淋巴管瘤、血管淋巴管畸形或淋巴管血管瘤。4种类型常同时混合存在，以囊性水瘤为最常见。

（2）多在2岁前发现，肿块质地软，触之有波动感。影像检查呈囊性肿块，境界清楚，多无强化，诊断相对容易。

（二）MRI诊断

一侧颈部脂肪间隙单房或多房薄壁囊性肿物，张力不高，形态不规则，轮廓光整，边界清楚。水样长 T_1 长 T_2 信号，囊壁及分隔呈中等信号，增强扫描无强化。合并感染时囊壁增厚、强化。

四、淋巴结转移

（一）临床表现

（1）颈部淋巴结转移多来自头颈部恶性肿瘤，如鼻咽癌、甲状腺癌、喉癌及舌癌等，少数来自胸腹部恶性肿瘤。

（2）中老年人出现颈部包块，进行性增大，多质硬、活动度差，影像检查颈部单发或多发肿大淋巴结，可单侧或双侧发生，常见融合和坏死，增强扫描环行强化，多数可同时发现头颈部上皮性恶性肿瘤，诊断不难。

（3）不同的原发肿瘤有不同的转移好发部位及信号特点。如鼻咽癌淋巴结转移多为双侧发生，多形态规则、边缘清楚。咽后组、颈后三角区为鼻咽癌淋巴结转移的特征性部位，其中咽后组淋巴结是鼻咽引流的首站淋巴结，如咽后组淋巴结肿大时，应首先考虑鼻咽癌的可能。不规则环形强化伴中央液性信号为鳞癌淋巴结转移的特征性表现。而鼻咽癌淋巴结转移信号较均匀，常呈中等度强化。

（4）CT检查是检查颈部淋巴结的首选检查方法，MRI可作为补充。

（二）MRI诊断

（1）早期为单个圆形或卵圆形肿块，晚期多融合成团块状，并累及双侧淋巴结。

（2）早期淋巴结转移在 T_1WI 上表现为与肌肉相近的信号强度，在 T_2WI 上呈略高于肌肉的信号强度，且信号均匀。增强扫描时肿块均匀强化。

（3）若转移瘤伴有坏死，则在 T_1WI 上肿块中央呈稍低信号，T_2WI 上呈明显高信号，增强时肿块实质部分强化，而坏死区不强化。

(4)晚期淋巴结转移可侵犯周围结构。

五、颈部血管性病变

以下主要介绍血管瘤。

(一)临床表现

血管瘤是真性肿瘤,是婴幼儿头颈部最常见的肿瘤,分海绵状型、毛细管型及混合型3种病理亚型。大部分在出生后不久发生,以女性多见。分为浅表型及深在型。静脉石是血管瘤特征性表现,以 CT 显示为佳。

(二)MRI 诊断

(1)颈部边界清楚的软组织肿块影,形态多不规整,呈多足状向周围间隙蔓延。

(2)肿块 T_1WI 信号与肌肉相仿,T_2WI 呈不均质高信号。增强扫描肿块强化明显,延迟扫描病灶内造影剂充填愈加明显。

(3)静脉石。病变内有时可见小类圆形极低信号,在 T_2WI 高信号的肿瘤背景下容易辨认,认为是血管瘤的特征表现。

六、甲状舌管囊肿

(一)病理和临床

甲状舌管囊肿为最常见的颈部先天性肿块,是甲状舌导管残余上皮发生的囊肿。组织学检查其囊壁由鳞状细胞黏膜组成,并可常见甲状腺组织。通常为单个囊肿,可继发感染。

甲状舌管囊肿多见于儿童与青少年,病变通常位于舌骨及舌骨下部位。临床表现为上颈部中线附近囊性包块,质地中等,表面光滑,无压痛;若继发感染,可伴疼痛。

(二)诊断要点

(1)上颈部中线附近囊性包块,边界清楚,边缘光滑。

(2)囊肿多数信号均匀 T_1WI 呈低信号,T_2WI 呈高信号,囊壁光滑;合并感染时,囊壁增厚、毛糙,边界不清,囊内 T_1WI 信号不均匀增高。

(3)增强后没有强化,合并感染时囊壁有强化。

(三)鉴别诊断

本病须与颈部鳃裂囊肿鉴别,依据病变部位及形态特点,不难鉴别。

(四)特别提示

甲状舌管囊肿内若存在实性成分,可能为异位甲状腺组织或甲状腺癌,应进一步检查。

(武善珍)

第四章　胸部

第一节　检查方法及正常 MRI 表现

一、检查方法

1.胸部普通 MR 扫描

胸部 MR 扫描常用平扫,根据病灶平扫的表现,必要时做增强扫描。多用横断位,亦可选用任意方位成像。一般采用 SET_1WI 和 $FSET_2WI$。可带或不带心电门控进行扫描,应用心电门控扫描可减少心脏搏动伪影,从而提高图像质量,但扫描时间长为其缺点。为了鉴别诊断,少数采用质子密度加权成像(PDWI)。常采用仰卧位,另可根据病情或病变特殊位置需要而改变体位。

2.胸部特殊 MR 扫描

根据病变的成分不同,有时可增加脂肪抑制序列。为了鉴别胸部脓肿,可选用扩散加权成像(DWI),为了鉴别血管瘤可采用多回波成像技术。

3.胸部多方位 MR 扫描

为了更好地显示正常解剖结构或病灶与血管、纵隔、胸膜顶区、肋膈角区及心膈角区等位置关系,当常规横断位难以确定时增加矢状位、冠状位或斜冠状位的扫描是十分必要的。

4.仿真内镜 MR 成像

对气道内隆起性病变,为了更直观地显示病灶与气管的三维关系,可采用仿真内镜 MR 成像技术。

二、正常 MRI 信号特征

1.纵隔

气管和主支气管因腔内为空气,在 MRI 上呈无信号区,管壁一般不能显示。气管、主支气管与大血管在信号上类似,可根据走行和形态特点去识别。上胸段、下胸段食管分别因其前方的气管、侧后方的降主动脉为无信号区而对比明显、显示清晰,中段食管有时与左心房紧贴而难以区分。食管黏膜在 T_2WI 呈高信号,肌层呈中等信号,管壁厚度大约为 3mm。

胸腺的大小、成分、信号随着年龄的增长而不断变化,0～20 岁阶段胸腺组织饱满,腺体丰富,T_1WI 呈低于脂肪信号的中等或稍高信号,T_2WI 呈高信号,稍低于脂肪。20 岁以后胸腺组织逐渐为脂肪所替代,至 40 岁左右基本为脂肪组织。40 岁以前的胸腺形态有两种:①位于升主动脉和主动脉弓水平段前方,呈圆形或三角形;②与主动脉弓之左前表面相接触,常呈椭圆形。60 岁后胸腺一般萎缩成小片残留物。

淋巴结呈中等信号,尤以 T_1WI 显示更清晰,呈圆形或卵圆形,边缘清晰。正常人纵隔内可见小淋巴结,主要为气管右旁组、气管隆突前和右主支气管周围、右前纵隔及左前纵隔组、隆突下淋巴结,淋巴结横径应小于 1cm。气管左旁组、左主支气管组、食管旁组、三角韧带组、乳内动脉及椎旁组淋巴结 MRI 上通常不显示,否则可视为异常。

2.肺实质

肺实质的信号非常弱,仅能在肺门周围看到支气管和血管壁产生的少数分支状影像,靠近后胸壁的肺实质因水压作用和血流灌注较多,信号强度可稍高。

3.心脏大血管

正常心肌在平扫各个序列上呈均匀等信号,增强后呈轻度均匀强化。由于流空现象或血流信号被抑制,心腔在黑血技术扫描图像上呈无信号的黑色影像。采用白血技术扫描,心腔内血液呈显著高信号。正常舒张末期左室壁和室间隔的厚度为 9～11mm,最大左室内径为 6.8～8.4cm,收缩期室壁增厚率为 35%～70%。左室短轴像可见位于前侧方和后下方的乳头肌。舒张末期正常右室壁厚度为 3～5mm,右室最大内径为 5.8～7.2cm。舒张末期右房最大内径为 3.4～3.9cm,左房最大内径为 3.5～5.5cm。心包在 MRI 上呈现为位于心外脂肪和心包外脂肪之间的低信号线状影,其厚度 0.5～1.7mm。心脏瓣膜在各序列上呈等信号或稍低信号。

大血管管腔因血液流空效应通常信号缺失,故在 MRI 常规序列上呈黑色影像,与纵隔内脂肪组织呈鲜明反差。采用白血技术扫描,血管腔内呈高信号,血管壁呈中等信号。

(张雅雯)

第二节　纵隔肿瘤及瘤样疾病

一、胸内甲状腺肿瘤

(一)病理和临床

胸内甲状腺肿瘤占纵隔肿瘤的 5%～11%,为胸内甲状腺发生的肿瘤或颈部甲状腺肿瘤向胸廓内生长所致,并非异位甲状腺肿瘤。病理以胸内甲状腺肿、胸内甲状腺腺瘤多见,病变呈结节状,表面光整或有浅分叶,有完整包膜,与周围组织分界清,可伴有囊变、出血或纤维化。

本病以成年女性多见,临床通常以发现颈根部包块就诊,瘤体较大者可伴有咳嗽、呼吸困难、吞咽困难或声嘶等肿瘤压迫症状,少数患者可合并甲状腺功能亢进症。

(二)诊断要点

(1)肿块位于胸廓入口,与颈部甲状腺相连,绝大多数位于气管前方,部分位于气管旁,少数位于气管后方食管前方。

(2)良性病变多呈卵圆形或多结节形,境界清;恶性病变呈浸润性生长,结节相互融合,与周围组织分界不清,脂肪间隙消失;纵隔大血管及气管可受压移位。

(3)肿块呈稍长 T_1、长 T_2 信号,若瘤内含蛋白成分较多则呈短 T_1 信号。若伴有坏死、囊变或出血,信号可不均匀。囊变区呈长 T_1、长 T_2 信号,亚急性出血呈短 T_1 信号,钙化呈低信号。

(4)增强扫描,肿瘤呈轻至中度强化,囊变出血区无强化。

(三)鉴别诊断

须与颈部其他肿瘤向胸内生长或胸内肿瘤向颈部生长侵犯甲状腺鉴别。胸内甲状腺肿、腺瘤与腺癌之间的鉴别有时较为困难,包膜的不完整、周围脂肪或结构受侵犯、周围淋巴结肿大等可提供帮助。

(四)特别提示

本病 MRI 信号无特征性,发现或明确肿块与颈部甲状腺相连,是诊断本病的关键;少数病例胸内肿块与甲状腺之间仅由血管或纤维索相连接,因此疑诊胸内甲状腺肿瘤时应扩大扫描至颈部。

二、胸腺瘤

(一)病理和临床

胸腺瘤多位于前上纵隔,少数可发生于后纵隔或纵隔外。病理上分上皮细胞型(45%)、淋巴细胞型(25%)和混合型(30%)三类。常用的 Bergh 分期法将胸腺瘤分为三期:Ⅰ期多为良性,包膜内生长,包膜完整,呈椭圆形阴影或分叶状,边缘界限清楚;Ⅱ期常视为有潜在恶性,包膜周生长至脂肪,易浸润附近组织器官;Ⅲ期胸腺瘤在大体和镜下均见包膜浸润,可转移,术后易复发,亦称为侵袭性胸腺瘤(占胸腺瘤的 10%～15%)。

胸腺瘤以 40～50 岁最常见,20 岁以下者很少见。约 1/3 的患者由于肿块压迫或侵犯周围结构可产生胸痛、胸闷、咳嗽、气短等症状。近半数的胸腺瘤合并重症肌无力,而重症肌无力的患者中约有 15％有胸腺瘤。少数胸腺瘤患者还可伴发单纯红细胞性再障、低丙种球蛋白血症等。

(二)诊断要点

(1)90％位于前中上纵隔,呈不对称生长,偏向纵隔的一侧。

(2)瘤体多呈卵圆形、圆形或分叶状,通常境界清楚,大小不一,小的仅 1～2cm,大的可达 10cm 以上。

(3)肿瘤较小时,MRI 信号均匀,多呈中等信号,肿瘤较大时信号可不均匀,常伴有囊变,少数有斑片钙化。

(4)增强 MRI,实性部分明显强化,坏死囊变区域无强化。

(5)恶性或侵袭性胸腺瘤可在纵隔内扩散,瘤体分叶加深,外形不规则,浸润周围器官组织并包绕血管,甚至侵入肺内,伴有胸水或胸膜结节,肿瘤短期明显增大。极少远处转移。

(三)鉴别诊断

主要须与胸腺增生及前中上纵隔其他肿瘤鉴别。胸腺增生呈双侧弥漫性增大,信号均匀,并维持正常形态,与纵隔轮廓保持一致,激素治疗试验有效。本病与含脂肪成分极少的实性畸胎瘤鉴别有难度。

(四)特别提示

体积小的胸腺瘤与未脂肪化的正常胸腺类似,应熟悉各年龄段正常胸腺的形态、大小和信号。20 岁以下者正常胸腺侧缘常隆起,不要误认为肿瘤存在 20～30 岁年龄组胸腺处于退化过程中,如轮廓隆起,应疑有肿瘤可能。对 40 岁以下年龄组由于胸腺尚未完全被脂肪组织替代,胸腺瘤在常规序列上可能难以显示,应行脂肪抑制序列和增强扫描,以防漏诊。

三、畸胎类肿瘤

(一)病理和临床

纵隔畸胎类肿瘤绝大多数位于前纵隔,接近心底部的心脏大血管前方,少数位于后纵隔。好发年龄20～40岁。根据胚层来源,畸胎类肿瘤可分为表皮样囊肿、皮样囊肿和畸胎瘤。表皮样囊肿由外胚层组织构成;皮样囊肿亦称囊性畸胎瘤,由外胚层和中胚层组织组成;畸胎瘤多为囊实性,囊的大小不一、数目不等,囊壁常有钙化。囊内有来自内、中、外胚层的组织,如毛发、皮脂、牙齿、神经组织、支气管、肠壁等组织。约 10％畸胎类肿瘤为恶性,实质性畸胎瘤较囊性畸胎瘤更易恶变。

较小的畸胎类肿瘤一般没有症状,较大肿瘤可引起胸闷、胸痛、咳嗽、发热等,侵犯心包可引起心包积液、心包炎,穿破气管支气管可咳出皮脂和毛发等,侵犯纵隔胸膜则可产生胸腔积液或胸膜炎。

(二)诊断要点

(1)好发部位为前中纵隔心脏中部与主动脉交接处。良性畸胎瘤境界清晰,形态规则或浅分叶状;恶性畸胎瘤多呈双侧生长,形态不规则,深分叶,边缘多不光整,可侵犯周围结构如纵隔脂肪、气管、血管及心包。

(2)畸胎瘤内有多种组织成分,以含脂肪和牙齿骨骼为特征,脂肪成分呈高信号,牙齿骨骼则呈低信号。

(3)囊性畸胎瘤通常是单房,也可为双房或多房,内含皮脂样液体,在 T_1WI 和 T_2WI 上均表现为高信号,囊壁和房隔为纤维组织呈 T_1WI 等信号、T_2WI 等低信号。

(4)实质性畸胎瘤由于三个胚层成分比例差异大,因而 MRI 表现复杂。T_1WI 上信号极不均匀,其中的脂肪成分呈高信号,软组织成分呈中等信号,水样液体呈低信号,T_2WI 上肿块呈不均匀高信号。骨化、钙化成分呈低信号。

(三)鉴别诊断

主要须与纵隔内含脂肪或易包绕脂肪的肿瘤相鉴别,如胸腺脂肪瘤、胸腺瘤和淋巴血管瘤。

(四)特别提示

脂肪抑制像对于鉴别含脂肪及液性成分的畸胎瘤有重要意义。但对表皮样囊肿,其信号缺乏特征性改变,与纵隔内其他囊性病变鉴别有难度。少数畸胎瘤表现不典型(如脂肪成分很少或没有),尤其位于中后纵隔者诊断较困难。另外,仅根据MRI信号特点较难区分良、恶性畸胎瘤,肿瘤的生长方式可提供鉴别诊断重要线索。

四、恶性淋巴瘤

恶性淋巴瘤(ML)系淋巴网状系统的恶性增生。分霍奇金病(HD)和非霍奇金淋巴瘤(NHL)两大类。胸内淋巴瘤往往是全身淋巴瘤的一部分,以 HD 多见,占2/3,NHL 占 1/3。恶性淋巴瘤占纵隔肿瘤的 17%。HD 的发病年龄以 20~30 岁和 60~80 岁多见。NHL 主要见于青少年,其次为老年人。影像学检查不能区分其组织学性质。

(一)诊断要点

(1)早期:常无症状,或有不规则发热、肝脾肿大、贫血。

(2)HD首诊主要为浅表淋巴结肿大,最常见的部位是颈或锁骨上区淋巴结肿大,其次为腋窝淋巴结肿大。

(3)进展期:常有气管受压,产生气促和胸部不适等;上腔静脉受压时,出现颈静脉怒张和上腔静脉阻塞综合征表现。

(4)转移表现

①淋巴瘤可侵犯肺、胸膜、骨骼及全身其他器官和淋巴结。

②霍奇金淋巴瘤(HD)病变呈循序发展蔓延,扩散时侵犯相邻的淋巴结或器官,仅少数产生血行转移。

③非霍奇金淋巴瘤(NHL)常为无序跳跃式发展。

(5)淋巴瘤对放射治疗敏感,小剂量照射即能明显缩小,可做鉴别诊断之用。

(6)X线胸片:正位片上纵隔影对称性增宽,呈波浪状;侧位片病变位于中纵隔上中部、气管旁及肺门区。

(7)CT表现:纵隔多发淋巴结肿大,以血管前间隙和气管旁最常见,易融合成不规则肿块。常侵犯两侧纵隔或肺门淋巴结,呈对称性,也常与颈部淋巴结病变同时存在。肿大淋巴结内很少有钙化。

(二)MRI表现

1.部位

恶性淋巴瘤早期为肺门、气管旁等中上纵隔淋巴结肿大,无融合;晚期融合成巨块状,边缘清楚。常表现为两侧纵隔或肺门区对称性肿块影,很少单独侵犯肺门淋巴结和后纵隔淋巴结。

2.信号

T_1WI上病灶稍低信号,其信号强度与肌肉接近,但高于肺门区流空的大血管,在高信号纵隔脂肪组织衬托下易显示。T_2WI呈较高信号,信号强度稍低于纵隔脂肪组织,与流空低信号大血管有较大的信号差异。淋巴瘤可液化坏死,尤其放疗后,坏死区相对于非坏死实质区呈T_1WI上更低信号、T_2WI上更高信号。对比增强后实质部分呈中等度强化 WB-DWI 上受累淋巴结呈低信号,可检测到全身受累淋巴结,有利于淋巴瘤的临床分期和化疗疗效的评价。

3.周围组织受压性表现

压迫上腔静脉引起上腔静脉变形或闭塞,气管受压移位、变扁。

4.外侵表现

(1)侵犯肺组织:可通过血行转移在肺内形成多发结节,也可直接侵犯肺组织形成肿块。

(2)侵犯胸膜和心包:可形成胸腔积液和心包积液。

（3）侵犯胸骨和肋骨：可引起骨质破坏。

5.鉴别诊断

（1）淋巴结核：多见于儿童，常位于气管、支气管旁，多数有钙化。

（2）结节病：肺门淋巴结肿大常呈两侧对称性分布，且与纵隔分界清楚。

（3）转移瘤：多有原发肿瘤病史，两侧纵隔多不对称，转移淋巴结中心坏死常见。

五、气管支气管源性囊肿

气管支气管源性囊肿是纵隔内最常见的先天性囊肿，属于前肠囊肿的一种，占纵隔肿瘤和囊肿总数的 9.2%。发病大多在幼年和青年期，男性多见。气管支气管源性囊肿在胚胎病理学上是由于气管支气管树芽发育异常所致，可发生在气管支气管树的任何部位，可见于纵隔内或位于肺内。

（一）诊断要点

（1）其临床症状与囊肿的大小、对周围组织器官的压迫有关，囊肿较小时可无症状。

（2）当囊肿压迫气管支气管时可引起咳嗽、喘鸣、肺部反复感染等呼吸道症状。

（3）X 线胸片：纵隔内气管支气管源性囊肿最常见于隆突附近，其次是肺门周围，与气管支气管关系密切，相应的气管支气管壁有受压改变，囊肿呈圆形或卵圆形软组织密度肿块。当囊肿合并感染或与气管支气管、胃肠道相通时，囊内可见气体或"气-液"平面；当囊肿较小时，X 线平片上不容易发现。

（4）CT 表现：中纵隔单发圆形或卵圆形囊状低密度灶，边界清晰，囊壁薄、光整，平扫有时可见弧形钙化，囊内容物常呈水样密度。当囊内有出血、蛋白含量较多或含有钙质时，则囊肿密度较高，可与软组织密度相似，增强扫描囊壁可有轻度强化。

（二）MRI 表现

（1）气管支气管源性囊肿常位于气管旁、隆突下、肺门和食管旁，以隆突下最多见。

（2）一般单发，呈圆形或卵圆形，单房多见，多房少见。

（3）囊壁薄、光整，囊内容物多数在 T_1WI 上呈均匀性低信号，T_2WI 呈均匀性高信号（图 4-2-1）；如囊内有出血或含蛋白成分较高时，T_1WI 与 T_2WI 均呈较高信号。

（4）对比增强囊壁可有轻度强化。

（5）鉴别诊断

①食管囊肿：食管囊肿也属于前肠囊肿，当发生在气管、支气管与食管之间时，

两者鉴别有困难,但气管支气管源性囊肿对气管壁有局限性压迹,有利于鉴别。

②淋巴管瘤:淋巴管瘤较为柔软,常呈伪足样生长,其张力不及支气管囊肿,对较大支气管及气管管壁不造成压迹。

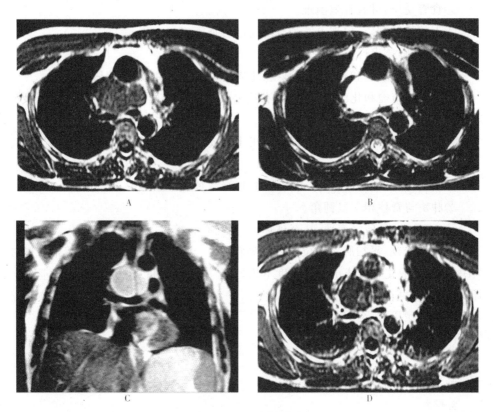

图 4-2-1　支气管囊肿

六、神经源性肿瘤

神经源性肿瘤多数为良性,少数为恶性。前者以神经鞘瘤和神经纤维瘤多见,好发于 20～30 岁的青年人。后者以神经母细胞瘤多见,好发于 10 岁以下儿童,特别是 1 岁以内婴幼儿。神经源性肿瘤是后纵隔最常见的肿瘤。根据组织学起源分为三类:①起源于外周神经的肿瘤:包括神经鞘瘤和神经纤维瘤。②起源于交感神经节的肿瘤:包括神经节细胞瘤、神经节母细胞瘤和神经母细胞瘤。③起源于副经节的肿瘤:包括副神经节瘤和化学感受器瘤。

(一)诊断要点
(1)大多数患者无症状,属偶然发现。

（2）肿瘤逐渐增大时，压迫周围器官产生症状。

①气管受压：出现咳嗽、喘息、呼吸困难等。

②肋间或臂丛神经受压：可致相应部位的疼痛及上肢麻木。

③食管受压：可有吞咽困难。

④上腔静脉受压：出现上腔静脉阻塞综合征表现。

（3）特殊临床表现

①神经母细胞瘤和神经节细胞瘤：患者有时有顽固性腹泻、腹胀等表现。

②副神经节瘤和化学感受器瘤：有反复发作的高血压或运动后的低血压及眼球震颤。

③神经纤维瘤伴全身纤维瘤病时，可出现皮下散在性结节并伴色素沉着。

（4）X线胸片

①表现为胸椎前方或两旁密度均匀、边缘清楚的半圆形影。

②肿块与脊柱相交呈钝角。

③常压迫肋骨使之变薄，甚至破坏，椎间孔有时扩大。

（5）CT表现：平扫肿块多位于后纵隔脊柱旁，呈类圆形或椭圆形边界清楚的软组织肿块，有液化坏死或出血时密度不均匀，肿瘤常侵犯肋骨和邻近的脊椎骨而致骨质压迫和缺损，并通过椎间孔进入椎管，肿瘤呈哑铃状，增强扫描时肿瘤实质部一般有明显强化。

（二）MRI表现

1.部位

肿块多位于后纵隔脊柱旁。

2.形态

肿块呈圆形或类圆形，如跨椎间孔生长则呈"哑铃状"，为其特征；良性者一般边界尚清晰，直径＞5cm且形态不规则提示恶性可能。

3.信号

肿瘤实质部 T_1WI 呈肌肉样等信号，T_2WI 呈较高信号，无液化或坏死时信号均匀；肿瘤内液化坏死区 T_1WI 信号更低、T_2WI 信号更高，亚急性期出血则 T_1WI 与 T_2WI 均呈高信号。神经鞘瘤较神经纤维瘤更容易出现液化坏死；另神经纤维瘤可出现较为特征的"靶征"，即 T_2WI 上病灶中心呈较低信号而周边呈高信号。

4.邻近骨质改变

肿瘤邻近椎体、椎弓根及肋骨常见受累，良性肿瘤表现为压迫性骨质吸收，恶性肿瘤则为侵蚀性骨质破坏；跨椎管内外生长者易导致椎间孔扩大。

5.增强表现

对比增强后，肿瘤实质部分明显强化，出血和液化坏死区不强化。

6.鉴别诊断

(1)位于纵隔前上部的神经源性肿瘤应与胸内甲状腺肿鉴别,后者与甲状腺相连,增强后强化显著。

(2)位于纵隔下部者应与食管囊肿鉴别,后者以囊性为主,增强扫描无强化。

(程鲁军)

第三节　心血管病变

一、肥厚型心肌病

(一)病理和临床

肥厚型心肌病主要表现为心肌壁增厚,而无心腔扩大,最常见为室间隔不对称性肥厚。肥厚可发生于左心室游离壁及室间隔,也可以是左心室壁普遍肥厚。心肌肥厚的诊断标准为:心室舒张末期肥厚部分与正常部位室壁厚度(常取左室下壁后基底壁)的比值≥1.5。

临床可有心悸、胸闷、气急、晕厥,甚至猝死等表现。心脏听诊胸骨左缘可闻及收缩期杂音。心电图可出现异常 Q 波。

(二)MRI 诊断

(1)心腔结构改变。左心室前、侧壁及室间隔非对称性肥厚,室间隔与左心室后壁厚度之比＞1.5 为诊断肥厚型心肌病的指标。本病还有心尖、左心室中段肥厚的亚型。

(2)心室功能改变。心肌异常肥厚部分收缩期增厚率降低,即心室舒张末期和收缩末期心室肥厚部分的比值低于正常心肌,心腔容积有不同程度减少,以舒张末期为主;左心室泵血功能下降,每搏输出量下降。

(3)伴有血流动力学梗阻者,电影磁共振序列(Cine-MRI)中可见高信号血池衬托下的流出道内低信号喷射血流束,提示左心室流出道狭窄。

二、扩张型心肌病

扩张型心肌病(DCM)是原发心肌病中最常见的类型。尽管通过各种影像学方法的互为补充,可以明确显示本病的形态和功能异常,但由于没有特异性的影像学征象,必须结合临床并除外其他病因后才能做出 DCM 的定性诊断。

(一)临床表现与病理特征

多见于 40 岁以下中青年,临床症状缺乏特异性。可分为左室型、右室型和双室型。病变以心脏增大为主,心腔扩张主要累及左心室,常见附壁血栓。室壁可以正常或略增厚,晚期多变薄,也可有左心室附壁血栓形成。以左心室或双侧心室腔扩张和室壁运动功能降低改变为主。DCM 病程长短各异,起病初期部分患者可有心悸气短,但大多是早期表现隐匿且发展缓慢,部分患者心脏增大后病情进展缓慢,多年不出现心力衰竭,发展快者迅速恶化可在 1～2 年死亡。因此应早期诊断并注意定期随访。听诊一般无病理性杂音,心电图可显示双侧心室肥厚、各类传导阻滞及异常 Q 波等。

(二)MRI 表现

MRI 可见①心肌信号改变。SE T_1WI、T_2WI 心肌多表现为较均匀等信号,少数病例 T_2WI 呈混杂信号。心腔内附壁血栓在 T_2WI 上常呈稍高信号。②心腔形态改变。常规采用横轴面、心腔短轴面及心腔长轴面来观察心腔形态。回顾性心电门控,HASTE 黑血序列清晰显示心脏解剖结构,一般心室横径增大较长径明显。仅有左心室腔扩大者为左室型,室间隔呈弧形凸向右心室;仅有右心室腔扩大者为右室型,室间隔呈弧形凸向左心室;左右心室均扩大者为双室型。③心室壁改变。部分病例早期受累心腔心室壁可稍增厚,晚期则变薄或室壁厚薄不均,左室的肌小梁粗大。④心脏功能改变。电影序列图像可以清晰显示 DCM 的心室腔扩张和室壁运动功能降低,心肌运动幅度减低,收缩期室壁增厚率多下降。⑤瓣膜反流。因瓣环扩大导致的关闭不全,通常二尖瓣瓣口反流量大于三尖瓣瓣口。

确诊本病应结合临床除外风湿性心脏病、冠心病、高血压心脏病晚期、大量心包积液以及三尖瓣下移畸形等,如能结合年龄、性别、病史和临床表现及相关影像学检查则不难鉴别。风湿性心脏病联合瓣膜损害二、三尖瓣关闭不全晚期左、右心增大,心功能降低和本病相似,主要鉴别点为风湿性心脏病有显著的瓣膜器质性病变,如增厚、钙化、脱垂等,并且心力衰竭纠正后心腔可缩小。冠心病有时也可有类似 DCM 的影像表现,但冠心病多有心绞痛、心肌梗死病史,心电图出现心肌缺血等改变;常出现室壁节段性运动异常,后者在 DCM 很少见。高血压心脏病晚期出现心力衰竭后可表现为心腔扩大、心肌变薄,临床病史有助于与 DCM 的鉴别。大量心包积液除在 X 线平片中不易与 DCM 鉴别外,其他检查方法均容易区分。

三、心肌梗死

(一)病理和临床

心肌梗死(MI)是冠心病的一种临床类型,心肌严重急性缺血 1 小时以上,即可发生心肌梗死。临床表现为胸骨后持久、剧烈疼痛,可伴有恶心、呕吐、呼吸困难、心律失常、心力衰竭、休克、甚至猝死等,心电图出现典型 ST 段抬高,出现异常

Q波、T波倒置等表现。心肌梗死按照临床病理和心电图表现可分为急性、亚急性和慢性三期。陈旧性心肌梗死时，坏死心肌由纤维组织修复替代，形成纤维瘢痕而愈合。

（二）诊断要点

1. 急性心肌梗死

(1)梗死区心肌 T_1WI 呈等或稍低信号，T_2WI 呈高信号，Gd-DTPA 增强后梗死区可见明显延迟强化，以增强后 10～30 分钟最明显，持续 15～20 分钟。

(2)梗死区室壁局限性变薄，梗死区室壁厚度小于同一层面的正常室壁平均厚度的 60% 以上。

(3)心脏电影显示梗死区室壁出现节段性运动减弱、消失或呈矛盾运动，心室收缩期室壁增厚减弱或消失。

(4)梗死区可出现附壁血栓，在 T_1WI 呈较高信号。

(5)心肌灌注显像显示梗死区心肌首过灌注降低。

2. 陈旧性心肌梗死

(1)梗死室壁节段性变薄，尤以心室收缩期更明显。变薄的心肌呈低信号，以 T_2WI 更明显。

(2)梗死心肌增强后不强化，少数病例呈明显边缘性强化。

(3)心脏电影扫描显示梗死区心肌运动减弱，或呈反向运动；局部心室壁收缩期增厚率下降，<30%，甚至完全消失。

(4)心腔内有附壁血栓，亚急性血栓呈短 T_1、长 T_2 信号；慢性血栓，T_1WI 及 T_2WI 均呈等低信号。

(5)左心室增大，电影 MRI 测量射血分数下降，<55%。

(6)并发左心室室壁瘤可见局部心室壁凸出，呈反向运动，室壁收缩期不增厚，局部易形成血栓。

（三）鉴别诊断

须与心肌缺血及其他原因所致的心肌损害鉴别。

（四）特别提示

MRI 检查可用于明确心肌梗死的部位与范围，更重要的是对病变区心肌活性进行评价，区分梗死区内的梗死心肌、顿抑心肌，发现梗死区外的冬眠心肌，指导临床制定合理的治疗方案，避免不必要的干预治疗。

四、真性动脉瘤

真性动脉瘤是指血管壁的全层瘤变和管腔扩大。动脉粥样硬化是最常见的病因。动脉瘤的形态学分类:梭形动脉瘤是最常见的动脉瘤,常为局部血管的均匀扩张,并累及动脉壁的全层;囊状动脉瘤常发生在动脉壁局限性薄弱处,引起血管不均匀的膨出;梭-囊状动脉瘤又称混合型动脉瘤,为以上两者的混合存在。

(一)诊断要点

1.症状和体征

根据动脉瘤的部位、大小以及有无并发症等情况表现各异。

(1)搏动性肿块:是最典型的体征,具有膨胀性搏动的特点,可以伴有震颤及疼痛。

(2)压迫症状:如压迫神经,可出现肢体麻木、放射性疼痛和运动功能失常;如压迫静脉、淋巴管可引起远侧肢体肿胀。

(3)远端肢体缺血:瘤体内附壁血栓或粥样斑块碎片脱落,引起远侧动脉栓塞,肢体出现疼痛、皮肤苍白、动脉搏动减弱或消失、趾(指)端坏死等。

(4)动脉瘤破裂:出现剧烈疼痛、休克、心包填塞等,甚至死亡。

2.X线表现

(1)与大动脉相连的局限性肿块。

(2)瘤壁钙化。

(3)瘤体对周围组织器官的压迫侵蚀而产生相应的X线表现。

3.DSA检查

清楚显示动脉瘤的部位、大小、形态及分支血管的受累情况。

4.CT表现

MSCTA能够准确评价动脉瘤的范围和大小、有无斑块和钙化、动脉管腔有无狭窄等。

(二)MRI表现

MRA能够测量动脉瘤直径,进行术前评估,还能够精确地确定动脉内的闭塞性疾病,在检查炎性动脉瘤的动脉受累方面优于CTA。

(1)动脉管腔局限性增粗膨大,最大宽径为膨大前动脉直径的1.5倍以上。

(2)增强后对比剂完全进入瘤体,无假腔显示。

(3)附壁血栓 动脉瘤壁血栓因形成时间不同,平扫可表现为低或高信号;增强后局部为新月形或环状充盈缺损。

(4)清晰显示动脉瘤的大小及邻近动脉受累情况。

(5)MPR可显示受累动脉分支的细节情况(图4-3-1)。

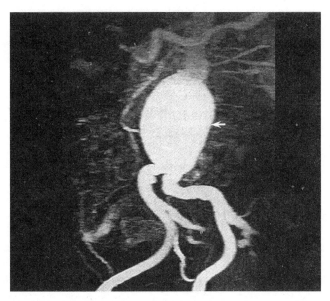

图 4-3-1　腹主动脉瘤

　　3DCE-MRA 示腹主动脉梭形扩张,内径明显增宽(↑),上缘达肾动脉下方水平,下缘达两侧髂血管分分水平,瘤体内对比剂完全充填

五、假性动脉瘤

　　假性动脉瘤是由于动脉壁破裂,血液流出至动脉外被动脉周围组织包裹,瘤腔与动脉腔相通,瘤壁无主动脉壁的全层结构。假性动脉瘤的瘤壁由周围被压缩的组织和反应性增生的纤维结缔组织形成,而非动脉壁。病因可以是锐性物刺伤、感染或者动脉吻合口裂开。

(一)诊断要点

　　(1)外伤、感染、手术、长期高血压等为假性动脉瘤发病诱因。

　　(2)发病时剧烈疼痛,有时在病变部位可触及搏动性包块,可伴有血管杂音。

　　(3)CT 表现:平扫见圆形或类圆形肿块,与大动脉关系密切;增强扫描显示假性动脉瘤与大动脉间有一狭颈相通,假腔内对比剂充填时间晚于动脉,其内血栓无强化。

(二)MRI 表现

　　(1)动脉旁的囊袋状瘤腔,边缘可有等或稍低信号的血栓形成瘤体。

　　(2)裂隙状破口开于动脉管腔,连接瘤腔(图 4-3-2)。

　　(3)心脏电影可观察主动脉破口处的血流动力学改变。

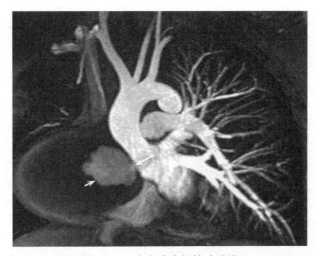

图 4-3-2　胸主动脉假性动脉瘤

3DCE-MRA 示升主动脉旁囊状瘤腔(↑),见破口与升主腔相连(长↑)动脉管

六、主动脉夹层

主动脉夹层(AD)系主动脉中膜的弹性纤维和平滑肌连同内膜被撕裂,血流可自破口进入中膜内,形成主动脉的壁内假腔。多见于中老年人。AD 的病变特征是内膜撕裂,随之血流顺行与逆行冲击以及主动脉壁内层和中层间沿长轴不同程度地裂开。内膜片代表真腔与假腔间的内、中层隔膜,是急性主动脉夹层最典型的病理特点。

主动脉夹层分型有两种:DeBakey 分型和 Stanford 分型。DeBakey Ⅰ 型起源于升主动脉,延伸至主动脉弓或降主动脉;DeBakey Ⅱ 型起源并局限于升主动脉;DeBakey Ⅲ 型起源于降主动脉,可向下延伸,偶尔可逆向累及主动脉弓和升主动脉。Stanford A 型是指所有累及升主动脉的夹层动脉瘤,其预后较差,需要紧急手术治疗;Stanfodd B 型是指所有不累及升主动脉的夹层动脉瘤。

(一)诊断要点

1.症状和体征

(1)突发剧烈胸、背部疼痛,呈撕裂、刀割样,可向颈部及腹部放射。

(2)常伴有心率加快、呼吸困难、恶心呕吐等,严重患者可发生休克、充血性心力衰竭、猝死、脑血管意外和截瘫、肢体无脉搏等。

(3)心底部杂音和急性心包填塞征象为主动脉瓣关闭不全及夹层破入心包的表现。

2.超声检查

(1)增宽的主动脉内见撕裂的内膜反射。

（2）撕裂的内膜的连续性可有中断，多为夹层病变的起源处。

（3）真腔内血流速度相对较快，假腔内血流速度缓慢或无血流显示，有时假腔内可见血栓形成。

3.X 线表现

对 AD 的诊断无特异性，无明显诊断价值。

（1）纵隔或主动脉影明显增宽，搏动减弱或消失，边缘模糊，主动脉壁钙化明显内移。

（2）破入心包或有主动脉瓣关闭不全时心影明显扩大。

（3）胸腔积液。

4.DSA 检查

在真、假腔之间有一线状或带状低密度透亮影，即内膜片。

5.CT 表现

（1）平扫见夹层处主动脉增粗或形态异常。

（2）主动脉钙化内移或假腔内见较高密度血栓。

（3）增强扫描主动脉内有真、假两个充盈对比剂的管腔，中间隔以线状内膜影。

（二）MRI 表现

1.直接征象

受累动脉管径增粗，可清晰显示夹层范围。

（1）真假腔：是本病的特征性征象，多数情况下真腔受压缩小，假腔宽大，呈新月形或弧形。真腔内由于血流迅速增强时强化更明显，假腔内血流缓慢于动态增强扫描时腔内对比剂峰值时间滞后（图 4-3-3，图 4-3-4）。

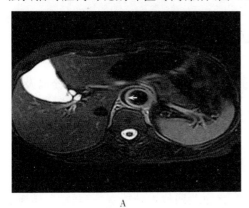
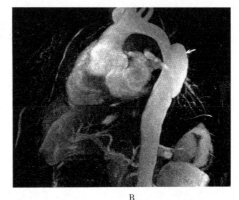

A   B

图 4-3-3　主动脉夹层动脉瘤

A.T_1WI 抑脂序列轴位相，腹主动脉夹层动脉瘤，见内膜片（↑）及真假腔；B.3DCE-MRA 显示 DeBakeyⅢ型主动脉夹层，显示胸主动脉旁囊状瘤腔（↑），见破口与动脉管腔相连

（2）内膜片显示：内膜片为真假腔之间剥脱的血管内膜，呈线状中等信号，常呈螺旋形走行（图 4-3-3）。

（3）内膜破口与再破口：表现为内膜片中断或不连续，心脏电影可见通过内膜破口的喷射征。

（4）附壁血栓：部分病例假腔内可见血栓形成，新鲜血栓表现为高信号，陈旧性血栓多为低信号。

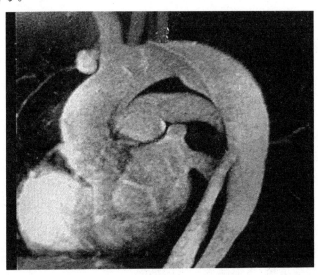

图 4-3-4　胸主动脉夹层动脉瘤

3DCE-MRA 显示 StanfordB 型主动脉夹层，显示螺旋状内膜片自主动脉弓延伸至腹主动脉，主动脉管腔分隔为真、假腔（↑）

2.间接征象

主动脉扩张迂曲、胸腔积液、主动脉瓣及主要大血管分支受累征象等。

3.相位对比 MRI

可对血管结构的流量和流速进行定量评价，也可区别慢速血流和血栓以及评价继发主动脉反流情况。

七、肺动脉栓塞

（一）临床表现与病理特征

呼吸困难是最常见的症状，还包括胸痛、咯血共同称为肺栓塞"三联症"，咳嗽、心悸、下肢肿胀等也较为常见；体征则以呼吸急促为最常见，也包括了心动过速，发绀、发热和肺动脉第二心音亢进等，非影像学检查中，心电图由于右心负荷过重显示的 SI-Q3-T3T 波倒置和不完全性右束支传导阻滞、血气显示的低氧血症和低碳酸血症、高敏感性的血浆 D-二聚体升高等虽然对诊断有较高的提示,但他们的敏感性和(或)特异性较低,误、漏诊率高。Well 等在 1998 年建立了一种以临床发现,心电图和胸部 X 线检查结果进行精确评估的临床模型并运用 logistic 回归分析简化了该模型具体评分标准如下:深静脉血栓(DVT)的临床症状及体征(下肢肿胀,深静脉触痛),肺栓塞(PE)或诊断 PE 的可能性大,其他诊断(心电图和胸部 X 线检查)支持 PE,每项 3 分;心率大于 100 次/分,先前 4 周内长期卧床或接受手术,每项 1.5 分;咯血,正在治疗恶性肿瘤或 6 个月内有过恶性肿瘤的既往史的患者,每项 1 分;以>6 分,2~6 分,<2 分作为评估发生 PE 危险度的高、中、低的标准。认为临床评估发生 PE 可能性低且血浆 D-二聚体正常(<500mg/mL)的患者,可安全地排除 PE 的诊断。当临床怀疑有肺动脉栓塞时,应该进行特殊检查。

(二)MRI 表现

观今普遍应用的 MRPA 是通过静脉注射磁共振对比剂而缩短血液的 T_1 时间,相当于对短 T_1 的物质直接成像,同时三维血管成像可以获得较二维图像更高的空间分辨力,有利于对肺小动脉病变的分析。MRPA 快速序列采用的短 TR 时间使扫描时间明显缩短,达到一次屏气完成全肺动脉三维成像的图像采集,消除了呼吸运动造成的伪影,采用短 TE 时间克服了肺泡空气或组织界面间的磁化率伪影,减少了肺血流波动及湍流引起的失相位信号缺失,获得高分辨力的三维的肺血管图像,还可以应用电影技术、多平面重建(MPR)、最大密度投影(MIP)等技术任意容积、任意角度观察肺动脉情况。

MRPA 上肺动脉栓塞的直接征象为肺动脉血管腔内血栓栓子形成的低信号,具体表现为:①血管腔内充盈缺损,轨道征;②附壁血栓;③完全闭塞;④远段分支缺失。间接征象包括肺动脉中央血管扩张、远段分支扭曲的肺动脉高压征象;右室增大、胸腔积液等右心功能不全表现;肺动脉瓣关闭不全形成的肺动脉瓣反流表现。

某医院的一组 88 例肺动脉栓塞的患者 MRPA 检查,表现为充盈缺损、截断及轨道征的占 70.4%(62/88);表现为管腔闭塞所致缺支、少支的占 7%(6/88);表现为肺动脉血管管壁不规则,有附壁血栓形成 35.2%(31/88),88 例患者均有不同程度的肺动脉高压表现。

从临床角度上讲,肺动脉栓塞的鉴别诊断范围较广,包括了心肌梗死、充血性心力衰竭、心肌病、重症肺炎、哮喘、气胸、肺内肿瘤和原发性肺动脉高压等,部分患者除上述疾病外尚可合并肺动脉栓塞存在,如果患者对相应的治疗反应不佳,应想到肺动脉栓塞的存在。原发性肺动脉高压与肺动脉栓塞复发并肺动脉高压的鉴别应特别关注,尽管二者均应运用抗凝治疗,但进一步处理措施尚需对二者鉴别后方可实施。原发性肺动脉高压 MRPA 显示主肺动脉、左右肺动脉增宽,远段分支纤细、扭曲,血管管腔规则,边界清晰;肺动脉栓塞复发并肺动脉高压尽管同样显示主肺动脉、左右肺动脉增宽,远段分支则走形不连续,可见中断、缺支少支,分支血管管腔不规则。因肺小动脉反复血栓栓塞导致肺循环阻力增加,肺动脉高压时,单一应用 MRPA 从形态学表现鉴别很困难,需进一步依靠 MRPP 鉴别,原发性肺动脉高压 MRPP 显示肺实质呈虫蚀样、无节段性分布的小的灌注缺损;而肺小动脉栓塞复发并肺动脉高压的 MRPP 仍会显示为节段性或大片灌注缺损表现。

八、雷诺综合征

雷诺综合征(RS)是指小动脉阵发性痉挛,受累部位出现苍白及发冷、青紫及疼痛、潮红后复原的典型症状。雷诺综合征可以作为一种单独的临床症状存在,或者与一种或多种全身疾病相关,常于寒冷刺激或情绪波动时发病。本病的确切原因未完全明确,但寒冷刺激、情绪波动、精神紧张是主要诱发因素。本病多见于青壮年女性,好发于手指,常为双侧性,经常在月经期加重。

RS 分为两个亚组:原发性雷诺综合征,这些患者有特发性血管痉挛;继发性雷诺综合征,这些患者有可以导致症状发作的基础疾病。病理改变与病期有关,早期因动脉痉挛造成远端组织暂时性缺血;后期出现动脉内膜增厚,弹性纤维断裂以及管腔狭窄和血流量减少。

(一)诊断要点

1.临床表现

(1)典型的临床表现是受到寒冷或情感刺激后,出现一根或多根手指的界限清楚的苍白或发绀阵发性发作,顺序出现苍白、青紫和潮红。

(2)疾病早期,多在寒冷季节发病,发作时间为数分钟至几十分钟;随着病情进展,不仅发作频繁,症状持续时间延长,即使在气温较高的季节遇到冷刺激也可发病。

2.诊断依据

(1)根据发作时的典型症状即可诊断。

(2)手浸泡于冰水 20 秒后测定手指皮温,显示复温时间延长(正常约 15 分钟)。

(二)MRI 表现

(1)MRI 可显示手部遇冷时发生的典型血管痉挛、狭窄(图 4-3-5)。

(2)经动脉应用血管扩张剂后,血管痉挛表现可以缓解。

(3)后期出现手部动脉管腔狭窄、闭塞征象。

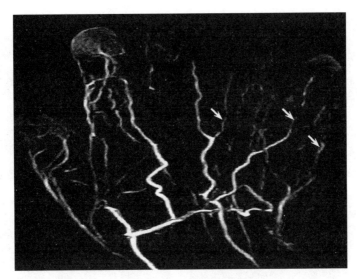

图 4-3-5 雷诺综合征

CE-MRA 示手掌、指动脉部分闭塞,管腔显示不清(↑)

九、门静脉血栓形成

门静脉血栓形成(PE)的常见原因为肿瘤、肝硬化、感染、外伤、血液高凝状态以及肝静脉阻塞等,临床分为急性期和慢性期两类。

(一)诊断要点

(1)有原发病史,多见于肿瘤、肝硬化晚期和感染患者。

(2)非特征性腹痛。

(3)CT 表现

①平扫显示新鲜血栓呈高密度,一般血栓难以在平扫上显示。

②增强扫描显示门静脉血栓呈不强化的低密度充盈缺损。

③侧支循环形成、管腔扩张,并明显强化,CTA 可清楚显示这些侧支血管。

(二)MRI 表现

(1)正常门静脉流空消失,并可以显示特征性的血栓信号改变:急性期血栓 T_1WI 呈低信号,T_2WI 呈高信号;亚急性期血栓 T_1WI、T_2WI 均呈高信号;慢性期血栓 T_1WI 呈混杂信号,T_2WI 以低信号为主。

(2)增强扫描血栓无强化,表现为充盈缺损(图 4-3-6)。

(3)慢性血栓延至脾静脉或肠系膜上静脉,部分分布区肠管壁水肿、增厚。

(4)门静脉周围可见扩张的侧支血管,平扫呈蚯蚓样流空信号,增强后明显强化,MRA 可显示侧支血管的走行和汇合情况。

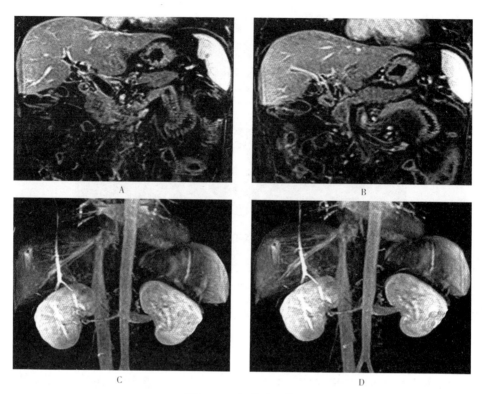

A   B

C   D

图 4-3-6 门静脉血栓

A、B.冠状位增强 T_1WI,门静脉主干及分支、肠系膜静脉、脾静脉内低信号充盈缺损,门静脉管壁可见明显强化;C、D.MRV 示门静脉及脾静脉未见显示,肝静脉、下腔静脉充盈良好,管壁清晰

（马红清）

第四节　乳腺疾病

一、乳腺纤维腺瘤

（一）临床表现与病理特征

乳腺纤维腺瘤是最常见的乳腺良性肿瘤,多发生在 40 岁以下妇女,可见于一侧或两侧,也可多发,多发者约占 15％。患者一般无自觉症状,多为偶然发现,少数可有轻度疼痛,为阵发性或偶发性,或在月经期明显。触诊时多为类圆形肿块,表面光滑,质地韧,活动,与皮肤无粘连。病理上,纤维腺瘤是由乳腺纤维组织和腺管两种成分增生共同构成的良性肿瘤。在组织学上,可表现为以腺上皮为主要成分,也可表现为以纤维组织为主要成分,按其比例不同,可称之为纤维腺瘤或腺纤维瘤,多数肿瘤以纤维组织增生为主要改变。其发生与乳腺组织对雌激素的反应

过强有关。

（二）MRI 表现

纤维腺瘤的 MRI 表现与其组织成分有关。在平扫 T_1WI,肿瘤多表现为低信号或中等信号,轮廓边界清晰,圆形或卵圆形,大小不一。在 T_2WI 上,依肿瘤内细胞、纤维成分及水的含量不同而表现为不同的信号强度,纤维成分含量多的纤维性纤维腺瘤信号强度低,而水及细胞含量多的黏液性及腺性纤维腺瘤信号强度高。发生退化、细胞少、胶原纤维成分多者在 T_2WI 上呈较低信号,约 64％的纤维腺瘤内可有由胶原纤维形成的分隔,分隔在 T_2WI 上表现为低或中等信号强度。通常发生在年轻妇女的纤维腺瘤细胞成分较多,而老年妇女的纤维腺瘤则含纤维成分较多。

动态增强 MRI 扫描,纤维腺瘤表现亦可各异,大多数表现为缓慢渐进性的均匀强化或由中心向外围扩散的离心样强化,少数者,如黏液性及腺性纤维腺瘤亦可呈快速显著强化,其强化类型有时难与乳腺癌鉴别,所以准确诊断除依据强化程度、时间-信号强度曲线类型外,还需结合病变形态学表现进行综合判断,必要时与DWI 和 MRS 检查相结合,以减少误诊。

（三）鉴别诊断

1.乳腺癌

患者多有临床症状,病变形态多不规则,边缘呈蟹足状。MRI 动态增强检查时,信号强度趋于快速明显增高且快速减低,即时间-信号强度曲线呈流出型;强化方式由边缘向中心渗透,呈向心样强化趋势。ADC 值减低。少数纤维腺瘤(如黏液性及腺性纤维腺瘤)亦可呈快速显著强化,其强化类型有时难与乳腺癌鉴别,需结合形态表现综合判断,必要时结合 DWI 和 MRS 信息,以减少误诊。

2.乳腺脂肪瘤

脂肪瘤表现为脂肪信号特点,在 $MRIT_1WI$ 和 T_2WI 上均呈高信号,在脂肪抑制序列上呈低信号。其内常有纤细的纤维分隔,而无正常的导管、腺体和血管结构。周围有较纤细而致密的包膜。

3.乳腺错构瘤

为由正常乳腺组织异常排列组合而形成的一种瘤样病变。病变主要由脂肪组织(可占病变的 80％)构成,混杂不同比例的腺体和纤维组织。影像特征为肿瘤呈混杂密度或信号,具有明确的边界。

4.乳腺积乳囊肿

比较少见,是由于泌乳期一支或多支乳导管发生阻塞、乳汁淤积形成,常发生在哺乳期或哺乳期后妇女。根据形成的时间及内容物成分不同,MRI 表现亦不同,病变内水分含量较多时,积乳囊肿可呈典型液体信号,即在 T_1WI 呈低信号,在 T_2WI 呈高信号;如脂肪、蛋白或脂质含量较高,积乳囊肿在 T_1WI 和 T_2WI 均呈明显高信号,在脂肪抑制序列表现为低信号或仍保持较高信号;如病变内脂肪组织和水含量接近,在反相位 MRI 可见病变信号明显减低。在增强 MRI,囊壁可有轻至中度强化。临床病史也很重要,肿物多与哺乳有关。

二、乳腺癌

(一)病理和临床

乳腺癌是女性最常见恶性肿瘤之一,起源于乳腺的导管和腺泡上皮。全国乳腺病理分类研究协作组将乳腺癌在组织学上分为四类。

1.非浸润性癌

包括导管内癌、小叶原位癌。

2.早期浸润性癌

包括早期浸润小叶癌、早期浸润导管癌。

3.浸润性非特殊性癌

包括浸润性小叶癌、浸润性导管癌、单纯癌、硬癌、髓样癌、腺癌。

4.浸润性特殊性癌

包括乳头状癌、小管癌、腺样囊性癌、黏液腺癌、大汗腺样癌、鳞状细胞癌、乳头Paget 病。

本病好发于 40～60 岁闭经前后妇女,临床主要症状及体征为乳房肿块,为无痛性,少数有轻微疼痛,肿块质地硬,早期可有一定的活动度。晚期固定,可出现表面皮肤增厚(如橘皮样变)、乳头内陷、腋下及锁骨下淋巴结肿大等症状。少数患者乳头溢液可为唯一表现。乳头糜烂、结痂等湿疹样改变是 Paget 病的典型表现。

(二)MRI 表现

(1)乳腺癌常表现为腺体内不规则肿块影,分叶状,边缘模糊不清、毛糙,呈蟹足样生长,与周围腺体界限不清,T_1WI 为低信号,T_2WI 信号增高,有时因病变内成胶原纤维成分增多而表现为低信号,病变在抑脂序列上显示更佳。较大病变内可见液化坏死,呈长 T_1、长 T_2 信号,肿瘤内出血表现为 T_1WI 高信号。

(2)增强扫描可见乳腺癌呈明显快速强化及迅速廓清,强化从病变周边开始,向病变中心蔓延,强化可均匀或不均匀,病变内液化坏死或出血部分则始终无强化。有时病变较小时,仅因增强时出现异常强化灶而得以发现。

(3)侵犯皮肤及皮下脂肪时,可出现皮肤增厚、凹陷,乳头也可见牵拉凹陷,皮肤及乳头均向病变方向牵拉。累及胸大肌时,可见病变与胸大肌界限不清,乳房后脂肪间隙消失。

(4)腋下淋巴结肿大是乳腺癌淋巴结转移所致,表现为腋窝脂肪组织内可见结节影,边缘毛糙,可见毛刺,肿大淋巴结可以相互融合,形成肿块,增强后可见环形强化。

(朱守芝)

第五章 腹部

第一节 检查方法与正常 MRI 表现

一、检查方法

MRI 平扫常规扫描横断面和冠状面 T_1WI 及 T_2WI，矢状面在必要时选用，T_1WI 多采用梯度回波或自旋回波序列，T_2WI 一般采用快速自旋回波序列，结合脂肪抑制技术。常规层厚 5~8mm，间距 20%~30%。较小病灶可 1~2mm 无间隔扫描。对比增强扫描最常用的对比剂为细胞外液对比剂 Gd-DTPA，用量为 0.1mmol/kg，静脉注射，注射流率为 3mL/s，多采用快速梯度回波 T_1WI 序列。动态增强扫描是在团注对比剂后在相同屏气状态下进行多次重复扫描，根据具体情况决定扫描间隔时间。屏气扫描可有效去除呼吸运动伪影，患者呼吸均匀且时间充分的情况下也可配合呼吸触发行不屏气的扫描。

腹部血管检查可采用对比增强的磁共振血管成像（CE-MRA），常规使用对比剂 Gd-DTPA，0.2~0.3mmol/kg，3mL/s 流率静脉注射。采用 3D 快速薄层梯度回波 T_1WI 序列，可获得肝动脉、门静脉、肝静脉、下腔静脉等血管图像。

近年来，随着 MRI 技术的发展，特别是自旋回波-平面回波成像技术（SE-EPI）及并行采集成像技术的应用，肝脏 DWI 应用日趋广泛，其在病灶检出、病灶定性、肿瘤良恶性鉴别、肿瘤疗效预测及疗效评估等方面的研究均显示出较高的应用价值。

磁共振灌注加权成像（PWI）是一种无创、快捷、安全的检查方法，能够反映病变的血流动力学特征，有利于肝脏病变的定性诊断和鉴别诊断，具有重要的临床应用价值。

磁共振弹性成像（MRE）是新近发展起来的成像技术，其可以直接显示和测量组织的弹性。肝脏 MR 弹性成像可用于慢性肝病、肝纤维化、肝硬化、门静脉高压的早期诊断和随访监测，但因硬件条件限制，目前尚未在临床常规应用。

磁共振波谱（MRS）是无损伤研究活体器官组织代谢、生化变化及化合物定量分析的唯一方法。肝脏 MRS 可测定的原子核目前主要有 ^1H、^{31}P、^{13}C、^{19}F 及

23Na，其中以^{31}P 最常用，其次为^{1}H。MRS 可用于肝脏弥散性病变如脂肪肝、慢性肝炎、肝硬化等，也可用于肝脏良恶性病变的鉴别诊断、恶性肿瘤疗效评估、其他病变引起的肝脏代谢异常。

肝脏脂肪浸润的鉴别方法可采用梯度回波水-脂同相位和反相位成像。在梯度回波序列中，来自水和脂肪的氢质子磁矢量在不同的回波时间（TE）表现为相位方向一致（同相位）或相反（反相位）。脂肪与水含量相当的组织在反相位图像上信号强度降低，在同相位图像上信号强度增加。因此，混杂有水和脂肪成分的组织和病变在同相位与反相位图像上的信号强度会发生变化，据此可以判断病灶内是否含有脂肪成分。

水成像技术属于重 T_2 加权像，在腹部的应用主要包括磁共振胰胆管成像（MRCP）和磁共振胃肠道成像（MRGI），在常规成像基础上采用 2D 或 3D 重 T_2WI-FSE 序列加脂肪抑制技术，行 MIP 后处理获得二维或三维投影图像。

MRCP 结合薄层 MR 多序列成像，是全面评价梗阻性黄疸的重要手段，就诊断而言，可以替代有创性的 PTC 或 ERCP。MRCP 是目前无创性评价胆胰管形态的最佳影像学手段。

MRGI 检查前应使检查部位充盈液体对比剂，纯水充盈可以作 T_2WI 的胃肠成像，获得近似于胃肠钡剂造影的图像，也可行 T_1WI 及增强扫描的胃肠成像，此时胃肠道腔内为低信号，所以称为黑腔 MR 胃肠水成像。由于纯水在小肠内易被吸收而不易到达远段小肠，使用稀释的碘对比剂、钆对比剂或甘露醇溶液、硫酸镁溶液作为小肠内对比剂，可以延缓小肠对水分的吸收，获得较理想的小肠 MR 图像。

二、正常 MRI 信号特征正常 MRI 信号特征

1.实质脏器

正常肝脏由于自由水含量较少，T_1WI 信号较高，高于肌肉和脾脏，T_2WI 信号减低，低于脾脏。肝裂内含有较多脂肪，T_1WI 显示为高信号，抑脂后信号明显下降。脾脏内血窦丰富，T_1WI 信号略低，T_2WI 信号较高。胰腺 T_1WI 信号强度与肝脏相仿，抑脂序列呈略高信号，更清楚显示胰腺的轮廓和形态，T_2WI 与肝脏相似或略高。肾脏在 T_1WI 解剖结构显示好，外围稍高信号的肾皮质与肝脏信号强度相仿，内侧髓质信号略低，皮髓质交界清楚，T_2WI 整个肾实质信号均较高，难以区分皮髓质，肾筋膜及肾结合系统正常情况下不显示。肾上腺在周围丰富脂肪组织衬托下显示良好，在 T_1WI 和 T_2WI 均为均匀的中等信号，皮髓质不能分辨。

2.胆囊和胆管

胆囊内胆汁 T_1 信号变异较大。若胆汁含水量多，T_1WI 呈明显低信号；若胆

汁浓缩黏稠,含水分少,T_1WI可呈等或高信号,甚至可呈混杂信号。胆汁T_2WI呈明显高信号。胆囊壁信号与周围肝实质信号相仿,正常胆囊管及正常肝内胆管由于管径细,横断面不易显示,MRCP多能显示。肝外胆管多可显示,横断面T_2WI呈点状高信号,T_1WI信号改变与胆囊相似。

3.腹部血管

动脉、门静脉主干及大分支、下腔静脉及大属支血流速度快,造成流空效应,常显示为无信号;门静脉肝内左右分支及多数肝段分支均可显示,左中右三根肝静脉也能显示,部分静脉由于血流慢或回波效应的影响也可显示为高信号,肝动脉由于管径细,多不能显示。

(罗晓旭)

第二节　消化道疾病

一、食管癌

(一)临床表现

(1)食管癌为消化系统常见的恶性肿瘤,40～60岁常见,男性多见。好发于食管中段,其次为食管下段。

(2)主要症状为哽噎、吞咽困难和胸骨后疼痛等。

(3)食管癌的诊断主要依赖于内镜和(或)气钡双对比造影,MRI并非食管癌常规检查,但有利于显示食管与邻近组织的关系、有无淋巴结与远处脏器转移和肿瘤分期。

(二)MRI诊断

(1)食管壁环形增厚、偏心性肿块或结节突向管腔,其上方食管扩张,邻近结构受压移位。

(2)病变部位T_1WI为低信号、T_2WI为不均匀高信号(图5-2-1)。

(3)增强扫描毛细血管期和延迟期肿块或结节明显增强。

(4)病灶与邻近结构间脂肪分隔模糊,提示肿瘤浸润。

(5)食管癌侵犯邻近结构的其他指征有:邻近肿瘤的气管、支气管壁增厚;气管腔内肿块;肺静脉瘤栓;心包积液;肿瘤旁胸膜增厚或胸腔积液;食管气管瘘、食管纵隔瘘等。

(6)可伴有纵隔、锁骨上或腹腔干周围淋巴结肿大。

(7)远处转移。

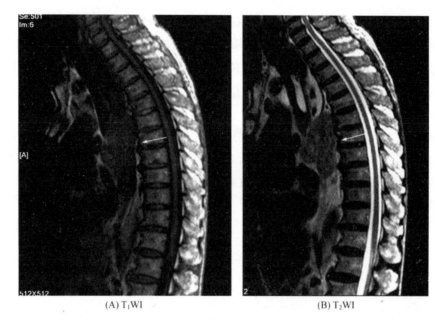

(A) T₁WI   (B) T₂WI

图 5-2-1   食管癌,周围淋巴结转移

男患,84 岁。主动脉弓下缘水平食管中段增粗、管腔狭窄,周围见团片状不均匀 T₁WI 稍低信号,T₂WI 稍高信号影,二者分界不清,食管病变长约 9.3cm,其上方食管扩张(→)

二、胃癌

胃癌是最常见的消化道恶性肿瘤之一,好发年龄为 40～60 岁,男性多于女性,常见于胃窦部小弯侧,是由胃黏膜上皮发生的恶性肿瘤。早期胃癌是指癌组织浸润仅限于黏膜及黏膜下层者,未侵及肌层,不论其有无淋巴结转移;中晚期胃癌(进展期胃癌)指癌组织浸润超过黏膜下层或浸润胃壁全层。

(一)诊断要点

(1)早期胃癌临床症状不明显。

(2)中晚期胃癌表现为上腹部疼痛、食欲缺乏、黑便、体重减轻等症状。疼痛多无节律,进食后不能缓解。

(3)主要体征为上腹部扪及肿块,触及区域肿大淋巴结,如锁骨上淋巴结。

(4)实验室检查:粪便隐血试验常呈持续阳性,有辅助诊断意义。CEA 明显增高。

(5)上消化道造影

①早期胃癌:

a.隆起型(Ⅰ型):高度＞5mm、小而不规则的充盈缺损。

b.表浅型(Ⅱ型):胃小沟、胃小区破坏呈不规则颗粒状,可见轻微凹陷小龛影。

c.凹陷型(Ⅲ型):深度＞5mm、形态不规则的龛影,并可见黏膜皱襞中断。

②进展期胃癌:

a.蕈伞型:多为界限清楚的不规则分叶状充盈缺损、胃腔狭窄及胃壁僵硬。

b.浸润型:胃腔变形和胃壁僵硬,病变部位蠕动消失;当全胃广泛受累时,胃容积缩小且形态固定则谓之"皮革胃"。

c.溃疡型:恶性龛影往往大而浅,位于胃轮廓之内;外形不规则呈半月形,多尖角;龛影周围绕以较宽的透亮带即"环堤征":环堤内见结节状、指压迹状充盈缺损;上述征象称"半月综合征"。

d.黏膜皱襞破坏、中断、消失,局部胃蠕动消失。

(6)内镜检查:是诊断早期胃癌的有效方法,与细胞学检查、组织病理学检查联合应用,可大大提高诊断阳性率。

(7)CT 表现:正常胃壁厚度＜5mm,注射对比剂后有明显强化,可表现为单层、部分二层或三层结构。胃癌可表现为胃壁不规则增厚,增厚的胃壁内缘多凹凸不平;也可表现为突入腔内的分叶状或菜花状软组织肿块,表面不光整,常有溃疡形成;伴或不伴胃腔狭窄。增强扫描增厚的胃壁或腔内肿块有不同程度的强化。胃周围脂肪线消失提示癌肿已突破浆膜层。CT 对诊断肝脏、腹膜后等部位转移很有帮助。

(二)MRI 表现

(1)胃壁局限性不规则增厚或表现为突入胃腔内的分叶状或菜花状软组织肿块,表面不光整,常伴有溃疡形成;T_1WI 上呈等信号或稍低信号,T_2WI 呈高信号或稍高信号;增强扫描呈中等至明显强化(图 5-2-2;图 5-2-3;图 5-2-4)。

(2)伴有溃疡的肿块在 T_2WI 可见溃疡内高信号的积液:胃周围脂肪线消失提示癌肿已突破浆膜层(图 5-2-5A、B);肝脏内转移表现为多发结节状病灶,T_1WI 呈稍低信号,T_2WI 呈高信号。

(3)腹腔内及腹膜后淋巴结增大提示淋巴结转移可能,增强扫描肿大淋巴结有轻度强化。

(4)胃癌的 MRI 分期

①Ⅰ期:胃腔内肿块,无胃壁增厚,无邻近或远处转移。

②Ⅱ期:胃壁厚度＞10mm,但癌肿未超出胃壁。

③Ⅲ期:胃壁增厚,并侵犯邻近器官,但无远处转移。

④Ⅳ期:有远处转移。

(5)鉴别诊断

①胃淋巴瘤:单发或多发结节、肿块,边缘光滑或轻度分叶,T_1WI 呈等或稍低

信号,T_2WI呈等或稍高信号,增强扫描呈轻中度强化。病变范围广泛可越过贲门或幽门侵犯食管下端或十二指肠,胃壁增厚明显,常＞10mm,但仍保持一定的扩张度和柔软性。胃与邻近器官之间的脂肪间隙存在,常伴有腹腔内淋巴结肿大。

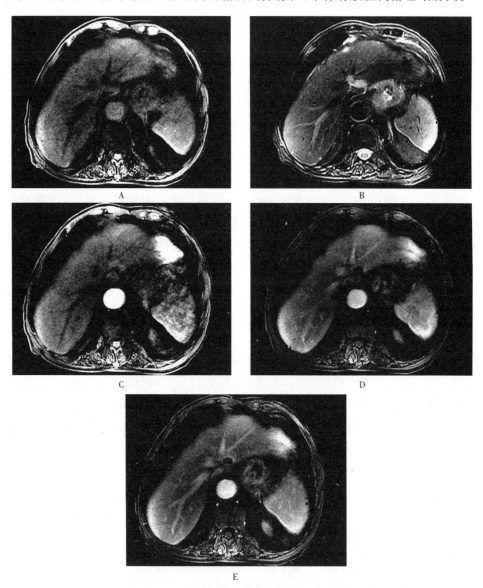

图 5-2-2　胃贲门癌

A.T_1WI,贲门部菜花状软组织肿块,表面不光整,呈等低信号;B.T_2WI,病灶呈稍高信号,肿块伴有溃疡,溃疡内可见高信号积液;C～E.增强扫描肿块呈不均匀中等度强化

②胃间质瘤:是发生于胃黏膜下的肿瘤,病变部位黏膜撑开展平,但无连续性中断,胃壁尚柔软,T_1WI呈等或稍低信号,T_2WI呈稍高信号,增强扫描一般呈明

显强化:肿瘤大多位于胃体呈外生型生长,腔内型少见;当黏膜表面受侵破溃时,可见气体、液体或口服对比剂积聚。

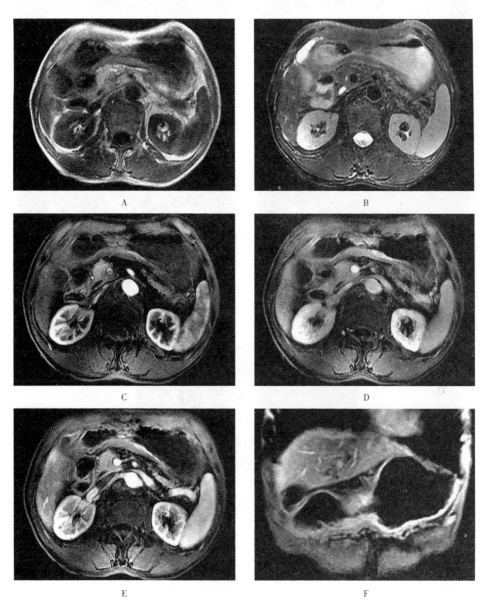

图 5-2-3 胃体癌

A.B.T_1WI 和 T_2WI 胃体部胃壁不规则增厚,黏膜中断,胃腔狭窄,T_1WI 及 T_2WI 上病灶均以等信号为主,但与正常胃壁相比信号欠均匀;C～F.增强扫描病灶中等度强化,与正常胃壁信号具有明显差异,病灶侵犯黏膜层、黏膜下层和肌层

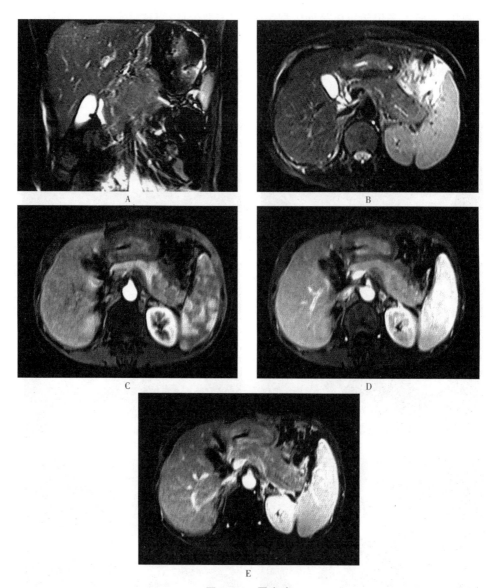

图 5-2-4　胃窦癌

A、B.冠状面和横断面 T_2WI 见病灶位于胃窦部，T_2WI 呈稍高信号；周围组织受压表现，胃周围脂肪线消失；C～E.分别为增强扫描动脉期、门脉期、延迟期，胃窦部病灶不均匀强化

三、直肠癌

直肠癌是发生于乙状结肠直肠交界处至齿状线之间的癌肿，是消化道常见的恶性肿瘤，男性多见，好发年龄为 40～50 岁。

(一)诊断要点

(1)直肠癌早期无明显症状。

(2)直肠刺激症状,排便习惯改变,便意频繁,便前肛门有下坠感、里急后重、排便不尽感,晚期有下腹部疼痛。

(3)癌肿侵犯致肛管狭窄时,大便变形、变细,当造成肠管部分梗阻后,有腹痛、腹胀、肠鸣音亢进等症状。

(4)癌肿破溃或感染时大便表面带血及黏液,甚至是脓血便。

(5)直肠指检:是诊断直肠癌最重要的方法,可了解癌肿的部位、距肛缘的距离及癌肿的大小、范围、固定程度及其与周围脏器的关系。

(6)内镜检查:包括直肠镜、乙状结肠镜和结肠镜检查,内镜检查不仅可在直视下肉眼观察病变,而且可取活体组织进行病理学检查。

(7)腔内超声:用腔内探头可检测癌肿浸润肠壁的深度以及有无邻近脏器的侵犯。

(8)CT表现:早期仅一侧直肠壁局限性增厚,随着病变发展可侵犯肠管全周,肿瘤向内外扩展形成肿块,侵犯直肠周围间隙。直肠周围淋巴结肿大表现为直肠周围脂肪间隙内(直肠系膜)出现直径>1cm的结节状软组织影。

(二)MRI表现

(1)肠壁局限性或全周弥漫性不规则增厚,伴有蕈伞状肿块,管腔不规则狭窄。SE-T_1WI肿瘤表现为等信号或等、低混杂信号,T_2WI肿瘤为高或稍高信号。

(2)增强扫描直肠癌呈均匀或不均匀强化,延迟期肿瘤边界、病变段肠壁的外缘显示更加清晰,有利于判断肿瘤在肠壁的浸润深度及直肠系膜受侵的程度(图5-2-5)。

(3)MRI检查可以明确诊断直肠系膜是否受侵,在临床外科手术治疗中具有重要意义。当T_2WI脂肪抑制序列显示肠周脂肪间隙出现肠壁外结节状软组织影,并T_1WI动态增强扫描明显强化,则为直肠系膜受侵的特征性表现。

(4)直肠癌Dukes分期(改良方案)

①A期:肿瘤局限于肠壁。

A_0肿瘤局限于黏膜层或原位癌

A_1肿瘤侵及黏膜下层

A_2肿瘤侵犯肌层

②B期:肿瘤穿透肠壁,侵入肠周脂肪间隙或邻近器官,无淋巴结转移,尚可切除者。

③C期:不论肿瘤局部浸润范围如何,已有区域淋巴结转移者。

C_1肿瘤附近淋巴结有转移

C_2 肠系膜血管根部淋巴结有转移

④D 期：远处脏器有转移，如肝、肺、骨骼、脑等；远处淋巴结如锁骨上淋巴结转移；肠系膜血管根部淋巴结伴主动脉旁淋巴结有转移；腹膜腔广泛转移；冰冻盆腔。

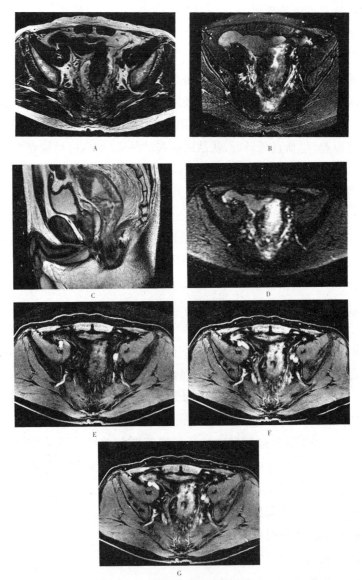

图 5-2-5　直肠癌（累及乙状结肠）

A～C.分别为 T_1WI 横断面、抑脂 T_2WI 横断面和 T_2 矢状面,直肠上段及乙状结肠下段肠壁弥漫性不规则增厚,呈等 T_1、稍长 T_2 信号,肠腔狭窄;D.DWI 病灶呈稍高信号;E～G.增强扫描病灶呈不均匀强化

（储　伟）

第三节 肝脏常见疾病

一、节段型弥漫病变

节段型弥漫病变包括节段型脂肪肝、亚急性肝炎和局灶性纤维化融合。

1.脂肪肝

节段型脂肪肝的特点是脂肪浸润呈节段分布，与肝灌注有关。肝细胞脂肪变出现在糖尿病、肥胖、营养过剩、肝移植、酗酒及化学中毒的患者。典型的局灶型脂肪聚集发生在镰状韧带、胆囊窝或下腔静脉旁。SE 序列 T_1WI 上，由于节段脂肪浸润，肝脏局部区域信号轻度增高。CRE 化学位移同相位像上，正常肝实质和脂肪浸润区的信号相似，反相位像显示病变区的信号强度减低。用脂肪抑制技术观察脂肪浸润引起的低信号最有效。

2.急性和亚急性肝炎

肝脏炎性疾病由许多病因引起，包括原发性、药物性、病毒性、酒精性以及结石造成的胆管阻塞。肝损害严重时，肝实质信号在 T_1WI 减低，在 T_2WI 增高。另外，节段性肝萎缩可表现为轻度信号异常。

MRI 检查是了解急性肝炎的方法之一，但应用经验不多。最敏感的序列是屏气 GRE 钆对比剂动态增强扫描动脉期成像。动脉期扫描时间的精确性决定其对轻度急性肝炎的敏感性。在门静脉填满而肝静脉未填充对比剂时，能显示肝脏不规则强化。这种异常强化具有标志性，可保持到静脉期和延迟期，并随病情加重而加重，随病情缓解而缓解。对于大多数患者，最佳动脉期扫描时间是在肘前静脉给药后 18～22 秒之间，注射速度 2mL/s，20mL 生理盐水冲洗。目前没有其他影像技术对急性肝炎更敏感。MRI 是唯一可评价轻度肝炎的影像方法。

急性肝炎时肝实质不均匀强化的机制不明。动脉期相对高信号的区域可能代表异常。门静脉炎性改变可能降低门脉肝内分支的压力，导致相应节段的肝动脉优先供血。炎症也可能改变血管的调节作用，使血管扩张，相应区域的肝动脉血流增加。对比剂动态增强 MRI 有独特的优势，所显示包括血流动力学在内的病理生理学改变是病理组织学检查难以完全揭示的。

二、结节型弥漫病变

结节型弥漫病变的特征为肝内出现多发的结节状异常信号灶，包括肝硬化、Willson病、肝结节病和布-加综合征等疾病。

1.病毒感染后肝硬化

肝硬化是肝细胞反复损害所致的一种慢性反应,以再生和纤维化为特征。常见病因有酗酒及乙型、丙型肝炎病毒感染。肝细胞再生形成满布肝内的结节。

伴随肝硬化的纤维化病变的 MRI 特征是在延迟扫描时逐步强化。这是钆对比剂由血管内进入纤维化区域的细胞间隙所致。肝硬化的典型强化模式为由细网状和粗线状纤维带勾画出再生结节的轮廓。如果出现活动性肝炎,纤维组织带发生水肿,并在 T_2WI 呈高信号;肝组织在动脉期多呈不规则斑片状不均匀强化。门静脉扩张和食管胃底静脉丛曲张提示门脉高压征。

肝硬化再生结节(RN)发生在肝硬化基础上,内含相对更多的肝实质,主要由门脉系统供血。这些结节直径常小于 1cm,在门脉期达到强化高峰。RN 聚集铁,在 $CRET_1WI$ 和单次激发脂肪饱和 $FSET_2WI$ 呈低信号,在钆对比剂增强扫描时轻度强化。

肝不典型增生结节(DN)是癌前病变,其发育不良有逐渐升级可能性,最终发展成肝细胞癌。典型的 DN 大于 RN,几周或几个月后会增大。DN 的 MRI 表现与肝细胞癌重叠,也会轻度升高 T_1WI 信号和降低 T_2WI 信号。肝细胞癌的特点是 T_2WI 信号增高、标志性的动脉期快进快出强化、静脉期及平衡期边缘强化、直径常大于 $2\sim3cm$。高级别 DN 与肝细胞癌的重叠率可能更高,且有快速转变为肝细胞癌的潜力。

2.Willson 病

发病机制为体内铜经过胆汁排泌减少,导致铜在肝脏、大脑、角膜蓄积中毒。铜在肝内门脉周围区域及肝血窦周围沉积,引起炎性反应与肝硬化。铜在肝细胞内与蛋白质结合,故无顺磁性效应。Willson 病最常见的表现是肝硬化。因 RN 内铁沉积,T_2WI 表现为全肝小结节影,弥漫分布,信号强度与病毒感染所致肝硬化相似。

3.结节病

为一种常见的系统性肉芽肿病变。偶见于肝、脾和膈下淋巴结。周边纤维化的非干酪性上皮样肉芽肿发生于门脉及其周围区域。肝脾肿大,伴有或不伴有大量微小结节。在 T_2WI 结节信号低于肝实质,注射 Cd-DTPA 后强化。

4.布-加综合征(Budd-Chiari 综合征)

布-加综合征是一种由于肝静脉或下腔静脉阻塞导致的临床综合征。临床表现无特征性,但有潜在致命性。原发的布-加综合征由急性肝静脉血栓形成。现在,布-加综合征被用来描述任何形式的病理为肝静脉或下腔静脉血栓形成的疾病。肝静脉内血栓形成常源于高凝状态,多发生于女性,特别在怀孕、产后状态、狼疮、败血症、红细胞增多症、新生物,如肝细胞癌的基础之上。

肝静脉流出受阻导致充血和局部缺血,时间过长导致萎缩和纤维化,形成肝弥漫性再生结节(NRH)。未累及肝叶代偿性肥大。尾叶的血液直接汇入下腔静脉,尾叶通常不受累,代偿性肥大明显。肝静脉回流是可变的,其他肝叶通常备用,故代偿性肥大的区域可变。

在布-加综合征急性期,缺乏肝内和肝外血管的侧支代偿。肝静脉阻塞后,肝组织继发性充血水肿、区域压力增高,使肝动脉和门静脉血供减少,但尾叶和中心区肝实质受累相对较轻。在 T_2WI,急性期外周区域的肝实质信号不均匀增高;在 MRI 增强扫描动脉期强化程度减低,且强化不均匀,反映肝组织局部血流减少。

在亚急性期,MRI 平扫时肝实质信号特点与急性期相似,而动态强化特点则有本质的不同。动脉期肝实质外周区的强化表现较尾叶和中心区明显;延迟期全肝强化渐均匀,仅周边不均匀轻度强化。肝实质外周区的早期强化可能反映了肝内静脉侧支血管形成。屏气 GRE 静脉期和延迟期显示急性期和亚急性期肝静脉血栓最佳。

在慢性期,由于肝动脉和门静脉之间交通,门静脉的血液反流以及肝内、肝外小静脉侧支形成,血液向外分流,肝组织压力逐渐恢复正常,尾叶和中心区肝实质与外周区肝实质在 MRI 平扫和增强扫描时的信号差别均减少。另外,逐渐形成的肝实质纤维化使 T_2WI 信号减低。所以,T_2 信号可以反映急性期水肿和慢性期纤维化的程度。此期在 MRI 很少能见到直观的肝静脉血栓。但尾叶代偿性肥大具有特征性,其他未受累肝叶也同样代偿性肥大。受累肝叶萎缩、纤维化。纤维化区域在延迟期强化并逐渐增强。

本病 NRH 的组织成分类似于正常肝细胞和库普弗细胞,故 MRI 不易显示。通常在 T_1WI 呈高信号,在 T_2WI 呈等～低信号(与腺瘤类似),GRE 钆增强扫描时动脉-静脉期明显强化,应与肝细胞癌鉴别。由肿瘤直接侵犯形成的肝静脉栓塞,最常见于肝细胞癌。GRE 屏气 T_1WI 钆对比剂增强扫描时,如栓子呈软组织强化,提示肿瘤栓塞。

三、肝豆状核变性

肝豆状核变性(HLD)也称 Wilson 病,是一种常染色体隐性遗传铜代谢障碍性疾病。由先天性酶缺陷导致铜代谢异常,引起神经系统豆状核变性和肝脏坏死后肝硬化、角膜色素环(即 K-F 环)形成等全身性疾病,多于 10～40 岁出现症状。

(一)诊断要点

1. 起病缓慢,首发症状

在 10 岁以前以肝损害多见,10 岁以后以神经系统损害多见,部分患者有家族史。

2.肝脏损害

表现为非特异性慢性肝损害症状,如食欲不振,肝区疼痛,肝肿大,脾功能亢进,病情加重则有黄疸、腹腔积液、肝性脑病等。

3.神经系统损害

主要表现为锥体外系症状,可出现多种多样的不自主运动,如肢体震颤、舞蹈样动作及共济失调,构音不清等。

4.精神症状

主要表现为情感障碍和动作、行为异常,如表情冷漠或兴奋躁动,动作幼稚或攻击行为,少数可有幻觉妄想。

5.角膜检查

可见 K-F 环。K-F 环为角膜边缘部铜沉着形成的绿褐色环,一般在裂隙灯下能见到。

6.铜生化测定

血清铜降低,铜蓝蛋白显著降低(正常值 20～40mg/dL),24 小时尿铜量显著增加。

7.CT 表现

主要是非特异性肝硬化表现。

(二)MRI 表现

慢性肝炎或肝硬化表现,肝内可见结节影,T_1WI 呈高信号或稍高信号,T_2WI 呈低信号,这可能与在肝硬化出现之前,铜在肝脏内聚集的顺磁作用有关。T_2WI 上低信号结节周围有时可见高信号的炎性分隔(图 5-3-1)。

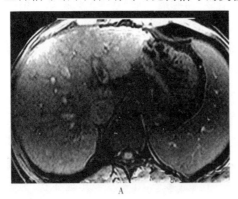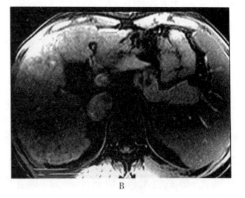

A   B

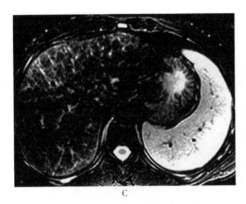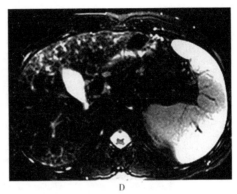

C　　　　　　　　　　　　　　　　　D

图 5-3-1　肝豆状核变性

　　A、B.T₁WI 示肝内弥漫分布结节，呈高信号或稍高信号，脾脏明显肿大；C、D.T₂WI 示多发结节呈低信号，其周围分隔呈高信号

四、肝脓肿

（一）病理和临床

　　肝脓肿分细菌性、阿米巴性和真菌性，以细菌性最多见。细菌性肝脓肿一般为继发性感染，通过胆道、门静脉、肝动脉、直接蔓延或外伤等途径侵入肝脏；阿米巴性肝脓肿一般继发于肠阿米巴病；而真菌性肝脓肿多见于体质差、免疫功能低下的患者。早期病理改变为肝实质局部充血、水肿和坏死，然后形成脓腔，后期见周围有较多的纤维肉芽组织增生形成脓肿壁。

　　典型临床表现为骤起寒战、高热、大汗，肝区或右上腹痛并伴有厌食、乏力和体重减轻等。右下胸及肝区叩击痛，白细胞计数及中性粒细胞增多，肝功能可出现不同程度的损害。

（二）诊断要点

　　（1）脓肿可单发或多发，单房或多房。典型肝脓肿表现为 T₁WI 圆形、卵圆形或分叶状低信号区，T₂WI 呈大片高信号，中心信号更高。脓肿壁可清楚显示，呈单环或双环。单环表示脓肿壁由肉芽组织形成，T₁WI 呈等或低信号，T₂WI 呈略高信号，而双环表示壁内层为肉芽组织，外层为胶原纤维增生，T₁WI 及 T₂WI 均为低信号，增强后呈脓肿壁呈环状强化。

　　（2）急性期脓肿周围水肿充血，T₁WI 呈稍低信号，T₂WI 呈稍高信号。脓肿壁动脉期呈明显强化，延迟期与肝实质呈等信号，因此较 T₂WI 所示病灶范围缩小。

　　（3）病灶内出现气体影，有时形成气液平面，此为脓肿特征性征象，但出现概率小。MRI 表现为无信号区，需与钙化区别，根据形态和位置鉴别不难。

（4）多房性脓肿在 T_2WI 高信号区内见低信号分隔影，增强后分隔强化，呈蜂窝状改变。（见图 5-3-2）。

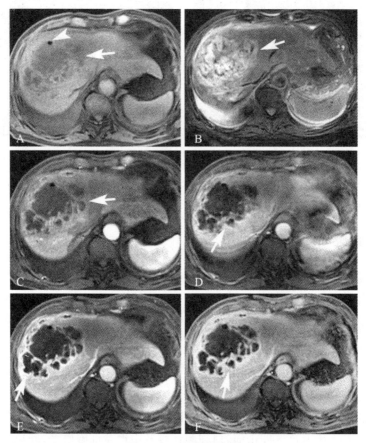

图 5-3-2 肝右叶脓肿

A.抑脂 T_1WI，肝右叶内多房低信号灶（白箭），并可见气体影（白箭头）；B.抑脂 T_2WI，病灶呈不规则高信号（白箭），内见低信号分隔影，边界欠清；C～F 增强抑脂 T_1WI，病灶呈明显蜂窝状强化，延迟期强化更明显，病灶边界较平扫清楚（白箭）

（三）鉴别诊断

主要须与 HCC、胆管细胞癌、转移瘤、囊腺瘤、血管瘤等鉴别。结合病史多可鉴别。

（四）特别提示

不典型肝脓肿为脓肿早期或蜂窝织炎阶段，脓肿未液化或小部分液化，增强后不均匀强化，内夹杂未强化区，诊断有一定难度，应结合临床资料及其他检查，必要时还需通过复查才能做出正确的诊断。

五、肝局灶性结节状增生

(一)病理和临床

肝局灶性结节状增生(FNH)是肝脏的肿瘤样增生性疾病,目前认为血管畸形或血管受损所致的肝细胞反应性增生可能是潜在的发病机制,口服避孕药可能为刺激因素。病灶边界清楚,无包膜,以中央放射状纤维瘢痕为特点,并将正常肝细胞分成结节状,失去正常肝小叶结构,中心瘢痕内见厚壁畸形血管。主要见于20~50岁女性,一般无明显症状,常体检发现。

(二)诊断要点

(1)T_1WI呈稍低或等信号,T_2WI呈稍高或等信号,除中心瘢痕外信号均匀。中心瘢痕在T_2WI上呈高信号具特征性,主要与瘢痕内慢血流、炎症反应及水肿有关。

(2)动态增强动脉期除瘢痕外呈明显均匀强化,有时瘢痕中心或病灶周边可见增粗、扭曲的血管影,门脉期和延迟期病灶呈略高或等信号,而中心瘢痕在延迟期逐渐强化,与对比剂积聚有关,为FNH的特征性表现,但出现率并不高。

(3)FNH不典型表现包括多发、无星状瘢痕或瘢痕不强化、假包膜形成、病灶内出血坏死或脂肪浸润等。

(三)鉴别诊断

本病主要须与纤维板层状肝癌、血管瘤、腺瘤、富血供转移瘤等鉴别。FNH在T_2WI上和正常肝细胞信号差别不大,无包膜且增强后除瘢痕外强化均匀等特征多可与其他疾病鉴别。

(四)特别提示

FNH为良性占位性病变,不恶变,与恶性肿瘤的鉴别尤为重要。不典型FNH会给诊断带来一定困难,应用肝脏特异性造影剂(如 Gd-BOPTA,Mn-DPDP)有助于提高诊断的准确性,必要时也可行放射性核素扫描。

六、肝细胞癌(HCC)

(一)临床表现

(1)原发性肝癌大体病理分为如下几型,a.膨胀型:癌肿边界清楚,有纤维包膜形成(假包膜),常伴肝硬化,其亚型有单结节型和多结节型。b.浸润型:癌肿边界不清,多不伴肝硬化。c.混合型(浸润、膨胀):分单结节与多结节两个亚型。d.弥漫型。e.特殊型,如带蒂外生型、肝内门静脉癌栓形成而见不到实质癌块等。

组织学上肝癌的细胞类型有:肝细胞型、胆管细胞型与混合型。纤维板层样

HCC 为一种特殊类型。

(2)MRI 是检查肝细胞癌的重要方法,尤其对于小肝癌的诊断价值更大。T_1WI 上高信号者除病灶内出血、脂肪变性外,还和肿瘤的分化程度及病灶内金属含量有关。

(3)MRI 平扫和动态增强扫描可对 TACE 治疗的疗效进行评价。存活组织 T_2WI 表现为高信号,增强扫描有强化表现而坏死区无强化。

(二)MRI 诊断

(1)原发性肝细胞癌在 T_1WI 上多为低信号,大的肿瘤因中心出血坏死在低信号中夹杂斑片状或点状的高信号或更低信号。但小肝癌 T_1WI 上高信号更为常见。在 T_2WI 上多为稍高信号,约占 90% 左右。

(2)包膜是 HCC 的一个重要特征,有以下几种表现:T_1WI 和 T_2WI 均未能显示;T_1WI 上低信号,T_2WI 未能显示;T_1WI、T_2WI 上均为低信号;T_1WI 上为低信号,T_2WI 上外层为高信号,内层为低信号。

(3)增强扫描:显示"快进快出"的强化特征。动脉期肿瘤明显强化,由于病灶中心多伴有液化坏死,强化不均匀,往往表现为周边强化,小肝癌(80%以上)呈均匀强化。门脉期大部分病灶呈低信号。

七、胆管细胞癌

(一)临床表现

(1)胆管细胞癌来源于肝内胆管上皮细胞,发病率较低。

(2)其最常见的肝内胆管扩张类型为弥漫性的轻度胆管扩张伴有肿瘤周围的局部胆管的重度扩张,占 35%。

(二)MRI 诊断

(1)外周型胆管细胞癌 T_1WI 上常为低信号,T_2WI 上常为不均匀略高信号,边界不清,无包膜征。如肿瘤内含纤维成分多而黏液和坏死成分少,T_2WI 上为略高信号或等信号,如含黏液成分多,则在 T_1WI 上为明显的低信号,T_2WI 上为明显的高信号。肿瘤内偶见到纤维性中心疤痕,T_1WI 和 T_2WI 上均为低信号。

(2)常伴有肝内胆管的扩张,位于病灶内或病灶周围,如有肝门淋巴结的肿大或肝门区转移,则压迫肝门部胆管,导致左右叶的肝内胆管均轻到中度扩张。

(3)MRI 增强扫描显示为少血供肿瘤,边缘可强化。

(4)胆管细胞癌偶尔也可包绕血管,如门静脉、肝静脉或下腔静脉,但癌栓形成少见。

八、肝脏转移瘤

（一）临床表现

按血供的丰富与否可将转移性肝癌大致分为3类。

1.血供丰富

来源于肾癌、绒毛膜上皮癌、恶性胰岛细胞癌、平滑肌肉瘤、类癌、甲状腺癌、部分肠癌等。

2.血供中等

如结肠癌、乳腺癌、肾上腺癌、精原细胞瘤、黑色素瘤等。

3.血供稀少

如胃癌、胰腺癌、食管癌及肺癌等。

（二）MRI诊断

(1)转移性肝癌在 SE T_1WI 和 T_2WI 上的信号变化多种多样。T_1WI 上多为中等低信号，T_2WI 上为中等高信号。典型表现为"靶征"或"牛眼征"，即在 T_2WI 上病灶中心可见到更高信号，表明含水量增加，坏死或伴有出血等。恶性黑色素瘤转移至肝脏时可表现为 T_1WI 上高信号，T_2WI 上低信号，可能是其含有顺磁性物质所致。

(2)约20%的病例可见到瘤周的"晕征"，表现为 T_2WI 上病灶周围的略高信号环，表明瘤周水肿。

(3)卵巢癌和结肠癌还可发生肝包膜下种植性转移，表现为沿肝包膜的局限性结节。

(4)增强扫描：大多数转移灶血供不太丰富，因此门脉期成像显示最佳，典型表现为病灶边缘环形强化。

（储 伟）

第四节 胆系、胰腺和脾常见疾病

一、胆系肿瘤

（一）胆囊癌

1.临床表现

(1)本病好发于50～70岁，女性多见，主要表现为右上腹痛、黄疸、消瘦等，约70%合并胆囊结石、慢性胆囊炎。

(2)乳头型胆囊癌需要与胆囊良性隆起型病变，如息肉、肉芽肿、腺瘤等鉴别，后者多小于 1cm,没有肿瘤的浸润转移征象。

(3)肝癌侵犯胆囊与胆囊癌侵犯肝脏在一些晚期患者有时较难鉴别,下列征象有助于鉴别:胆囊癌伴肝内胆管扩张的概率高于肝癌;胆囊癌强化明显,持续时间长;软组织肿块内合并结石影,支持胆囊癌的诊断;肝癌容易形成门静脉癌栓,而胆囊癌很少形成门静脉癌栓;临床表现:肝癌有肝炎、肝硬化、AFP 阳性等。

2.MRI 诊断

(1)肿瘤在 T_1WI 呈低信号,T_2WI 呈高信号。

(2)浸润型表现为胆囊壁局限或广泛的不规则增厚,增强扫描明显强化;结节型表现为胆囊壁向腔内突起的单发或多发乳头状结节,大于 1cm,增强扫描病灶强化;肿块型表现为胆囊窝内边界不清的软组织肿块,增强扫描明显强化。

(3)邻近肝组织呈长 T_1、长 T_2 信号改变,提示肝脏受浸润。

(4)腹水、淋巴结肿大、肝内多发结节为转移征象,后者可有典型的"牛眼征",增强扫描呈环形强化。

(二)胆管癌

1.临床表现

(1)胆管癌按部位分肝内型、肝门型、肝外胆管型、壶腹型,以大胆管多见。

(2)按肿瘤生长方式可分为浸润型、结节型和乳头型,以浸润型多见,影像学检查常不能发现明显肿块,而只表现胆道梗阻。

(3)临床上以进行性黄疸多见,可有上腹胀痛不适,剧痛和发热较少。

(4)肝门部胆管癌较特殊,是指发生于肝左右管及其汇合部和肝总管上段 2cm内的癌肿,分为 4 型,以Ⅳ型肿瘤同时侵及肝总管和肝左右管最常见。

2.MRI 诊断

(1)胆管癌导致的梗阻病变近侧胆管扩张,扩张常较显著,呈迂曲囊状,远端截然中断,局部见肿块,肿块 T_1WI 呈低信号,T_2WI 呈高信号。

(2)增强扫描动脉期肿块强化不明显,门脉期和延迟扫描肿块强化明显。或表现为病变部位管腔明显变窄,局部管壁明显增厚,增强扫描管壁强化明显。

(3)MRCP 可显示胆道系统的病理改变形态,病变近侧的胆管扩张如"软藤样",远侧胆管不显影,断端截然。

(三)先天性胆管扩张症

先天性胆管扩张症,又称为先天性胆总管囊肿,其发病与胰胆管合流异常、胰液向胆管反流、胆管壁先天性薄弱、胆总管远端梗阻等有关。多见于女性,男女之比为 1∶4～1∶3,以 10 岁以下女孩多见。本病好发于东方国家。

根据胆管扩张的部位、范围和形态,分为五型。Ⅰ型(囊肿型):为胆总管囊状

（ⅠA）、节段性（ⅠB）或梭形（ⅠC）扩张，占 80％～90％；Ⅱ型（憩室型）：为胆总管真性憩室，占 2％；Ⅲ型（膨出型）：为胆总管十二指肠内段局限性扩张，占 1.4％～5％；Ⅳ型：分为肝内、外胆管多发扩张（ⅣA），占 9％，及肝外胆管多发扩张（ⅣB），罕见；Ⅴ型：为肝内胆管多发扩张即 Caroli's 病（见下页）。

1.诊断要点

(1)临床症状和体征

①间断性黄疸、腹痛、腹部肿块为三大典型临床症状。但仅有 1/3 的患者具有此典型症状。

②小儿患者多表现为持续性黄疸及右上腹肿块。肿块在检查时大小可有变化。

③可并发胰腺炎、胆管炎、胆结石及胆管癌。

④如果压迫门静脉可产生门静脉高压。

(2)经皮肝穿刺胆道造影（PTC）和逆行胰胆管造影（ERCP）：可显示囊肿的部位、数量、大小和形态，有时能发现胰胆管汇合处异常。

(3)消化道钡餐造影：主要征象为十二指肠降段右移和前移，十二指肠水平段下移。

(4)CT 表现：胰头区或肝门区圆形囊性低密度区，壁薄而均匀，边缘光滑锐利；肝内胆管扩张程度和胆总管扩张程度不成比例；胆总管囊肿可继发胆管结石和胆管癌。

2.MRI 表现

(1)MRCP 可以显示球形或梭形扩张的胆管，单发或多发，肝内胆管远端分支无扩张。

(2)合并结石：扩张胆管内常合并结石，T_2WI 呈低信号影。

(3)合并癌变：随年龄的增长发生率增加。可见囊肿内局限性软组织肿块，增强后肿块强化。

(4)胆总管囊肿多存在胆胰管畸形合流，多为胆管、胰管在十二指肠壁外合流。

（四）Caroli's 病

Caroli's 病属于常染色体隐性遗传性疾病，病理改变为先天性肝内胆管囊状扩张，常合并肾及胰腺病变。分为两型：Ⅰ型的特点为肝内胆管囊状扩张，一般没有肝硬化和门静脉高压，胆石症和胆管炎发生率较高；Ⅱ型的特点为肝外周小胆管扩张而近端大胆管不扩张，有肝硬化和门静脉高压，不伴结石或胆管炎。两型都可伴肾小管扩张，重者可形成海绵肾。两型中Ⅱ型较常见。

1.诊断要点

(1)症状：腹痛、恶心、呕吐、黄疸等。合并肝脓肿时，有发热及败血症表现。

（2）体征：肝脏肿大。

（3）并发症：可合并肾囊性病，包括肾小管扩张症、皮质囊肿和染色体遗传性肾脏疾病。

（4）Caroli's病Ⅱ型：有门静脉高压和肝硬化的表现。

（5）经皮穿刺胆管造影（PTC）和内镜逆行胰胆管造影（ERCP）检查：可见肝内胆管呈囊状扩张。

（6）CT表现：肝内散在大小不等的囊状、管状、分支状低密度影，CT值接近水，囊内可见小点状、分隔状高密度影，增强扫描囊状扩张胆管内有点状明显强化的门静脉分支；肝外胆管可表现正常、狭窄、轻度扩张或合并胆总管囊肿；有时可合并胆管结石。

2.MRI表现

（1）囊样扩张的胆管在T_1WI表现为均匀的低信号，在T_2WI表现为均匀的高信号，信号强度通常均匀。但如果囊内和胆管内出现结石、泥沙或炎性物质，信号强度通常不均匀。

（2）MRCP是显示扩张的囊腔和胆管相延续的有效序列，肝内胆管呈局限性或广泛性扩张，呈串珠样改变。

（五）十二指肠乳头旁憩室综合征

十二指肠乳头旁憩室（PAD），是指起自十二指肠大乳头周围2～3cm范围内的外向性囊袋状突起。是消化系统常见病，约占十二指肠憩室的70%，以50岁以上多发，女性发病率稍多于男性。由于解剖位置与胆胰管关系密切，常可引起胆管及胰管的梗阻症状，临床上称之为十二指肠乳头旁憩室综合征。按憩室和乳头的位置关系分型：乳头上型，憩室位于乳头上方；乳头下型，憩室位于乳头下方；边缘型，乳头开口于憩室的边缘；憩室内乳头（IDP），乳头开口于憩室内。

1.诊断要点

（1）症状和体征：主要症状多为胰、胆道疾病的表现及部分消化道症状，如右上腹疼痛、黄疸、发热、腹胀、腹腔积液、恶心、呕吐、腹泻及便血等。

（2）实验室检查：当PAD压迫胆管及胰管致其阻塞时可有胆红素升高、肝功能损害等。

（3）ERCP：可直视乳头区憩室开口和胆胰管的位置关系及胆胰管病变。

（4）CT表现：十二指肠内侧与胰头间类圆形囊袋状气体影，其内可见"气-液"平面或网状影，囊袋与十二指肠相通，有时可见胆总管及胰管扩张。

2.MRI表现

（1）横断面及冠状面表现为十二指肠内侧与胰头间类圆形囊状影，其内容物一

般表现为 T_1WI 低信号、T_2WI 高信号。

（2）MRCP 表现为突出于十二指肠内侧的囊袋状高信号影，且与十二指肠黏膜相延续。MRCP 可显示 PAD 和胆胰管开口位置关系及其梗阻扩张程度。

（3）胆总管下段受压变窄，肝外胆管扩张或胆胰管开口于 PAD，肝内外胆管、胰管均有扩张。

（4）合并胆胰病变包括胆总管及肝内胆管结石、胰腺肿胀、胰周脂肪层模糊及渗出等。

二、胰腺癌

胰腺癌是消化系统较常见的恶性肿瘤之一，发病率占全身恶性肿瘤的 $1\%\sim4\%$，占全部胰腺恶性肿瘤的 90%，近年有逐年增高趋势。本病多见于 40 岁以上，男性多于女性，男女之比为 1.8：1。胰腺癌好发于胰头部（60%～70%），胰体部次之（10%～15%），胰尾部最少（5%），弥漫性胰腺癌占 15%～20%。90% 的胰腺癌为导管细胞癌。胰腺癌恶性程度很高，预后极差，易发生局部侵犯、血管和神经受累，也易发生淋巴结及肝转移。1 年生存率低于 20%，5 年生存率低于 3%。

（一）诊断要点

1.症状与体征

（1）胰腺癌的早期可疑症状有：黄疸、上腹部不适、腰背部疼痛、体重减轻等。

（2）上腹痛：中上腹不易定位的隐痛、钝痛，进行性加重，多因腹腔神经丛受侵犯引起腰背痛，典型腰背痛为仰卧时加重。

（3）进行性阻塞性无痛性黄疸是胰头癌的特征性表现，80% 的患者可出现黄疸，胆管完全阻塞后，大便呈"白陶土色"，尿色越来越深，皮肤瘙痒。

（4）消化道症状：纳差、腹胀、消化不良、腹泻或便秘。

（5）其他：约 10% 的患者有发热，20%～60% 的患者有糖尿病症状，少数患者有急性胰腺炎发作，偶可扪及上腹部肿块及腹腔积液。

2.实验室检查

（1）乳糖转移酶同工酶-Ⅱ（GT-Ⅱ）：腺癌的敏感性为 67.2%，特异性为 98.2%。

（2）胆红素测定：黄疸者血清胆红素升高，常超过 $256\mu mol/L$，高于胆石症和急性胰腺炎所致的黄疸。总胆红素 $>3400\mu mol/L$，直接胆红素/总胆红素 >0.6 提示有胆道梗阻。

（3）胰腺癌标记物：糖类抗原 19-9（CA19-9，正常值 $<37U/mL$）增高，测定范围为 $400\sim192000U/mL$，阳性率在 70%～80%。

3.超声检查

胰腺局部增大的实质性低回声肿块，边界欠清楚，形态不规则，多伴有胆胰管扩张。

4.ERCP

主胰管管壁僵硬,管腔狭窄或扩张,胰管中断、不显影,或对比剂排空延迟。

5.CT 表现

(1)平扫为等密度或略低密度肿块,伴有或不伴有胰腺轮廓的改变是胰腺癌的直接征象。胰头癌表现为胰头圆隆和球形扩大,胰体尾有不同程度的萎缩;胰头钩突增大圆隆、局限性隆凸或呈分叶状,高度提示肿瘤的可能;胰体尾癌常表现为明显的局部肿大和分叶状肿块。

(2)胰腺癌是少血供病变,动态增强扫描动脉期表现为低密度,静脉期和延迟扫描有强化或边缘强化,强化程度低于正常胰腺组织。

(3)胰头和钩突癌多伴有胆管和胰管阻塞性扩张:梗阻部位以上的胆管(包括胆囊)扩张,梗阻端呈突然截断或变形;50%～60%的胰腺癌因肿瘤堵塞致胰管扩张;16%的胰头和钩突癌显示"双管征"。

(4)胰周血管受侵表现为:血管周围脂肪层消失;血管被肿块包绕;血管形态扭曲僵硬、变细或边缘不光整;血管癌栓形成致管腔扩大,增强扫描轻度强化。

(5)继发潴留性囊肿:癌肿破坏胰管造成胰液外溢所致,多发生在胰腺内。

(6)转移征象:淋巴结性转移常见部位依次是腹腔干、肠系膜上动脉、腹主动脉及下腔静脉旁淋巴结肿大。血行转移常见于肝脏,呈多发性低密度病灶。

(二)MRI 表现

1.直接征象

(1)肿块常见发生部位依次是胰腺钩突、胰头和胰体尾部。

(2)肿块<3cm 时胰腺形态和轮廓可以没有明显变化。

(3)病灶在 T_1WI 为低信号,脂肪抑制 T_1WI 信号更低,部分病例为等信号;T_2WI 大部分呈高信号,部分为等信号,坏死灶信号更高。

(4)Gd-DTPA 动态增强扫描胰腺癌呈渐进性强化,动脉期强化不明显,正常胰腺组织明显强化,两者对比明显,有利于显示平扫 T_1WI 上表现为等信号的小病灶;延迟期呈轻到中度强化,胰腺癌组织的强化达峰时间在延时 2 分钟以后。

2.间接征象

(1)胰头部圆隆和球形扩大,胰体尾有不同程度的萎缩。

(2)胰头钩突失去正常平直的三角形而变为圆隆、局限性隆凸或出现分叶时,则高度提示肿瘤的存在。

(3)MRCP 可以出现以下表现:

①胰头和钩突癌可致胆管、胰管均阻塞扩张呈"双管征"(图 5-4-1),且扩张的

胆管与胰管不相交汇;肝内胆管扩张呈"软藤征"。

②扩张的胆总管于肿瘤层面呈"截断征"(图 5-4-1)。

③胰腺颈、体部癌病灶段胰管狭窄或闭塞中断,远端胰管不同程度扩张,个别病例可形成潴留囊肿。

(4)胰周血管受侵、淋巴结肿大、肝脏转移等,对胰腺癌的术前分期和评估有重要意义。

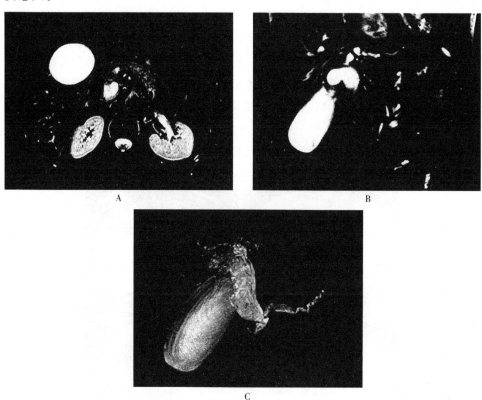

图 5-4-1　胰头癌

A、B.横断面和冠状面脂肪抑制 T_2WI 肿瘤位于胰头部,胆管扩张,胆囊明显增大,扩张的胆总管于肿瘤层面呈"截断征";C.MRCP 示胆总管和胰管均明显扩张——"双管征"

3.DWI 诊断

胰腺病变目前还在探索阶段,有研究表明在高 b 值(b＝1000s/mm^2)时,ADC 值对胰腺癌检测的敏感度为 96.2％,特异度为 98.6％。DWI 胰腺癌原发灶、淋巴结转移和肝转移灶均呈高信号,有利于病灶的检出及定性诊断。

4.鉴别诊断

(1)发生在胰头部的胰腺炎性肿块与胰腺癌的鉴别诊断见本节慢性胰腺炎。

(2)体尾部的胰腺癌还应与胰腺神经内分泌肿瘤鉴别。

三、脾脏肿瘤

（一）脾脏血管瘤

1.病理和临床

脾脏血管瘤是脾脏最常见的良性肿瘤，常为海绵状血管瘤。大多数血管瘤较小，生长缓慢，单发或多发，无包膜，与正常脾脏分界不清。

一般无临床症状，较大的血管瘤可压迫周围组织和器官产生相应的症状。

2.诊断要点

（1）与正常脾脏信号相比，血管瘤在 T_1WI 上呈低信号，T_2WI 呈明显高信号。

（2）动态增强后强化模式主要有三种：早期明显强化并持续强化；早期边缘强化，延迟期病灶充填呈均匀强化；早期边缘强化并向中心逐渐充填，中心见星状瘢痕。

（3）巨大血管瘤可因并发出血、梗塞、血栓形成而表现多样。

（见图 5-4-2）。

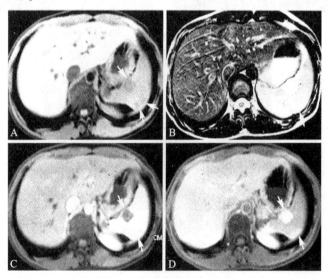

图 5-4-2　脾脏多发血管瘤

A.T_1WI，脾脏内见多发低信号灶（白箭）；B.T_2WI，病变呈明显高信号；C.D.分别为增强动脉期及延迟期 T_1WI，病灶早期边缘强化，延迟期病灶充填均匀强化呈高信号（白箭）

3.鉴别诊断

本病主要须与脾囊肿、错构瘤、血管肉瘤等鉴别。

4.临床表现

脾脏正常实质 T_2WI 信号较高，因此脾脏血管瘤在 T_2WI 上信号不像肝血管瘤那么明显增高，诊断时应注意。

（二）脾脏淋巴瘤

1.病理和临床

脾脏淋巴瘤是脾脏最常见的恶性肿瘤,分为原发或继发,大体病理上分为均匀弥漫型、粟粒结节型、巨块型和多发肿块型。

临床主要表现为脾大及其所造成的压迫症状,部分病例可表现为发热。

2.诊断要点

(1)淋巴瘤的信号与脾脏实质的信号相似,故平扫不易发现病灶,而仅表现为脾大和轮廓异常。

(2)动态增强扫描病灶轻度强化,与正常强化的脾脏相比呈相对低信号,典型时病灶呈"地图"样分布。

(3)往往伴有脾门淋巴结及后腹膜淋巴结肿大。

(4)治疗后的淋巴瘤可有囊变、坏死或纤维化,信号不均。

(见图 5-4-3)。

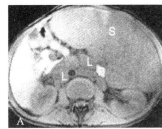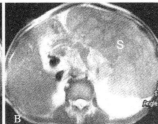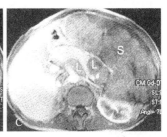

图 5-4-3 脾脏淋巴瘤

A.抑脂 T_1WI,脾脏明显肿大(S),信号普遍降低,边缘呈分叶状,脾门及后腹膜淋巴结肿大(L);胰尾呈高信号(P);B.T_2WI,脾脏(S)信号增高,内见多发结节状影,肿大淋巴结(L)呈高信号改变;C.增强 T_1WI,胰腺均匀强化呈高信号(P),胰尾受压变形,脾脏(S)内结节状强化,淋巴结(L)轻微强化

3.鉴别诊断

单发时须与血肿、错构瘤鉴别,多发病灶须与脾转移瘤鉴别。

4.临床表现

脾脏多发淋巴瘤与转移瘤单纯依靠影像学鉴别有时困难,必须密切结合临床资料。均匀弥漫型脾脏淋巴瘤影像无法诊断,仅表现为脾大。

（三）脾脏转移瘤

1.病理和临床

脾脏转移瘤并非少见,一般见于恶性肿瘤广泛转移患者,多为血行转移。

临床上多有肿瘤病史,常伴有消瘦、发热、贫血等。

2.诊断要点

(1)大多数为多发结节灶,轮廓不清。

(2)一般 T_1WI 呈低信号, T_2WI 呈高信号,若为黑色素瘤转移,则 T_1WI 呈高信号, T_2WI 呈低信号。

(3)增强后早期无明显强化,延迟期见轻度边缘强化,典型者呈"牛眼"状或"靶心"状,与明显强化的脾实质形成对比。(见图 5-4-4)。

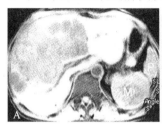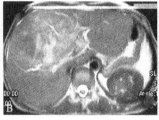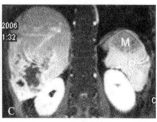

图 5-4-4 脾脏转移瘤

A.T_1WI,脾脏上极见类圆形肿块(M),呈等低混杂信号,边缘尚光整,P 为正常脾脏,肝内见巨大占位;B.T_2WI,肿块呈等高混杂信号,与正常脾组织分界清;C.增强 T_1WI 冠状位延时期,肿块轻中度强化(M),较正常脾脏(P)强化程度低,肝内占位亦见延时强化

3.鉴别诊断

本病主要须与脾淋巴瘤鉴别。

4.临床表现

脾脏转移瘤患者大多数伴有肝脏转移,故检查时应同时注意肝脏有无改变。多数脾转移瘤脾脏一般不大,这对诊断很有帮助。

(储 伟)

第五节 肾上腺及肾脏疾病

一、嗜铬细胞瘤

嗜铬细胞瘤是一种产生儿茶酚胺的肿瘤,起源于肾上腺、交感神经节或其他部位的嗜铬细胞。

(一)临床表现与病理特征

嗜铬细胞瘤 90% 发生在肾上腺的髓质。嗜铬细胞瘤多为良性,血运丰富,肿瘤体积大,常有出血,以 20～40 岁多见。典型临床表现为高血压和代谢性改变。化验检查尿中香草基扁桃酸及 3-甲氧基肾上腺素的测定有诊断意义,常有血糖升高、甲状腺功能亢进等内分泌改变。

(二)MRI 表现

嗜铬细胞瘤瘤体较大,MRI 检查表现颇具特征性,T_1WI 上信号强度类似肌肉,比肝脏低，T_2WI 由于富含水分和血窦呈明显高信号，强度甚至可高于脂肪。肿瘤内部容易囊变、坏死，肿瘤内不含脂肪。增强检查时肿瘤实体部分发生明显强化，早期呈网格状或多房样强化，延迟扫描信号逐步升高趋于均匀，坏死、囊变不强化。

（三）鉴别诊断

1.肾上腺腺瘤

有包膜，同侧残存肾上腺及对侧肾上腺萎缩性改变，嗜铬细胞瘤瘤体较大，有坏死、囊变、出血，T_2WI 呈特异性高信号。

2.肾上腺皮质癌

瘤体积大，也可有坏死、囊变，但强化程度不如嗜铬细胞瘤。

二、肾上腺腺瘤

（一）病理和临床

肾上腺腺瘤是肾上腺最常见的肿瘤，大多为单发，肿瘤较小，呈圆形或卵圆形，边界清楚，其病理特点是细胞内含有丰富的类脂质成分。

无功能性腺瘤一般无临床症状；有功能性腺瘤依分泌的激素不同而有不同的临床表现，如库欣综合征、原发醛固酮增多症。

（二）诊断要点

（1）与周围肝实质信号相比，腺瘤 T_1WI 可为低信号、等信号或略高信号，T_2WI 呈等或略高信号。（见图 5-5-1，图 5-5-2）。

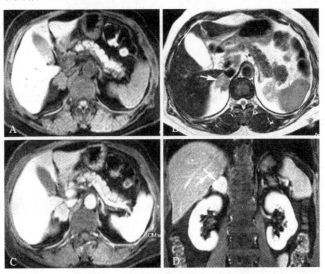

图 5-5-1　右侧肾上腺腺瘤

A.T_1WI，右侧肾上腺低信号结节（白箭）；B.T_2WI，结节呈略高信号，欠均匀；C、D.分别为横轴位和冠状位增强 T_1WI，肿瘤中等均匀强化（白箭）

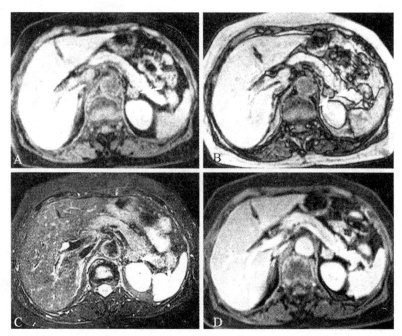

图 5-5-2　左侧肾上腺腺瘤

A、B.分别为 T_1WI 正、反相位,左侧肾上腺稍低信号结节(白箭),反相位图像中隐约见小点状更低信号区(白箭头);C.T_2WI,结节呈略高信号,稍欠均匀;D.增强 T_1WI,肿瘤轻度均匀强化

（2）化学位移成像法对本病诊断较可靠,能检出细胞内类脂质成分,表现为反相位肿瘤信号较正相位下降,一般下降 20% 可以考虑腺瘤。

（3）增强扫描示肿瘤中等均匀强化,亦是腺瘤典型表现。

（4）少数腺瘤可囊变、出血。

（三）鉴别诊断

本病主要须与肾上腺结节状增生、转移瘤、嗜铬细胞瘤、腺癌等鉴别。

（四）特别提示

化学位移正相位和反相位成像法对鉴别肾上腺腺瘤和非腺瘤有重要价值。对小腺瘤的显示,MRI 不如 CT。

需特别提醒的是,肾上腺腺癌大多亦具有功能,可分泌激素,临床表现与腺瘤可完全相同。MRI 上,对于体积较大(直径＞5cm)的肾上腺肿瘤,如果 MR 信号混杂、强化不均匀,应考虑腺癌。

三、肾上腺转移瘤

肾上腺转移瘤是肾上腺较为常见的恶性肿瘤之一,在肿瘤血行转移的脏器中占第四位,较原发肾上腺皮质癌多见。肾上腺转移瘤多为非功能性的,其原发肿瘤以肺癌和乳腺癌最常见,其次为肾癌、胃癌、胰腺癌、结肠癌和黑色素瘤。

(一)诊断要点

1.症状与体征

(1)大部分肾上腺转移瘤患者无症状,可因体检或腹部其他检查偶然发现。

(2)少数患者当双侧肾上腺被严重破坏时,可导致继发性肾上腺皮质功能减退表现,如全身乏力、精神萎靡、食欲不振、血压降低、高血钾和低血钠等。

(3)出现原发恶性肿瘤相应的临床表现。

2.CT 表现

CT 扫描可显示病变部位、形态、轮廓与密度,增强扫描病灶可呈中度强化或边缘环形强化。

(二)MRI 表现

(1)肾上腺转移瘤在 MR 影像学上无明显特异性,转移瘤多发生于肾上腺髓质,大小不等,双侧居多,也可仅累及单侧。肿瘤边缘不规则,轮廓可呈分叶状。

(2)较小的肿瘤信号均匀,边界清晰光滑。而较大者,由于继发出血和中央区坏死而出现信号不均匀,T_2WI 信号有明显升高。T_1WI 瘤体信号等于或稍低于肝脏,少数呈等或略高信号。

(3)增强扫描动脉早期强化较少见,仅有少数肿块边缘强化。一般于动脉晚期病灶强化较为明显,并于延迟期持续强化。少数病例有对比剂快速消退的现象,与肾上腺腺瘤相似,但皮质腺瘤早期强化显著,且化学位移图像有利于鉴别。

四、肾上腺髓样脂肪瘤

肾上腺髓样脂肪瘤是肾上腺少见无分泌功能的良性肿瘤。发病率男女大致相同,以 50～59 岁多见,青春期前不发病。肿瘤起源于肾上腺皮质或髓质,由脂肪和骨髓组织按不同比例混合而成,约 20％发生钙化。

(一)诊断要点

1.症状与体征

(1)多数无症状,往往因其他检查而发现。

(2)当肿瘤巨大压迫邻近器官时,则引起压迫症状,如腹痛、腰背痛、血尿、高血压等。

(3)肿瘤较大时,腹部可扪及深而固定的肿块。

2.静脉尿路造影

肾脏可见受压移位征象。

3.CT 表现

CT 可以了解病灶位置、大小、形态、边界及包膜情况,可以清晰显示病灶内部的脂肪组织成分及钙化,增强扫描病灶内软组织成分可有强化。

(二)MRI 表现

(1)肿瘤单侧多见,直径多在 10cm 以下,少数可较大,多为类圆形,偶为分叶状,轮廓清晰,有包膜。

(2)肿块信号不均,其内含有不规则短 T_1、长 T_2 高信号灶,且与皮下脂肪信号相当,在脂肪抑制序列上信号被抑制。

(3)增强扫描可见少许强化,绝大部分呈无强化区。

(4)在化学位移图像上,反相位无信号丢失,因为只有水和脂肪比例大致相等时才会丢失信号,而髓样脂肪瘤中含有大量脂肪。

(5)髓样脂肪瘤亦有肾上腺外异位病例,病灶可位于盆腔等处。

(6)鉴别诊断:肾上腺髓样脂肪瘤主要应与发生在肾上极并突入肾上腺区的血管平滑肌脂肪瘤鉴别,两者均为含脂肪的肿块,观察肾上极是否完整有利于两者的鉴别。

五、肾上腺成神经细胞瘤

成神经细胞瘤又称神经母细胞瘤,是起源于交感神经系统的恶性肿瘤,肿瘤实质主要由未分化的交感神经细胞组成,是儿童最常见的颅外实性恶性肿瘤,占所有儿童期肿瘤的 8%～10%,多见于 5 岁以下,80% 发生于 3 岁以内,10 岁以上罕见,以男性好发。发生部位最多在腹膜后区,尤其肾上腺部位,其次为纵隔、盆腔和颈部等部位,发生在肾上腺者,多来源于肾上腺髓质。

(一)诊断要点

1.发病年龄

多在 5 岁以下,一半以上的患者在初诊时已有转移,婴儿早期以肝转移多见,幼儿及小儿以骨转移为主。

2.症状与体征

(1)全身症状:不明原因的消瘦、厌食、低热,有时有顽固性腹泻。

(2)腹部体征:腹部巨大的实质性肿块,质地坚硬,表面有多个结节。

(3)转移征象:侵及肝、脾引起肝脾肿大;侵及骨髓,常有贫血、疼痛;侵入椎管,压迫脊髓,可致下肢瘫痪;转移到皮肤可致皮肤结节;侵及颅骨,常致突眼和眶周淤斑等。

3.实验室检查

尿 3-甲氧-4 羟苦杏仁酸(VAM)明显高于正常值可以确诊,见于 75% 的患者。

4.CT 表现

典型表现为肾上腺区巨大混杂密度肿块,常合并坏死、出血。瘤体内部可见斑点状及细沙样钙化,增强扫描呈不均匀强化。

（二）MRI 表现

(1)肿瘤多位于肾上腺区,一般较大,呈分叶状或不规则形。

(2)早期有肾脏受压向外、向下移位,肾皮质完整;晚期肾脏受累并可侵犯脊柱旁组织。

(3)肿瘤 T_1WI 呈不均一低信号,T_2WI 上信号强度显著增高;由于瘤内常有出血、坏死而致肿块信号不均;钙化灶在 T_1WI、T_2WI 均呈低信号。

(4)增强扫描病灶呈不均匀强化,实质内见紊乱的肿瘤血管,坏死、囊变区显示更清楚。

(5)肿瘤易越过中线侵犯对侧结构,并包埋大血管,腹膜后淋巴结广泛肿大。

(6)MR 对骨髓转移较 CT 敏感。

(7)鉴别诊断

①肾母细胞瘤:为肾内肿瘤,边界多清楚,钙化少见。残肾可位于肿物之前,内侧很少越过中线,侵犯血管多见癌栓,而少见血管包埋征象。

②肾上腺皮质癌:为肾上腺区边界清楚的圆形或分叶状肿块,少数有钙化和囊变,一般不越过中线。

六、新生儿肾上腺出血

新生儿肾上腺出血大多数血肿可自行吸收,少数因急性肾上腺功能衰竭而死亡。此病病因尚不明确,一般认为与围生期缺氧、酸中毒、应激、产伤和继发循环障碍等密切相关。

（一）诊断要点

(1)常有窒息、羊水早破、胎吸、产钳助产史,也可见于败血症和抗凝治疗后。

(2)腹部包块、黄疸、贫血等。

(3)一般不会发生肾上腺功能不全,因大多数只损伤退化的胎儿肾上腺皮质。

(4)超声检查:早期出血部位为无回声区。

(5)CT 表现:早期表现为肾上腺区高密度包块,其后逐渐演变为等密度和低密度。

（二）MRI 表现

(1)亚急性期血肿在 T_1WI、T_2WI 上均为较高信号,脂肪抑制像无明显信号下降。

(2)血肿开始液化时,MR 仍呈较高信号,以 T_1WI 为甚,T_2WI 可见高信号区被黑色低信号环包绕,提示为血肿周围含铁血黄素沉着。

（3）增强扫描,血肿通常无强化。

（4）最终血肿完全吸收或者形成长 T_1、长 T_2 信号的囊肿。

（5）鉴别诊断:本病需与肾上腺囊性神经母细胞瘤鉴别,后者通常表现为囊状包块,动态观察包块不缩小。

七、肾上腺囊肿

肾上腺囊肿较少见,可发生于任何年龄,30～50 岁多见,女性多于男性,男女之比为 1∶3。肾上腺囊肿左侧较右侧多见,双侧者约占 15%。在病理上分为四类:①内皮性囊肿约占 45%,最常见,源于血管或淋巴管内皮细胞;②假性囊肿约占 39%,多由于肾上腺出血、感染后形成;③表皮样囊肿约占 9%;④寄生虫性囊肿约占 7%,以包虫囊肿多见。

（一）诊断要点

1.症状与体征

（1）小囊肿可无任何症状和体征,常偶然被发现。

（2）较大囊肿可引起相邻器官的压迫症状,与其他较大的肾上腺肿瘤相似。

（3）上腹部可触及光滑、有囊性感、境界清楚的圆形肿块,可有轻压痛。

2.超声检查

可检出 2cm 以上的囊肿,可分辨出囊性或实性病灶。

3.CT 表现

典型 CT 表现为圆形或椭圆形薄壁囊性水样密度灶,增强扫描无强化。

（二）MRI 表现

（1）真性囊肿 T_1WI 为水样低信号,T_2WI 为均匀高信号,呈圆形或卵圆形,边界光滑。继发出血和(或)感染后信号可不均匀,或出现等信号。

（2）假性囊肿 MR 信号常不均匀,可见分隔样改变,有时可见较长液平,囊肿周围可见环形低信号,提示为钙化。肾上腺假性囊肿出现钙化的概率仅次于神经母细胞瘤。

（3）单纯囊肿在 DWI 序列呈低信号,假性囊肿及单纯囊肿继发出血和(或)感染后 DWI 信号不均匀。

（4）各型囊肿增强扫描均无明显强化,若伴有感染、出血等继发改变时有时可见囊壁强化。

（5）鉴别诊断:肾上腺囊肿容易与肝、脾、胰尾和肾囊肿相混淆,鉴别诊断的最有效方法就是多方位扫描观察肾上腺的形态是否存在,若肾上腺形态无改变,囊肿可能来源于邻近器官;如果在肾上腺区发现囊肿,又未见正常肾上腺,此囊肿可能来源于肾上腺。

八、肾上腺损伤

肾上腺损伤不多见,这是由于肾上腺体积较小以及其所处的特定解剖位置,但在车祸及高处坠落等严重事故所致的胸、腹复合性伤患者中可伴发肾上腺损伤。男性多于女性,主要表现为肾上腺血肿,以右侧多见,双侧血肿罕见。

(一)诊断要点

1.症状与体征

多表现为胸、腹部复合伤,如胸背痛、呼吸困难、腰腹痛;可有急腹症的表现,如腹肌紧张、压痛、反跳痛;多有肾区叩击痛。

2.CT 表现

可显示肾上腺血肿的形态、大小和密度,血肿的密度取决于其期龄。

(二)MRI 表现

(1)肾上腺区见不到正常肾上腺结构,可见短 T_1、长 T_2 信号包块,边界清晰,以冠状面脂肪抑制像显示最为清晰。

(2)血肿以右侧多见,增强扫描病灶通常无强化。

(3)合并损伤:常合并其他脏器损伤,如肝、脾、胰、肾、肺以及脊柱、肋骨骨折等。

九、泌尿系统肿瘤

(一)肾血管平滑肌脂肪瘤

1.临床表现

(1)肾血管平滑肌脂肪瘤是最常见的肾良性肿瘤,由不同比例的血管、平滑肌和脂肪组成。

(2)分为合并结节硬化型和不合并结节硬化型,前者多为青少年,发生在两侧,瘤体小;后者则多为中年成人,单侧,瘤体较大。合并结节硬化者,临床有三大特征,即面部皮脂腺瘤、癫痫发作、智力迟缓。不合并结节硬化型者小的无症状,大的可有腹痛、血尿和腹部包块。

(3)主要与肾脂肪瘤和脂肪肉瘤鉴别:后两者肿块内均可有脂肪成分,但肾脂肪瘤内信号均匀,增强扫描不强化;脂肪肉瘤表现为不规则的软组织信号肿块,有侵蚀性,边界模糊不清,内可无脂肪信号。肾细胞癌内脂肪成分罕见。但要注意肾癌和肾错构瘤可同时发生在同一人身上。

2.MRI 诊断

(1)一般表现为肾实质边界清楚的混杂信号肿块,内有脂肪组织的信号,T_1WI

呈高信号,T_2WI 呈中等信号,STIR 呈低信号。

(2)增强扫描前者表现为条索状不规则不均匀强化,瘤内的血管平滑肌强化,而脂肪不强化。

(3)当两肾均有错构瘤时,应进一步检查颅脑,以观察有无结节性硬化。

(二)肾细胞癌

1.临床表现

(1)肾细胞癌简称肾癌,是泌尿系统最常见的恶性肿瘤。起源于肾近曲小管的上皮细胞,没有包膜,但常有纤维组织假包膜。肿块内常有出血、坏死、囊变、钙化。

(2)临床表现血尿、腰痛和包块。

(3)鉴别诊断,①肾血管平滑肌脂肪瘤:肿块内有脂肪成分是其特点。②肾盂癌:肿块主体在肾窦内,肾盂、肾盏呈离心性受压移位,肾影一般不大,轮廓外突不明显。但肾盂癌明显侵及肾实质时,很难与肾癌鉴别。③肾转移瘤:可有原发肿瘤史,肿块常两侧多发。④肾炎性肿块:如肾结核肉芽肿、肾脓肿等,肾炎性肿块一般没有假包膜,需要结合病史、临床症状和化验检查等综合诊断,必要时做穿刺活检。

2.MRI诊断

(1)肾实质内圆形、类圆形或不规则分叶状肿块,与正常肾组织分界清楚或不清,多数肿块 T_1WI 为低信号,T_2WI 为高信号,信号常不均匀,肿块周围可见假包膜,在 T_2WI 显示清楚,呈一低信号环。

(2)增强扫描动脉期肿块明显强化但不均匀,静脉期强化程度低于正常肾实质,同时可能见到肾门、主动脉旁淋巴结肿大,肾静脉或下腔静脉内癌栓形成,表现为血管增粗,增强扫描血管癌栓动脉期明显强化,静脉期可表现为充盈缺损或血管完全不显影。肾癌可穿破肾包膜进入肾周间隙,常位于肾筋膜内,也可侵及肾筋膜并直接侵犯邻近组织。

(三)肾母细胞瘤

1.临床表现

(1)肾母细胞瘤又称肾胚胎瘤,Wilms 瘤,好发于 3 岁以下儿童,是小儿腹部最常见的恶性肿瘤。多为一侧性,肿块常巨大,临床上常以腹部巨大包块而就诊。

(2)肿块来源于未分化的中胚叶组织,可见未分化的上皮性和间叶性混合组织,后者可化生肌肉、脂肪、血管、软骨和骨组织。

(3)鉴别诊断,①肾细胞癌:尽管两者形态学上有部分相似,但年龄的明确差异可作为鉴别诊断依据。②肾上腺神经母细胞瘤:也表现为儿童后腹膜巨大肿块,但它属肾外肿瘤,故肾只是受压移位,肾实质没有异常改变。

2.MRI诊断

(1)肾母细胞瘤一般表现为儿童一侧肾区巨大软组织肿块,肿块在 T_1WI 呈略低信号, T_2WI 为稍高信号,信号不均匀,肿块内可有出血、坏死、钙化和囊变,周围有假包膜。

(2)增强后肿块呈轻微不均匀强化。若同时见到肾门、主动脉旁淋巴结肿大,肾静脉或下腔静脉内癌栓形成(血管增粗,增强扫描血管内有充盈缺损影)则诊断更加明确。

(3)本病容易血行转移至肺、肝、腹膜后及纵隔等。

(四)肾盂癌

1.临床表现

(1)肾盂癌85%～95%为移行细胞癌,有沿黏膜表面浸润种植的倾向。血尿为最重要的临床表现,90%以上为无痛性、间歇性肉眼血尿。

(2)极少数肾盂癌病例表现为延迟后明显增强。

(3)MRU 对较小的肾盂癌难以显示,因此并不是 MRI 诊断肾盂癌的必需序列;MRI 冠状位成像对肾脏内部结构及周围组织显示更好;压脂序列有利于肿瘤的显示。

(4)MRI 对判定肾盂周围脂肪、肾盂肌层及肾实质的累及比较准确,因此可以区分早期和进展期肿瘤,但对黏膜层和浅表浸润的分辨有困难。

(5)肾癌和肾盂癌的鉴别诊断具有很重要的临床意义,因为两者的根治手术方式完全不同。肾癌为富血供肿瘤,常引起肾轮廓的改变,常侵犯肾静脉或下腔静脉,而肾盂癌多累及输尿管上端。

(6)合并肾结石者的肾盂癌应特别注意,由于肾结石与肿瘤症状重叠,血尿、腰痛易忽视,常易发生诊断延误,结石和肿瘤信号不同,MRI 可以鉴别。肾盂血块、结石、囊肿信号均有特异性,MRI 鉴别不难。

2.MRI诊断

(1)局限型肾盂癌早期表现为肾盂内实质性占位,多呈乳头状或菜花状生长,轮廓较规整;浸润型肾盂癌表现为以肾盂为中心生长,并向周围肾实质浸润生长的肿块。

(2) T_1WI 呈稍低信号或等信号, T_2WI 为稍高信号,少数为等信号,在长 T_2 信号尿液对比下病灶显示更为清楚,肿块所在的肾大盏或肾盂常因占位而显得饱满,肾窦间隙狭窄或闭塞消失。

(3)当肿瘤组织发生缺血坏死、囊变、出血,可表现为 T_1WI 混杂低信号, T_2WI 混杂高信号。出血的肿瘤组织中可见小片状高信号;浸润型信号较不均匀,常表现

为 T_1WI 混杂低信号,T_2WI 混杂高信号。

(4)肾盂癌血供少,增强后皮质期仅轻度强化,有较大囊变坏死者强化可不均匀,实质期及肾盂期肿瘤增强的信号提高不明显,而相邻肾实质的强化显著,因此肿瘤形成相对的低信号影。

(5)MRU 上,当肾盂肾盏中肿块明显时,可表现为充盈缺损影。

(五)肾脏淋巴瘤

肾脏淋巴瘤分原发性和继发性,二者均属于结外淋巴瘤,以继发性为主,原发性罕见。肾脏淋巴瘤绝大部分为非霍奇金淋巴瘤(NHL),以 B 细胞型为主。NHL 各年龄段均可发病,以青少年及中老年人多见,儿童 NHL 更易侵犯淋巴结外组织。肾脏原发性淋巴瘤占结外原发淋巴瘤的 0.7%。肾脏继发性淋巴瘤多由腹膜后淋巴瘤浸润所致。

1.诊断要点

(1)症状和体征

①腰部疼痛,可伴有腹部包块、血尿等。

②常伴全身症状,如发热、消瘦、盗汗,最后出现恶病质。

③原发性淋巴瘤血常规及骨髓穿刺活检无明显异常,无其他部位淋巴结肿大。

④继发性淋巴瘤可触及全身多发浅表淋巴结肿大。

(2)CT 表现:双肾单发或多发异常密度区,平扫为低密度,密度均匀,边缘清楚,增强扫描轻度强化,与肾实质相比为明显低密度。

2.MRI 表现

(1)肾脏淋巴瘤影像表现形式多样,可表现为多发病灶、单发病灶、腹膜后淋巴肿直接蔓延、肾周淋巴瘤、肾脏弥漫性浸润和肾窦累及。

(2)多发结节灶,可弥漫分布,局部融合成片。

(3)肾脏大小正常或体积明显增大,引起肾弥漫性浸润致皮髓分界模糊、消失,局部肾脏轮廓不规则。

(4)肾脏淋巴瘤的坏死相对少见,病灶信号比较均匀,平扫 T_1WI 呈低信号,T_2WI 呈等或稍低信号,DWI 呈高信号。由于淋巴瘤血供不丰富,增强扫描轻度强化,在皮髓期、实质期和排泌期的强化程度均低于正常肾实质。

(5)由于淋巴瘤比较柔软,肾血管的包绕和推移虽然常见,但肾血管的狭窄、闭塞和瘤栓相对少见。

(6)鉴别诊断

①肾细胞癌:单个病灶的肾淋巴瘤需与肾癌相鉴别,大部分肾癌为富血供肿瘤,其强化呈早期明显不均匀强化,而淋巴瘤呈轻度强化,少数乏血供肾癌则鉴别

较困难,部分肾癌可见出血及坏死、肾静脉内见癌栓形成,而淋巴瘤则很少坏死,静脉瘤栓罕见,对血管以包绕为主。

②肾转移瘤:两者影像表现极为相似,转移瘤多有原发肿瘤病史,较大肾转移瘤坏死较常见。

(储 伟)

第六节　腹膜疾病

一、腹膜假性黏液瘤

腹膜假性黏液瘤(PMP)是一种少见的腹膜肿瘤,发病年龄为 17～79 岁,平均为 53 岁。本病多由具有分泌黏液功能的黏液腺瘤或黏液腺癌破裂,种植转移到腹膜、网膜所致,其原发病常见于卵巢或阑尾,病理特点为腹腔内充满大量黏液样液体以及腹膜和网膜等处多发胶冻样肿物,被形象地称为"果冻腹"。

(一)诊断要点

(1)多数患者起病隐匿,进展缓慢,症状缺乏特异性,因此经常是在拟诊为卵巢肿瘤或阑尾炎进行剖腹探查时才意外发现。

(2)主要表现为腹痛、腹胀、恶心、呕吐、乏力、食欲不振、腹部肿块、腹围进行性增大及体重下降等。

(3)常为大量黏液样腹腔积液,流动性较差,腹腔穿刺常不易抽出,部分患者亦可以表现为无明显黏液的渗出液,甚至是血性液体。

(4)实验室检查:CEA、CA19-9、CA125 等可有升高,尤其是 CEA 具有重要的诊断意义,明显升高往往提示病变趋于晚期、恶性程度较高及预后不良等。治疗后复查肿瘤标志物,有预测肿瘤复发的意义。

(5)超声检查:腹腔内可见无数大小不等液性暗区,呈蜂窝状,边界欠清晰,肝脏、脾脏边缘可见"扇贝样"压迹,改变体位无腹腔积液流动征象。

(6)CT 表现:腹腔、盆腔内有大量液性低密度区,呈多囊状改变,其内伴有絮状、结节状或线样高密度分隔;网膜增厚,密度增高,伴有网膜饼样肿块或结节,有时可见弧形钙化更具有意义。

(二)MRI 表现

(1)腹腔、盆腔内有大量多囊状液性区,其内伴有絮状、结节状或线样分隔。肝脾等实质脏器边缘见"扇贝样"或"结节状"压迹。

(2)腹膜、大小网膜弥漫性不规则增厚呈"饼状",肠管受压移位,走行僵硬,厚

167

度为 1.0～2.0cm。

（3）病灶信号在 T_1WI 呈略低于肌肉信号，T_2WI 呈高信号，但低于水的信号。小肠集中于腹部中央，但无明显压迫改变，肠管内径多正常。

（4）增强扫描显示囊实性病变的囊壁、网膜、腹膜轻度强化，而囊内容物无明显强化。

（5）根据病变分布的范围可分为弥漫性和局限性，局限性腹膜假性黏液瘤边缘界限清楚，或无明显的壁结构。

（6）鉴别诊断

①结核性腹膜炎：临床常有午后低热、消瘦、盗汗等结核中毒症状，体检腹部柔软，有揉面感，MR 表现为肠系膜增厚合并大结节，结节中央可见坏死，增强扫描为边缘环状强化，多伴有淋巴结肿大或钙化，肝脏、脾脏表面一般不受侵犯。

②腹膜间皮瘤：表现腹膜结节性病灶合并大量腹腔积液，肝脏、脾脏表面可形成梭形压迹或凹陷，与腹膜假性黏液瘤表现相似，但腹膜间皮瘤增强扫描结节呈均匀强化，且极少伴有肠系膜或网膜异常。

③非黏液性腺癌的腹膜癌性转移：临床多表现为血性腹腔积液，MR 见散在腹膜实质结节伴局限性腹膜增厚，且常合并腹腔脏器和淋巴结转移。

④胰腺假性囊肿：局限性腹膜假性黏液瘤与胰腺假性囊肿相似，但后者临床常有胰腺炎病史，囊肿壁薄，信号不均匀。

二、腹膜炎

（一）临床表现

（1）腹膜炎以急性、继发性、弥漫性和非特异性较常见。常见的急性弥漫性化脓性腹膜炎多继发于胃肠、胆囊穿孔，或腹腔术后合并感染。原发性腹腔炎多见于女性青少年或脓毒败血症。

（2）结核性腹膜炎主要表现为腹腔积液及腹膜增厚。后者可以不均匀，呈污垢状、饼状或结节状，应慎与腹膜癌病相区别，前者常合并胸腔甚至心包腔积液，可能有肺结核或腹部区域的淋巴结核，后者在增强扫描中出现的环状强化有一定助诊意义。

（二）MRI 诊断

1.急性全腹膜炎

①游离气腹征；②腹膜增厚征；③腹腔积液征；④反射性肠淤张征；⑤肠壁增厚及粘连征；⑥胁腹脂线加宽、T_2WI 信号增高；⑦不同病因所致急性全腹膜炎还可能显示一定特殊性影像学表现。例如，来源于胆囊结石、炎症、穿孔者，其腹腔积液

主要分布在右肝下间隙、右肝上间隙和右结肠旁沟。在胆囊或前述区域内可能发现胆石。胃溃疡后壁穿孔所致全腹膜炎常并有网膜囊内积液、积气征象。

2.局限性腹膜炎

影像学表现主要在于它是局限在某一区域内，并不累及全腹。或者虽然整个腹部都有一定改变，但优势表现于某一局限部分。MR可显示局部腹腔积液，腹膜增厚及粘连（图5-6-1）。急性阑尾炎穿孔所致右下腹局限性腹膜炎，除了阑尾异常外，邻近脂肪组织受炎症浸润而 T_1WI 信号减低。

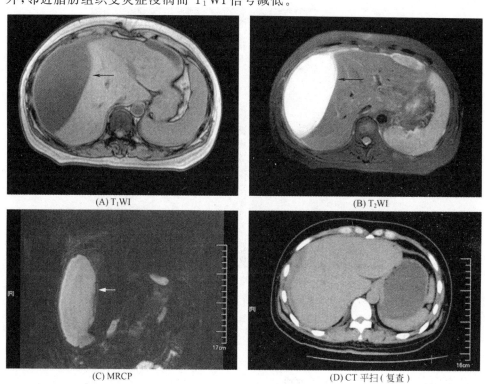

(A) T_1WI (B) T_2WI

(C) MRCP   (D) CT 平扫（复查）

图 5-6-1　局限性腹膜炎

女患者，45 岁。胆囊切除术后，胆汁漏。（A）、（B）示肝右侧见一梭形长 T_1 长 T_2 信号，最大截面积约为 7.0cm×12.5cm，肝脏明显受压（→）；（C）示右侧腹壁内侧见梭形高信号，邻近腹膜增厚，信号升高（→）。引流后复查 CT 好转脂肪组织受炎症浸润而 T_1WI 信号减低。

三、脂肪肉瘤

（一）病理和临床

脂肪肉瘤是较为常见的后腹膜原发恶性肿瘤，病理上分为分化良好的脂肪肉瘤、黏液性脂肪肉瘤、多形性脂肪肉瘤、圆细胞性脂肪肉瘤，但可同时含多种病理成分。

临床可触及腹部肿块,并推压邻近脏器如肾脏、输尿管等引起相应症状。

(二)诊断要点

(1)MRI 信号与肿瘤所含成分及肿瘤细胞的分化程度有关,脂肪成分 T_1WI 和 T_2WI 均呈高信号,抑脂后呈低信号,黏液成分 T_2WI 呈明显高信号。

(2)肿瘤内可见不规则细条状低信号纤维分隔影。

(3)增强后分化好的肿瘤无强化或轻微强化,而分化差的肿瘤往往缺乏脂肪信号,呈不均匀强化。(见图 5-6-2)。

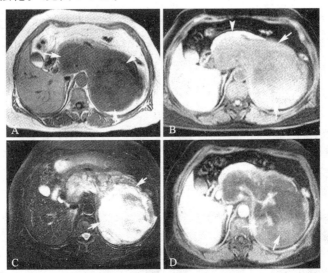

图 5-6-2　后腹膜脂肪肉瘤

A.T_1WI,肿瘤巨大(白箭),为低信号;B.抑脂 T_1WI,以等信号为主,胰腺(白箭头)明显受压前移;C.T_2WI,肿瘤呈等高信号,信号混杂;D.增强 T_1WI,肿瘤不均匀轻中度强化(白箭)

(三)鉴别诊断

本病主要须与后腹膜脂肪瘤、畸胎瘤、肾脏血管平滑肌脂肪瘤等鉴别,实体型脂肪肉瘤有时与其他肿瘤鉴别困难。

(四)特别提示

脂肪肉瘤 MRI 表现与脂肪细胞的分化程度、黏液组织的多少等病理成分密切相关,变化较大,诊断时应注意。若肿瘤巨大,有时定位都存在一定困难,通过多方位成像,观察脾静脉、门静脉轴线及腰大肌侵犯情况有助于定位诊断。

四、淋巴瘤

(一)病理和临床

后腹膜淋巴瘤为全身淋巴瘤的一部分,常表现淋巴结肿大、变硬及相互粘连。肿大淋巴结主要在腹主动脉、下腔静脉周围,有时髂血管和腹股沟淋巴结也可肿大。

早期无自觉症状,常无意中发现淋巴结肿大,以后出现发热、消瘦及贫血等。

（二）诊断要点

（1）受累淋巴结 T_1WI 呈等低信号，与肌肉信号相似，T_2WI 表现为相对低信号，主要由于肿瘤细胞比较密集，如淋巴结伴有水肿、炎症、不成熟的纤维组织可表现为明显高信号。

（2）早期淋巴结肿大呈单发或多发改变，无融合表现。淋巴结进一步增大并可融合成团，严重时造成邻近大血管或器官移位。以腹主动脉和下腔静脉后方淋巴结肿大为主病例，可见腹主动脉、下腔静脉"漂浮"征。

（3）增强后一般呈均匀轻至中度强化。（见图 5-6-3）。

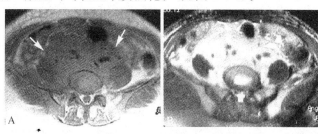

图 5-6-3　后腹膜淋巴瘤

A.T_1WI，后腹膜巨大肿块（白箭），边缘清晰呈分叶状，信号均匀，为等稍高信号，其内点条状无信号影为受包绕的后腹膜大血管，使之呈"冰冻状"；B.T_2WI 巨大肿块呈均匀高信号，无明显坏死囊变，后腹膜血管呈"漂浮"征

（三）鉴别诊断

主要须与淋巴结转移、腹膜后纤维化、淋巴结结核等鉴别。除形态及信号不同以外，腹膜后纤维化多包绕并压迫腹主动脉、下腔静脉、输尿管等邻近结构，与淋巴瘤推移周围组织和器官不同。

（四）特别提示

一般淋巴瘤信号均匀，但治疗后如放化疗可使淋巴瘤发生坏死、囊变等致信号发生改变。

五、腹主动脉瘤和腹主动脉夹层

（一）腹主动脉瘤

1.临床表现

（1）MRI 诊断腹主动脉瘤准确性很高，可直接显示瘤的大小、形状、范围、瘤壁的厚度，与肾动脉的关系以及髂总动脉的状态。

（2）在 MRI 上主动脉瘤本身大小的测量甚为重要，因为它影响瘤的治疗和预后。直径小于 6cm 者为小动脉瘤，破裂率低（2%），而直径大于 7cm 者，其破裂率达 70% 以上。瘤体直径大于 6cm 者，或瘤体迅速增长，瘤壁薄并有局限性突出者，应尽早手术。

（3）MRI 矢状位能更直接显示主动脉瘤的上下范围及与腹腔动脉、肠系膜上动脉的关系。

（4）术前应该明确腹主动脉瘤与肾动脉及髂总动脉的距离，此对确定手术方案十分重要，因为距离在 1cm 之内，手术复杂困难，大于 3cm 者手术较容易。

2.MRI 诊断

腹主动脉在肾动脉水平以上的直径等于或大于 4cm，于肾动脉开口以下，直径为 3.5cm 或大于本人病变以上的正常主动脉宽径的 1.3 倍时，可诊为腹主动脉瘤。动脉瘤的壁经常由粥样斑块和血栓组成，粥样斑块通常呈现中等信号强度，纤维化总是呈现低信号，陈旧性血凝块信号更低些，新鲜血栓在 T_1、T_2 加权上多呈高信号，钙化不产生信号。

（二）主动脉夹层

1.临床表现

（1）常见于中老年人，促发本病的主要危险因素是高血压，其次为结缔组织异常性疾病（如马方综合征）、主动脉缩窄和先天性主动脉瓣二瓣叶畸形等。

（2）主动脉夹层分 A、B 两型，A 型累及升主动脉，B 型仅累及降主动脉。

（3）MRI 除能准确评价真假腔、内膜片、主动脉主要分支受累情况，以及周围器官和结构的关系外，显示破口最佳。

2.MRI 诊断

动脉内膜撕裂，血液进入动脉壁的中层，将主动脉分为真、假双腔，真腔可被假腔推压变形或一侧变直，亦可呈向心性变窄，真腔一般比假腔大，增强后真、假腔同时增强或假腔增强，排空均较缓慢。偶尔内膜瓣局部断裂真、假两腔相通。附壁血栓较多见于血流较缓之假腔。MRI 无需注入对比剂就可清楚显示主动脉夹层病变（图 5-6-4）。

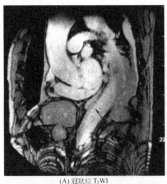
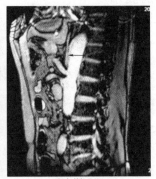

（A）冠状位 T_2WI　　　　　（B）矢状位 T_2WI

图 5-6-4　腹主动脉夹层

男患，63 岁。以腹痛 2 天来诊。腹主动脉腹腔干上缘水平主动脉内可见主动脉前壁分层，内膜片呈低信号，夹层内可见血流信号（→）

（储　伟）

第六章　盆腔

第一节　检查方法与正常 MRI 表现

一、检查方法

（一）膀胱、输尿管 MR 检查

1.检查前的准备

患者应空腹 4 小时以上，检查前 2 小时适量饮水，进行检查前的谈话签字，除去身上的金属异物，仰卧于检查床上。医生训练患者平静均匀地呼吸，使用相控阵线圈。

2.MR 检查方法

（1）MR 平扫：扫描方位以轴位及冠状位为主，常用扫描序列为自旋回波 T_1WI（SET_1WI），快速自旋回波 T_2WI（$FSET_2WI$）及脂肪抑制 T_2WI。根据情况还可应用梯度回波序列（GRE）及质子密度加权序列（PDWI）成像。

腹盆腔 MR 检查时，由于被检查的范围较大，通常情况下应首先获得冠状位 T_2WI 或脂肪抑制 T_2WI，在冠状位基础上进行轴位、矢状位扫描。常规使用梯度回波序列和快速自旋回波序列，行横断面和矢状面 T_1WI 和 T_2WI 成像。使用相控阵线圈和直肠腔内线圈，能提高图像的空间分辨力及信噪比。当平扫发现膀胱壁病变，需行增强 MRI 检查。

（2）增强扫描：泌尿系统 MR 增强扫描时，静脉注入对比剂 Gd-DTPA，剂量为 0.1mmol/kg。可选择使用常规 T_1WI 序列或三维动态增强扫描等序列。增强 MRI T_1WI 检查，膀胱内尿液含对比剂而呈高信号，然而需注意当对比剂浓度较高时，反可呈低信号表现。

（3）扫描参数：常规 T_1WI 和 T_2WI 的具体参数，根据检查目的和 MR 设备性能而定。一般常用以下参数：层厚 5～8mm，层间隔 1～2mm，矩阵 256～512，FOV 320～360mm，各序列的 TR 和 TE 时间因机器型号不同略有变化。

（二）盆腔生殖系统 MR 检查

1.检查前的准备

患者应空腹 4 小时以上，检查前 2 小时适量饮水（500～1000mL）并憋尿，使扫

描时膀胱处于适当充盈状态,患者呼吸幅度大时可用腹带固定限制。使用相控阵线圈,直肠和前列腺成像时还可采用直肠内线圈,而睾丸成像可采用环形表面线圈。

2.MR 检查方法

(1)MR 平扫:根据被检查器官的形态,在有利于显示病灶的前提下,选择合适的方位扫描,例如观察子宫病变,以矢状位和轴位为主;观察两侧附件区病变,以冠状位和轴位为主。选用的扫描序列也多种多样,但最主要的是 T_2WI 脂肪抑制序列,在脂肪被抑制的情况下,直观显示盆腔内病灶。其他常用的有 T_1WI、T_2WI 及DWI 序列,对于前列腺检查,还可以使用磁共振波谱成像(MRS)。根据扫描的线圈和扫描的目的,选择适合的扫描范围,通常情况下包括整个盆腔。

(2)增强扫描:静脉注入对比剂 Gd-DTPA,剂量为 0.1mmol/kg。根据不同的情况,可选择常规 T_1WI、三维动态增强扫描等序列。

(3)扫描参数:层厚 5~8mm,层间隔 1~2mm,矩阵 256~512,FOV 320~400mm,各序列的 TR 和 TE 时间因机器型号不同略有变化。

(三)磁共振尿路成像(MRU)

MRU 是利用磁共振水成像技术,对泌尿系尿液成分进行成像的一种无创检查方法,其提供的信息与传统的静脉尿路造影(IVU)大致相似,可多角度显示尿路解剖形态以及病变部位和特征,尤其在显示有无梗阻、明确梗阻水平方面有优势,但不能判断肾脏分泌功能。

MRU 常用扫描序列为薄层 FSE 重 T_2 和厚层 SSFSE 重 T_2。薄层 FSE 序列得到的多幅图像可以进行后处理得到三维图像,从多个角度进行观察,但扫描时间相对较长。SSFSE 序列得到的是厚层图像,不能进行后处理,但扫描时间短,运动伪影少,可以很快发现梗阻部位。

MRU 成像时,扫描范围应包括双肾上极至耻骨联合,一般进行冠状位扫描。通常情况下,为明确诊断,在 MRU 显示病变的局部区域,需要进一步扫描轴位 T_1WI 和 T_2WI,可疑肿瘤性病变时,尚需增强扫描。

二、正常 MRI 表现

(一)男性盆腔的正常 MRI 表现

1.前列腺

前列腺分四部分:纤维基质带、外周带、中央带和移行带。T_1WI 上整个腺体呈均一低信号,T_2WI 各部分信号不同。纤维基质带位于腺体前方,T_1WI 及 T_2WI

上信号均较低,年轻人该部分约占整个前列腺体积的 1/3,老年人则体积逐渐缩小;外周带包被于前列腺的后外侧,约占整个腺体的 75%,轴位及冠状位 T_2WI 上表现为两侧对称的新月形均匀高信号;中央带位于外周带前内侧,约占总体积的 20%,T_2WI 呈中等信号;移行带体积较小,约占总体积的 5%,常规 MRI 不易显示,前列腺增生发生于该部分。成年人,因发生不同程度的前列腺增生,中央带与移行带无法区分,常将两者统称为中央腺体。

前列腺包膜在 T_2WI 显示较清晰,呈线状稍低信号影,在前列腺中部的轴位层面显示最佳;前列腺假包膜(外科包膜)为前 T_2WI 增生后介于增生中央腺体与外周带之间的包膜样结构,T_2WI 上呈线状低信号影。

2.前列腺周围结构

神经血管束即前列腺周围的动、静脉和神经分支,位于两侧直肠前列腺角,横断面上相当于截石位 5 点和 7 点的位置。T_1WI 显示较清楚,表现为高信号脂肪组织内点、线状低信号影。前列腺周围静脉丛位于前列腺的前方及侧方,紧贴前列腺包膜,T_2WI 上呈管状高信号影。

3.精囊

精囊位于前列腺后上方和膀胱底后方,由卷曲的管道构成。T_1WI 呈低信号,T_2WI 上精囊液呈高信号,精囊管壁呈低信号。横断面及倾斜的冠状面可显示输精管及射精管。

(二)女性盆腔的正常 MRI 表现

1.子宫和阴道

平扫 T_1WI 子宫呈一致性低信号影。宫体于 T_2WI 上由内向外分三层信号,中心高信号为子宫内膜及官腔分泌物,中间较薄的低信号带为联合带,外层为中等信号的子宫肌层;宫颈也分三层信号带,宫颈管内黏液及黏膜层呈高信号,中间的低信号带为宫颈纤维基质,外带为子宫肌层的延续,呈中等信号。

阴道在矢状面或冠状面显示较好,分两层信号,阴道内黏液及上皮呈高信号,阴道壁信号较低,低于子宫肌层。上述结构于 T_2WI 的信号分层与生理状态有关,绝经期后则分层不明显。

2.卵巢

正常卵巢于绝经期前在 MRI 上可以显示,T_1WI 上呈低信号;T_2WI 上卵巢中央的纤维基质呈偏低信号,周边卵泡呈高信号,不可误认为多发小囊肿。

(德吉卓玛)

第二节　膀胱疾病

一、病理和临床

膀胱癌为膀胱最常见的恶性肿瘤,主要为移行细胞癌,好发于膀胱底部三角区及侧后壁,多呈乳头状向腔内生长。男性发病率明显高于女性,好发年龄为 50~70 岁,临床上主要表现为血尿,可伴有尿急、尿痛症状。

二、诊断要点

1.症状和体征

(1)血尿:是大多数患者的首发症状,多为间歇性无痛性肉眼血尿,血尿量可较大,少数为镜下血尿。

(2)贫血:与肿瘤的严重性成正比,但极少数情况下一个小的乳头状癌也可导致严重贫血。

(3)尿路刺激征:尿频和尿急是由于肿瘤占据膀胱腔使其容积减小,以及膀胱三角区受刺激所致。

(4)梗阻症状:膀胱颈或带蒂的肿瘤可出现排尿困难或尿潴留。

2.排泄性或逆行性尿路造影

表现为膀胱腔内不规则的充盈缺损,但无法显示壁内浸润和腔外生长情况。

3.膀胱镜检查

直观显示腔内肿瘤情况,并可同时行活检作定性诊断。

4.CT 表现

平扫可见膀胱壁局部增厚,呈结节状突入膀胱内,呈软组织密度,肿瘤内有坏死和钙化者可显示密度不均匀。

三、MRI 表现

(1)肿瘤呈乳头状或菜花状,T_1WI 上信号等或稍高于膀胱肌层,T_2WI 上信号高于膀胱壁,肿块较大可出现液化坏死而信号不均。增强后,肿块呈明显强化。

(2)肿瘤侵犯膀胱壁深肌层时 T_2WI 表现为低信号的肌层出现中断;膀胱周围脂肪受侵表现为高信号脂肪组织内出现异常信号影;侵犯精囊可使膀胱精囊三角闭塞,T_2WI 上高信号的精囊内出现低信号影;前列腺受累时,其与膀胱的分界消失。

（3）骨转移表现为高信号的骨髓内出现低信号灶；盆腔淋巴结直径大于 10mm 或者淋巴结呈环形强化、中心出现坏死等提示淋巴结转移。

见图 6-2-1,图 6-2-2。

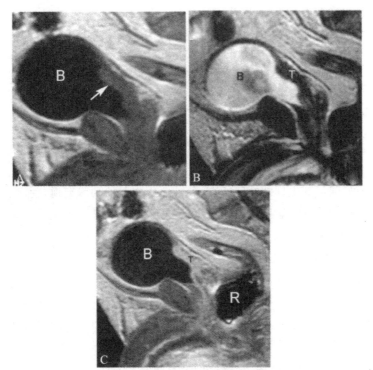

图 6-2-1　膀胱癌侵及膀胱壁全层

A.矢状位 T_1WI,膀胱后壁宽基底肿块(白箭),突向膀胱(B)腔内,信号强度类似于膀胱壁；B.矢状位 T_2WI,肿块呈低信号(T)；C.矢状位增强 T_1WI,肿块强化明显(T),侵及膀胱壁全层

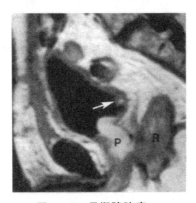

图 6-2-2　早期膀胱癌

矢状位增强 T_1WI 于膀胱后壁可见突向膀胱腔内的乳头状等信号影(白箭),其内可见点状强化,前列腺中央腺体(P)强化明显,R 示直肠

四、特别提示

MRI 上,膀胱癌不易与膀胱乳头状瘤鉴别,膀胱镜检查既可直接观察肿瘤部位、大小、数目和形态,又能行活检确诊及治疗。MRI 的主要作用在于观察肿瘤的浸润程度及邻近脏器的受累情况,指导分期。

(李　媛)

第三节　男性盆腔疾病

一、前列腺炎

由于前列腺解剖生理的特殊所在,各种原因引起前列腺充血,使潜在的病原体繁殖而诱发前列腺炎。病原体可通过直接蔓延、血行和淋巴等途径而感染,尤其以直接蔓延最为常见。

(一)临床表现与病理特征

前列腺炎分为细菌性前列腺炎和非细菌性前列腺炎,细菌性前列腺炎又分为急性和慢性前列腺炎。急性细菌性前列腺炎是细菌所致前列腺腺体和腺管的急性炎症,分为充血期、小泡期和实质期三个阶段。临床可有突然发热、寒战,会阴痛伴尿频、尿痛、夜尿。前列腺脓肿是急性细菌性前列腺炎最常见的并发症,脓肿可扩散到前列腺周围、膀胱前间隙、坐骨肛门窝及会阴。

慢性前列腺炎多由急性细菌性前列腺炎迁延而来,可以急性发作。慢性前列腺炎轻者可无症状,有症状者常为早起时尿道外口被分泌物黏合,排尿不适或烧灼感、尿痛、尿急。

(二)MRI 表现

急性细菌性前列腺炎表现为前列腺弥漫增大,T_1WI、T_2WI 信号不均匀,在 T_2WI 高信号内部可见更长 T_2 信号,代表假脓肿形成。T_2WI 外周带可见不均匀低信号。部分患者可出现钙化,小的钙化不容易显示,较大钙化为低信号。

前列腺脓肿表现为前列腺局部增大,T_1WI 可见等信号或低信号,T_2WI 脓肿区域可为高信号,其信号强度较周围带高,病变可以向周围组织浸润。DWI 脓液呈高信号。增强扫描脓肿壁可强化。

慢性前列腺炎表现前列腺可增大或正常,包膜完整,边缘模糊,T_1WI、T_2WI 信号不均匀,以 T_2WI 更为明显。

(三)鉴别诊断

前列腺炎有时需要和前列腺结核鉴别,前列腺结核以液化、坏死为主,边界不清楚,信号不均匀。

二、前列腺结核

前列腺结核多继发于肾结核及其他泌尿生殖系结核。

(一)临床表现与病理特征

前列腺结核结节融合形成干酪变性或空洞及纤维化,最后形成一硬的坏死纤维块。前列腺结核多见于 20～40 岁,局部肿痛,发展缓慢,合并精囊结核可出现血精及精液减少,如果继发感染,则出现局部红肿,破溃可形成瘘管。

(二)MRI 表现

前列腺结核病变较小时,其形态、大小可无异常,病变较大时前列腺不规则肿大,T_1WI 为低信号,T_2WI 为高信号。内部出现干酪样变,空洞形成和纤维化时,为混杂信号,与正常组织分界不清。干酪样变在 T_1WI 呈高信号,纤维化在 T_2WI 呈不规则低信号,增强后病灶呈不规则较明显强化。

(三)鉴别诊断

(1)前列腺结核以液化、坏死为主,边界不清楚,信号不均匀。前列腺癌边界较清楚,以浸润生长为主,信号比结核均匀。

(2)前列腺结核钙化多位于外周带,呈斑点状。而前列腺结石多位于移行带,呈弧形。

三、前列腺增生

前列腺增生是老年人常见疾病,是男性膀胱流出道阻塞的主要原因。

(一)临床表现与病理特征

前列腺由腺体和平滑肌组成。前列腺增生主要是移行带和尿道周围的腺体增殖,逐渐增大占据中央带,导致前列腺体积增大,外周带受压萎缩,形成包膜样改变。增大的前列腺部分可突入膀胱基底,严重时可引起膀胱颈梗阻,并继发感染、结石,甚至造成输尿管反流,肾积水和肾功能损害。

(二)MRI 表现

前列腺增生表现为前列腺对称性体积增大,轮廓光整,前列腺横径大于 5cm,或前列腺上界超过耻骨联合上缘 2～3cm,可凸向膀胱、压迫精囊。T_1WI 上增大的前列腺呈均匀低信号,T_2WI 上增大的前列腺的周围带仍维持正常较高信号,并显示受压变薄,而中央带和移行带明显增大。

冠状面和矢状面观察前列腺增生的形态最有利,并可显示膀胱出口受压情况。增生结节 T_1WI 为稍微低信号。由于结节内部的组织成分不同,T_2WI 信号为多样性,以腺体为主要成分,表现为高信号,以基质为主要成分则为低信号。两种成分的混合型一般为不均匀的中等信号。临床以混合型多见。增生结节周围可见光滑的低信号环,是纤维组织构成的假包膜。结节病灶也可融合并逐渐增大,使中央带体积增大,而外周带受压变薄,甚至形成包膜样改变,即外科包膜。增强检查因为增生结节相对血供丰富,一般强化明显,但多不均匀,动态增强检查延迟趋于均匀。在高 b 值 DWI,增生结节呈中低信号。

前列腺增生突向膀胱时膀胱壁一般无不规则增厚,精囊受压也无异常信号改变。

(三)鉴别诊断

大多数前列腺癌起源于周围带,而增生结节发生在中央带,且周围带信号正常。少数起源于中央带的肿瘤,病灶为小结节时,平扫无特异性,与增生结节无法区分。当结节增大,可突出轮廓外或出现坏死,累及外周带和周围组织时,则前列腺癌可能性大。如果中央带病灶向膀胱内部呈明显不规则隆起;精囊内部出现非出血的异常信号,考虑前列腺癌侵袭的可能。增强扫描对鉴别发生在中央带的前列腺癌较平扫有意义。前列腺癌中央带结节病灶呈弥漫均匀强化,而不同于增生结节的不均匀强化。

四、前列腺癌

前列腺癌是老年男性生殖系统中较常见的恶性肿瘤。好发年龄在 50 岁以上,其发病率随年龄增加而递增。外周带是前列腺癌好发区域,其次是移行带,少数起源于中央带。多数前列腺癌是多中心的,局限于前列腺内的肿瘤多侵犯前列腺尖部。

前列腺癌的扩散有三个途径,即直接蔓延、淋巴转移和血行转移。前列腺癌增大易突破包膜,晚期可侵犯尿道、膀胱和精囊,少数可累及直肠;淋巴转移最常累及髂内、髂外和腹膜后淋巴组;骨是血行转移最常见的部位。

临床上对前列腺癌多采用 Whitmore 法分期。A 期:无临床表现;B 期:肿瘤局限于包膜内,累及一叶或两叶;C 期:病灶侵犯包膜外,累及精囊、膀胱;D 期:盆腔淋巴结或远处转移。

(一)诊断要点

1.症状和体征

(1)部分患者无明显症状。

(2)梗阻症状:尿流缓慢、尿流中断、排尿不尽、排尿困难。

(3)尿频、尿急、尿失禁。

（4）血尿：并不常见。

（5）转移症状：腰骶部、膀胱区或会阴部疼痛，持续性骨痛等。

2.直肠指诊

触及前列腺内不规则硬结。

3.穿刺活检

是确诊前列腺癌的主要方法，经超声引导准确性更高。

4.实验室检查

（1）碱性磷酸酶升高：65％～85％有远处转移的患者碱性磷酸酶会升高。

（2）血清前列腺特异抗原（PSA）检测：PSA的血清正常值为0～4ng/mL，其升高预示可能存在前列腺癌，但特异性不高。

5.CT表现

前列腺增大、不对称，轮廓不规则、边缘模糊，平扫呈中等或稍低密度，可有周围组织受侵犯表现。

（二）MRI 表现

（1）前列腺癌多发于外周带，可表现为前列腺增大、轮廓不规则，边缘模糊为包膜受侵表现（图6-3-1）。

（2）发生于外周带的前列腺癌在T_2WI呈单发或多发结节状低信号或一侧前列腺外周带弥漫性低信号影，T_1WI呈中等信号。少数源于中央带的前列腺癌在T_2WI可表现为不规则低信号影，但病变与周围组织信号对比不甚明显。

（3）动态增强扫描位于外周带的前列腺癌多数为早期强化，部分强化显著，位于中央带的前列腺癌则与良性增生结节不易区分。

（4）T_2WI联合灌注成像、DWI以及MRS可提高前列腺癌诊断准确率，前列腺癌在PWI中多呈早期高灌注，在DWI中表现为高信号，在MRS中枸橼酸盐峰（Cit）降低及总胆碱峰（tCho）上升等均有助于前列腺癌的诊断（图6-3-1C、F、H）。

（5）转移征象

①前列腺周围及直肠周围脂肪信号消失或模糊：为肿瘤直接蔓延所致。

②膀胱精囊三角改变：精囊受侵后其周围脂肪层消失，膀胱精囊三角变窄或闭塞，两侧显示明显不对称。

③膀胱受侵：膀胱壁局限性不规则增厚和膀胱腔内肿块，表明膀胱受侵。

④盆腔淋巴结肿大。

⑤前列腺癌骨转移以成骨性转移为主。

（6）MR分期：MR用于前列腺癌的分期评价主要包括包膜侵犯和包膜穿破、精囊等周围软组织侵犯以及远处转移等。

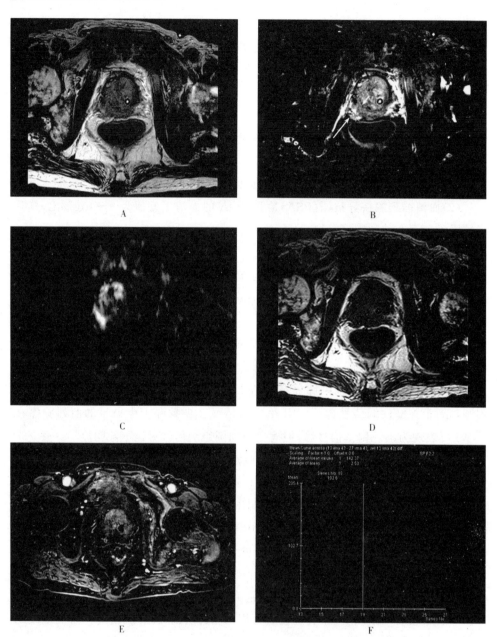

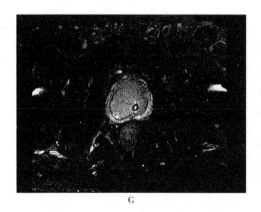
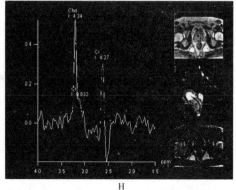

图 6-3-1 前列腺癌

A~F.为同一病例,分别为轴位 T_2WI、轴位抑脂 T_2WI、轴位 DWI(b 值＝800)、轴位 T_1WI、轴位抑脂增强 T_1WI 和 PWI,前列腺明显增大,中央带与外周带分界不清(↑), T_2WI 信号降低,DWI 信号增高,增强扫描呈早期强化,时间-信号曲线呈廓清型。病灶突破包膜,边缘毛糙,侵犯精囊(长↑),伴双侧股骨及骨盆多发转移灶。G、H.为同一病例,分别为轴位脂肪抑制 T_2WI、MRS,前列腺中央带明显增大,并可见较完全的假包膜,与外周带分界清晰,与前列腺增生不易鉴别,但 MRS 显示 Cho 峰增高,Cit 峰下降,(Cho＋Cr)/Cit 比值为 1.2,提示前列腺癌,病理结果为前列腺腺癌(Gleason 评分:8 分)

(王生美)

第四节　女性盆腔疾病

一、子宫肌瘤

子宫肌瘤又称子宫平滑肌瘤,是成年女性常见的良性肿瘤,多见于 30~50 岁,绝经期前妇女 20%~60% 可发生子宫肌瘤。病理上子宫肌瘤主要由致密的梭形平滑肌细胞和少量纤维组织构成,周围有完整的包膜或假包膜。肌瘤内常有玻璃样变,可伴有出血、坏死、囊变和钙化,绝经期后肌瘤可萎缩。肌瘤可单发或多发,根据其生长部位不同而分为三类:①肌壁间肌瘤:最为常见,位于肌壁内。②浆膜下肌瘤:突出于子宫表面,紧邻浆膜层;位于子宫侧壁的浆膜下肌瘤可沿阔韧带生长延伸,又称阔韧带肌瘤。③黏膜下肌瘤:突出于子宫腔内,紧邻子宫内膜层。

(一)诊断要点

1.症状

(1)较小肌瘤或浆膜下肌瘤多无自觉症状。

(2)月经过多、经期延长和不规则阴道出血为子宫肌瘤的典型症状,月经过多可导致贫血。

(3)不孕和反复流产。

(4)压迫症状:较大的子宫肌瘤可引起尿频、尿潴留及便秘。

(5)浆膜下肌瘤发生蒂扭转时可引起急性腹痛。

2.体征

(1)下腹部可扪及包块,质较硬,晨起膀胱充盈时易扪及。

(2)妇科检查:子宫呈对称性或不对称性增大,质硬,表面触及多个球形隆起。

3.超声检查

瘤体呈圆形低或等回声区,或呈分布不均的强回声区。

4.CT 表现

(1)瘤体一般密度均匀,呈等或低密度,伴有液化坏死和囊变时可见不规则低密度区,约10%的病例可见斑片状或条状高密度钙化灶。

(2)子宫分叶状增大伴钙化对本病诊断具有特征性。

(3)增强扫描肿瘤实性部分显著强化,强化程度与周围正常子宫肌层类似。

(二)MRI 表现

(1)子宫肌瘤在 T_1WI 和 T_2WI 一般均呈低信号,在 T_2WI 信号更低,信号均匀或不均匀,边缘光整,境界清晰,增强扫描肌瘤信号与正常子宫肌层类似。肌瘤伴有变性时,信号亦发生改变,肿瘤内囊区呈 T_1WI 低信号、T_2WI 高信号。

不同种类子宫肌瘤的主要表现有以下几点。

①肌壁间肌瘤:子宫体积增大及轮廓变形,这是子宫肌瘤最常见的表现,肌壁间肌瘤使子宫轮廓呈分叶状增大(图 6-4-1)。

②浆膜下肌瘤:向子宫外突出的肿块,带蒂肿瘤可在某层面与子宫分离,应注意追踪其起源。

③黏膜下肌瘤:易导致宫腔变形或消失。

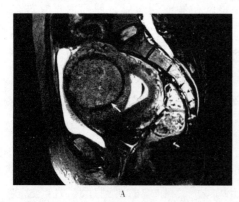
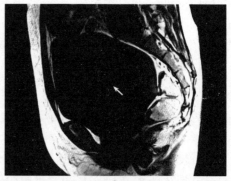

A   B

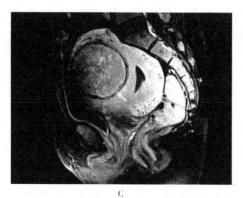
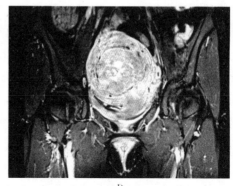

图 6-4-1　肌壁间子宫肌瘤

A～D.分别为矢状位抑脂 T_2WI、矢状位 T_1WI、矢状位增强抑脂 T_1WI 和冠状位增强抑脂 T_1WI,子宫肌层间类圆形病灶,包膜完整,边界清晰,信号欠均,平扫及增强信号变化基本与其周围的子宫肌层一致(↑)

（2）出血区的信号改变与出血时间及 MR 扫描序列相关,信号变化与颅内血肿基本一致。

（3）常规 MR 扫描难以识别钙化灶。

（4）鉴别诊断:黏膜下型和阔韧带肌瘤有时要与子宫内膜癌及盆腔内其他肿瘤相鉴别,主要鉴别点在于子宫肌瘤 T_1WI 和 T_2WI 信号均低,病灶境界清晰,强化程度与子宫肌层基本一致。

二、子宫腺肌病

子宫腺肌病又称子宫腺肌症、子宫腺肌瘤及子宫内膜异位症宫内型,是由于子宫内膜间质和腺体深入子宫肌层而形成的一种良性病变。发病机制可能与子宫内膜基底层细胞向邻近肌层浸润性生长有关。患者多为 30～50 岁的经产妇或有多次刮宫病史,发病率超过 50%。主要治疗方法是子宫切除术,目前尚无其他长期或持久有效的治疗技术。本病半数以上合并子宫肌瘤,少数合并盆腔子宫内膜异位症。

（一）临床表现与病理特征

临床上本病较常见。主要症状包括痛经、月经过多以及因子宫增大引起的下腹隆起感和压迫症状。痛经一般进行性加重,可能与子宫肌层内异位内膜组织的功能性活动(增殖性与分泌性变化)有关。异位内膜组织与月经周期同步变化,即随着雌激素水平升高而增生、增大,在孕激素作用下发生出血。也有人认为异位的内膜腺体相对不受激素刺激的影响。

本病的病理特点是子宫肌层内出现异位的子宫内膜组织,伴有病变周围子宫平滑肌反应性增生与肥厚,无包膜或假包膜形成。异位的内膜可继发出血、血肿及坏死,断面观察标本可见大小不等的出血小腔或海绵样改变。

本病分为弥漫型和局限型两种。前者多见,子宫肌层内异位的内膜组织弥漫性分布,子宫呈均匀性或球形增大;后者子宫肌层内异位的内膜局灶性分布,表现为肌壁内单个或多个结节灶。一般认为,当子宫壁内异位的内膜较弥漫,又有较明显的平滑肌增生时,称子宫腺肌病;当病变较局限,并形成边界相对清楚的肿块或结节时,称腺肌瘤。有报道本病偶可发生恶变。

(二)MRI表现

子宫腺肌病首先累及结合带,因而其病变部位与结合带关系密切。在 T_2WI,结合带增厚是最明显的异常,厚度常大于 12mm。增厚的结合带边界不清或局部边界不清,有时呈分叶状。就 MR 信号表现而言,在低信号的病变区出现多发的小斑点状高信号是本病特征。由于长期反复出血导致含铁血黄素形成和沉积,有时在病变区可见散在的低信号腔隙小灶。

在 T_1WI,本病呈等信号和稍低信号强度(相对于正常子宫肌层信号)。如病变区在 T_1WI 显示多发的高信号小灶(提示灶性出血),则进一步支持诊断。动态增强 T_1WI 扫描时,本病相对于正常子宫肌层缓慢强化,呈低信号,尤其在增强早期。在延迟期病变的强化程度可接近外侧肌层,其内常见多发的不规则低信号小囊腔,提示囊变病灶。本病大量出血后可形成囊性子宫腺肌病,后者在 MRI 表现为子宫肌层内边界清楚的囊性病变,囊内含有各种演变状态的血性物质。

总之,子宫腺肌病的 T_2WI 特征包括:病变边界不清;外形呈椭圆形或分叶状,而非圆形;病变与低信号的结合带相连;子宫内膜的肿块效应轻微;多条线形或条纹状高信号自子宫内膜向子宫肌层方向辐射分布。

(三)鉴别诊断

1.子宫肌瘤

T_2WI 显示子宫壁内边界清楚的低信号病变,内部可有较大缺血性坏死区。病变周边可有假包膜。不典型子宫腺肌病的边界相对清楚,类似子宫肌瘤。

2.子宫肥大症

见于经产妇,无痛经表现。子宫呈均匀性增大,肌层厚度>2.5cm,但肌层信号均匀,无出血灶及小囊腔改变。

3.子宫收缩

子宫矢状面 T_2WI 显示肌层局限性低信号,多为一过性,由子宫平滑肌收缩造成。低信号区可与结合带连接,其内无点状高信号。对比观察同层面不同序列图像可见子宫肌层与内膜的形态随子宫收缩而改变,低信号区也随时间变化而迁移,不难鉴别。

三、卵巢囊肿

（一）临床表现

（1）卵巢囊肿有单纯性囊肿、卵泡囊肿、黄体囊肿、黄素囊肿和子宫内膜异位囊肿（巧克力囊肿）等。

（2）临床一般无症状，但巧克力囊肿可出现经期腹痛。

（3）主要需与卵巢囊腺瘤或囊腺癌相鉴别。卵巢囊腺瘤或囊腺癌囊壁厚薄不一，有结节或突起，囊内可见粗细不一的分隔，增强扫描有不规则强化，囊腺癌实性成分较多，可有腹水和转移。卵巢囊肿与畸胎瘤鉴别不难，常见畸胎瘤的肿块密度不均，内有钙化和脂肪成分，较小的囊性畸胎瘤有时鉴别较难。

（二）MRI 诊断

卵巢囊肿表现为卵巢区圆形、类圆形肿块，T_1WI 低信号，T_2WI 高信号，信号均匀，壁薄，光滑，无结节或突起，增强扫描不强化。结合临床表现即可诊断为卵巢囊肿，巧克力囊肿 T_1WI 为高信号（图 6-4-2）。

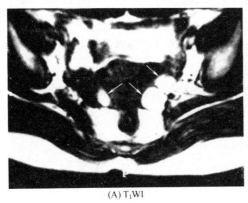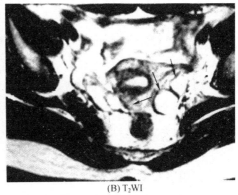

(A) T_1WI　　　　　　　　　　　(B) T_2WI

图 6-4-2　卵巢子宫内膜异位囊肿

女，30 岁，下腹不适，月经正常。双侧卵巢短 T_1 长 T_2 信号占位，左侧的两个较大（→）

四、宫颈癌

宫颈癌居我国女性生殖器官恶性肿瘤之首，45～55 岁多见。宫颈癌起源于子宫颈黏膜柱状细胞和鳞状上皮的移行区，90％为鳞癌，5％～10％为腺癌，极少数为腺鳞癌或其他。大体病理可分为三个类型：①外生型：癌组织向表面生长，凸向宫颈腔内，呈巨大菜花样肿块，易出血。②内生型：癌组织向宫颈深部组织浸润，宫颈表面可光滑。③溃疡型：上述两型肿瘤进一步发展，癌组织坏死脱落，在表面形成较深的溃疡。

直接蔓延和淋巴转移是宫颈癌的主要转移途径,血行转移少见。直接蔓延向两侧侵犯宫旁组织并进一步累及盆壁,向前、后分别侵犯膀胱和直肠。淋巴结转移依次累及宫颈旁、闭孔内及髂内、髂外、髂总、腹主动脉组淋巴结等。宫颈癌晚期可经血循环转移至肺、肾等处。

(一)诊断要点

1.症状和体征

(1)阴道流血:开始为接触性出血,后来可出现经间期或绝经后间断性不规则出血,甚至大出血。

(2)阴道排液:开始时量少,晚期为大量脓性或米汤样恶臭白带。

(3)疼痛:癌肿晚期出现腰骶部持续性痛或坐骨神经痛。

(4)妇科检查:子宫颈表面糜烂、质硬,触之易出血,部分患者宫颈表面可光滑。

2.宫颈细胞涂片检查

是发现癌前期病变和早期宫颈癌的主要方法。

3.阴道镜检查

可协助诊断早期宫颈癌,阴道镜下取样活检的诊断正确率接近100%。

4.超声检查

宫颈增大,肿瘤回声较正常宫颈回声减低,与周同组织分界不清。

5.CT表现

(1)子宫颈增大呈肿块状,轮廓不规则。早期边缘可光整,晚期边缘多较模糊。

(2)肿瘤多为等密度,其内坏死区呈不规则低密度。

(3)阻塞宫颈口可导致宫腔积液。

(4)肿瘤直接蔓延表现。

①阴道受累:最为常见。

②宫旁三角形或分叶状肿块与宫颈肿块相延续。

③直肠周围脂肪层消失。

④输尿管受侵:表现为输尿管末端周围脂肪间隙不清和肾积水。

⑤膀胱和直肠受侵:膀胱或直肠壁不规则,或腔内结节状突出。

(5)增强扫描:有利于显示血管和宫旁组织受侵情况。

(6)盆腔淋巴结肿大。

(二)MRI表现

(1)MR检查的主要作用是对肿瘤进行分期,观察肿瘤的范围和侵犯程度。

(2)主要表现为宫颈增大,不对称增厚或呈结节状突起,T_1WI一般呈等信号,T_2WI呈不均匀较高信号。

（3）宫颈基质的低信号环是否完整是宫颈癌Ⅰ期与Ⅱ期的分界标志。完整的低信号环说明癌灶局限在宫颈，属Ⅰ期，可排除有宫旁组织的侵犯。如低信号基质环被高信号的肿瘤破坏，出现中断甚至突破，提示肿瘤已侵犯宫旁组织，属Ⅱ期。肿瘤累及阴道下 1/3、盆腔、直肠等周围脏器为Ⅲ、Ⅳ期。

（4）MR 在评估宫颈癌术后或放疗后复发优于超声及 CT，通常复发的部位在原肿瘤处或阴道残端。复发的肿瘤信号与原发肿瘤的信号相同，但较原发肿瘤更易侵犯直肠、膀胱和盆壁肌肉，远处转移也较常见。

（5）鉴别诊断：子宫颈平滑肌瘤表现为子宫颈增大、变形、边缘清晰、规则，无腹盆腔淋巴结肿大。

五、子宫内膜癌

子宫内膜癌又称子宫体癌，好发于绝经期或绝经后妇女，发病高峰年龄为 60 岁。相关危险因素包括糖尿病、高血压、肥胖、未产妇、不孕症、雌激素分泌性肿瘤、长期应用外源性雌激素等。MRI 的诊断准确性优于超声和 CT 检查，能为术前评估病变进展程度和治疗后评估疗效提供有价值的信息。

（一）临床表现与病理特征

本病常见临床表现有绝经后阴道出血、阴道排液、下腹部或腰骶部疼痛以及围绝经期月经不规律或月经增多。病变早期可无临床症状。晚期病例常见子宫增大。

子宫内膜癌发生自内膜上皮，宫底居多，约 90% 为腺癌。肿瘤通常在子宫内膜腔内生长，形成息肉样肿物（局限型），肿瘤也可多病灶发生或弥漫性浸润内膜表面（弥漫型）。起初肿瘤仅侵犯内膜下浅肌层或宫颈管。当盆腔或主动脉周围淋巴结转移或腹膜转移时，提示晚期肿瘤。显微镜下有时见附件或阴道转移。

子宫内膜癌的肿瘤分期采用国际妇产科联盟（FIGO，2009 年）修订的手术-病理分期方案（表 6-4-1）。分期结果有助于合理处置患者及判断预后。

表 6-4-1　子宫内膜癌手术-病理分期与病变范围关系

Ⅰ期	肿瘤局限于子宫体部
ⅠA	肿瘤浸润肌层厚度＜1/2
ⅠB	肿瘤浸润肌层厚度≥1/2
Ⅱ期	肿瘤侵犯宫颈间质，但无子宫外蔓延
Ⅲ期	肿瘤局部和（或）区域扩散，肌层以外结构受累
ⅢA	肿瘤累及子宫浆膜层和（或）附件

ⅢB　阴道和（或）宫旁受累

ⅢC　盆腔淋巴结和（或）腹主动脉旁淋巴结转移

Ⅳ期　肿瘤侵犯膀胱和（或）直肠黏膜，或盆腔外转移

ⅣA　肿瘤侵及膀胱和（或）直肠黏膜

ⅣB　远处转移，包括腹腔内和（或）腹股沟淋巴结转移

（二）MRI 表现

在 T_2WI，内膜癌瘤本身呈稍高信号（信号强度高于结合带和肌层，低于正常内膜）。肿物较小时与邻近的正常内膜不易区别。但绝经后内膜厚度大于 8mm 且不规则时，提示诊断。瘤体较大时，常见显著的局限性或弥漫性内膜增厚。同时由于瘤内坏死、出血、宫腔引流不畅等因素，肿物往往呈高低信号混杂的占位性病变。

T_2WI 上肿瘤侵犯肌层的征象包括低信号的结合带中断、肿瘤-肌层界面不规则及肌层局部变薄。当 T_2WI 显示稍高信号的肿瘤生长至宫颈管，或宫颈间质的低信号带破坏、中断时，提示宫颈组织受侵。当 T_2WI 显示子宫肌层信号横贯性中断、浆膜面不规则以及阴道、膀胱和直肠壁的肌层低信号中断时，提示子宫外肿瘤浸润。

在高 b 值 DWI（$b=1000s/mm^2$），内膜癌灶呈高信号，ADC 值降低明显，平均数为 $(0.86\pm0.31)\times10^{-3}mm^2/s$，而良性内膜病变的平均 ADC 值为 $(1.28\pm0.22)\times10^{-3}mm^2/s$。

在 T_1WI，内膜癌灶通常呈稍低或等信号（相对于肌层）。动态增强 T_1WI 有助于显示肿瘤局部浸润范围，其基础是内膜癌缓慢渐进性强化，其强化程度通常不及子宫肌层。在动脉期，正常肌层的强化表现不均匀，但其信号强度大多高于癌灶；在延迟期，内膜癌灶的强化表现仍不及周围肌层，但因肌层强化趋于均匀、肿瘤与肌层分界清晰，故肿瘤浸润肌层范围更易于判断。尽管不同病理类型及分化程度的内膜癌瘤强化表现存在一定差异，但与 T_2WI 比较，肿瘤-肌层界面不规则或局部肌层变薄在增强 T_1WI 更加清晰、可靠。增强 T_1WI 还可鉴别宫腔内占位性病变为实性肿物（有强化）或是坏死组织与积液（无强化）。

诊断淋巴结转移主要取决于淋巴结大小。正常主动脉旁、闭孔肌和髂血管周围淋巴结直径一般小于 10mm，而子宫旁淋巴结直径不超过 5mm。淋巴结直径大于 10mm 时应考虑转移。平扫 T_1WI 和抑脂增强 T_1WI 可显示淋巴结异常，但对较小的淋巴结，T_2WI 上信号强度变化对诊断帮助不大。

子宫内膜癌患者 MRI 检查的适应证包括晚期肿瘤以及刮宫组织病理分级提示的高级别肿瘤。MRI 的作用有：①宫颈活检后组织学诊断腺癌时，MRI 可明确

肿瘤起源于宫体内膜(内膜癌)或宫颈黏膜(宫颈癌);②因患者体型或纤维瘤等影响,妇科超声检查困难或观察不满意时,通过 MRI 获得影像资料;③观察肿瘤浸润深度,评估淋巴结转移可能性和患者预后,即肿瘤仅浸润邻近宫腔的浅表肌层时,淋巴结转移发生率为 3%;肿瘤浸润肌层厚度超过 1/2 时,淋巴结转移发生率为 40%。需要强调的是,测量内膜厚度和肿瘤浸润肌层深度时,应在宫体的矢状面和轴面影像(T_2WI 和增强 T_1WI)进行,而不应基于盆腔的矢状面和轴面影像做出判断。

(三)鉴别诊断

1.子宫内膜增生

绝经后内膜增生时,内膜厚度通常>8mm,但形态较为规则。T_2WI 显示增生的内膜呈高信号,类似 I 期子宫内膜癌表现。这些病变均属雌激素依赖,有时共存。一些内膜癌可由内膜增生或内膜息肉恶变而来。DWI 显示病变区高信号以及 ADC 值降低时,提示内膜癌。MRI 鉴别诊断困难时,应考虑宫腔镜及刮宫检查。

2.子宫内膜息肉

是常见的子宫内膜良性病变,多在妇科超声体检时发现内膜增厚以及宫腔内高回声肿物。与宫体的大多数病变一样,患者多有口服他莫昔芬(一种雌激素受体调节剂)历史。息肉由间质(包括平滑肌和致密纤维组织)和增生的内膜腺体(可形成囊性结构)组成,结节样突入内膜腔,在 T_2WI 可呈相对低信号、大片高信号或多个灶性高信号,与内膜癌不易鉴别。当肿物连接低信号长蒂时提示诊断,宽基底者定性困难。本病可见于中青年女性,结合带无浸润表现。必要时 DWI 扫描及 ADC 值分析。

3.黏膜下子宫肌瘤

见于育龄妇女。肌瘤常多部位发生,典型者在 T_2WI 呈低信号,边界清楚,形态较规则。肌瘤较小时 MRI 鉴别诊断困难。

六、卵巢癌

(一)临床表现

(1)卵巢癌多为浆液性或黏液性囊腺癌,易发生腹膜腔内种植转移。

(2)好发于 40~60 岁妇女,早期多无症状,晚期可出现腹胀、腹部肿块和腹水。

(3)鉴别诊断。①卵巢囊腺瘤:囊壁和囊内间隔薄而均匀、规则,肿块边界清楚,增强扫描无明显强化。②卵巢 Kruckenberg 瘤:单从形态学上两者无法鉴别,找到原发灶是主要鉴别点。发生于两侧卵巢的恶性病变要考虑卵巢 Kruckenberg

瘤的可能,卵巢Kruckenberg瘤是由胃肠道恶性肿瘤转移到卵巢的癌肿,需要进行胃肠道检查。

(二)MRI诊断

1.直接征象

(1)中老年妇女,单侧或双侧附件区或腹盆腔内较大囊性肿块,形态不规则,边界不清楚,囊壁厚薄不一,有结节或突起,囊内有粗细不等的间隔,增强扫描肿块不规则强化,可考虑为卵巢癌,若有腹水或网膜转移灶,则诊断明确。

(2)中老年妇女,单侧或双侧附件区或腹盆腔内有较大囊实性肿块,呈不规则分叶状,增强扫描实性部分强化明显,可考虑为卵巢癌,若有腹水或网膜转移灶,则诊断明确(图6-4-3)。

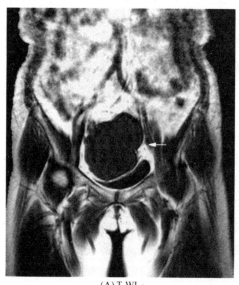 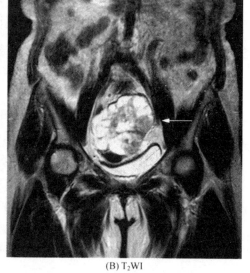

(A) T₁WI   (B) T₂WI

图 6-4-3 左侧卵巢囊腺癌

盆腔较大囊实混合性团块,呈长T_1信号,T_2WI不均匀高信号,表面凹凸不平,内见分隔,大小约为112.6mm×93.0mm×92.7mm。肿物基底部与左侧卵巢相连(→)

(3)中老年妇女,单侧或双侧附件区或腹盆腔内信号不均匀的实性肿块,边缘模糊,形态不规则呈分叶状,肿块呈明显的不均匀强化,可考虑为卵巢癌,若有腹水或网膜转移灶,则诊断明确。

2.转移征象

(1)大网膜转移:表现为横结肠与前腹壁间或前腹壁后方相当于大网膜部位出现扁平如饼状的软组织肿块,信号不均或呈蜂窝状,边界不清。

(2)腹膜播散:肠袢边缘模糊不清,腹腔内如肝脏外缘、直肠子宫陷凹、右下腹部及系膜根部的下端、左下腹乙状结肠系膜的上缘,盲肠和升结肠外侧的结肠旁沟等处出现不规则软组织结节或肿块。

（3）腹膜假性黏液瘤：是原发或转移的卵巢黏液癌所产生的黏液囊性病变破裂入腹膜腔后的结果，表现为盆腔及下腹部囊实性肿块，有明显的分隔和囊腔，有时出现在上腹部肝脏外侧，表现为有分隔的囊样病变，并在肝脏的边缘形成多个压迹。

（4）钙化性转移：表现为盆腔肠管周围、肝脾边缘、肝实质内出现多个钙化灶，以浆液性囊腺癌多见，但 MRI 显示钙化不如 CT 敏感。

（范瑞祥）

第七章 脊柱脊髓

第一节 检查方法与正常MRI表现

一、检查方法

1.椎管或脊髓水成像(MRM)

①扫描方法:使蛛网膜下腔中脑脊液(游离水分子)信号显示为白色,脊柱区其他组织及结合水显示为黑色,通过计算机三维立体重组,多角度展示椎管硬膜囊及蛛网膜下腔形态。②图像特征:脊柱椎体、脊髓、韧带等组织为黑色,脑脊液为白色,硬膜囊形态及轮廓清晰可见,含脑脊液的囊肿等病变容易辨认。

2.脊髓功能磁共振成像(fMRI)

①扫描方法:首先进行局部解剖结构检查,而后选择血氧水平依赖技术(BOLD),行局部脊髓功能检查,可应用主动和(或)被动刺激方式(足部背屈或跖屈运动),进行休息-刺激-休息-刺激检测,采集的数据经计算机后处理,显示局部脊髓功能。②图像特征:轴面或矢状面 T_1WI 显示局部解剖结构。结构图像与脊髓功能检查的后处理信号叠加,显示脊髓功能改变。

二、正常MRI信号特征

1.椎骨

椎体的信号强弱取决于骨髓的类型和红、黄髓的比例。红骨髓丰富的年轻人,椎体内骨髓在 T_1WI 显示与肌肉几乎同程度的低信号。随着年龄增长,黄骨髓增多,椎体信号开始不均匀, T_1WI 信号升高。椎体终板均呈低信号。附件一般亦呈低信号,松质丰富部位 T_1WI 可呈稍高信号。椎小关节间隙内的液体 T_2WI 呈高信号,退变时此高信号消失。在矢状面上可见椎体后缘的中间部位有短的条状凹陷, T_1WI 呈高信号,为正常椎-基底静脉。

2.椎间盘

椎间盘在 T_1WI 呈低信号,不能区分髓核与纤维环。在 T_2WI 除外侧纤维环

194

呈低信号外,其余部分均呈高信号。随年龄增长,T_2WI椎间盘信号有所降低。30岁以后 T_2WI椎间盘中央有一水平低信号影,为纤维组织造成,属正常表现。低信号的外侧纤维环与前纵韧带、后纵韧带不易区分。

3.韧带

主要是位于椎体前面和后面的前纵韧带和后纵韧带、椎管内背面两侧的黄韧带、棘突间的棘间韧带、棘突后方的棘上韧带等。这些韧带同椎体骨皮质、外侧纤维环及硬脊膜紧贴,在 T_1WI、T_2WI均呈低信号。

4.脊髓和脊神经

脊髓位于脑脊液中,脊髓与神经根呈中等信号。脊髓上端与延髓相连,下端为脊髓圆锥,出生时圆锥位于第3腰椎水平,随年龄增长,逐渐上移,至成人的第1腰椎水平。脊髓圆锥以下,腰骶部神经根形成马尾。终丝是连接圆锥和硬膜囊最下端的线状结构,与马尾神经信号相等而难以区别。

5.蛛网膜下腔

蛛网膜下腔的脑脊液在 T_1WI呈低信号,T_2WI呈高信号。脊髓圆锥以下蛛网膜下腔逐渐扩张并形成终池。蛛网膜与硬脊膜紧密相贴,不能区分。在下颈段及上胸段蛛网膜下腔内常见脑脊液搏动所致的伪影,T_2WI呈不均匀低信号,有时导致脊髓信号不均,需加以注意。

6.硬膜外间隙

硬膜外间隙为骨性椎管与硬脊膜间的狭窄腔隙,其间主要含有硬膜外脂肪、静脉、营养动脉、脊神经及韧带。脂肪组织在 T_1WI呈极高信号,易于与其他组织区别。

(杨发军)

第二节 椎管疾病

一、神经鞘瘤

神经鞘瘤起源于神经鞘膜的施万细胞,是椎管内最常见的肿瘤,属良性肿瘤,占所有椎管内肿瘤的29%。大多单发,也可多发,生长于髓外硬膜内的脊神经根及脊膜,呈哑铃状骑跨在脊膜内外,可发生于椎管内任何节段,以中上颈段和上胸段多见。肿瘤多为实质性,呈圆形或椭圆形,有分叶,有完整包膜,边缘清楚,较大时可发生囊变和出血。

(一)诊断要点
(1)好发于20~50岁,病程进展较缓慢,女性略多。

（2）大多数患者早期有神经根痛，以后逐渐出现感觉异常。

（3）可出现四肢无力、运动障碍表现。晚期有括约肌功能紊乱症状。

（4）腰椎穿刺：检查见脑脊液蛋白含量明显增高，动力学检查有梗阻表现，而且都早于临床症状的出现。

（5）X 线检查：

①脊柱平片：直接征象主要是神经鞘瘤钙化斑阴影，很少见。间接征象是指肿瘤压迫椎管及邻近骨结构而产生的相应改变。包括椎弓破坏、椎弓根间距加宽、椎间孔扩大等。椎间孔扩大虽在脊膜瘤也可以见到，但如扩大明显者或发现有 2～3 个椎体改变常提示本病的可能性大。

②脊髓造影：脊髓外硬膜下肿瘤见肿瘤侧蛛网膜下隙增宽，对侧变狭，阻塞端呈杯口状。

（6）CT 表现：肿瘤呈圆形实质性肿块，与脊髓相比呈稍高密度，脊髓受压移位。沿椎间孔向外生长时呈哑铃状，局部椎管及椎间孔扩大，椎体骨质吸收破坏。

（二）MRI 表现

（1）肿瘤最常见于颈段和腰段椎管内，一般位于脊髓的腹外侧方，境界清楚，边缘光滑。

（2）肿瘤在 T_1WI 上呈等信号，T_2WI 上呈高信号，信号多不均匀，囊变常见。

（3）增强后实质部明显强化，液化坏死区不强化，强化多不均匀，囊变明显时可呈环状强化，无"硬膜尾征"（图 7-2-1）。

（4）脊髓受压向对侧移位，肿瘤侧蛛网膜下隙增宽。

（5）肿瘤可由椎间孔延伸至椎管外而呈"哑铃状"。

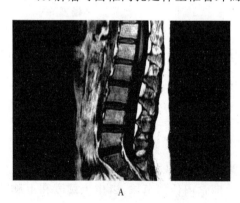
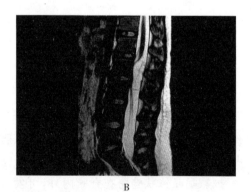

A

B

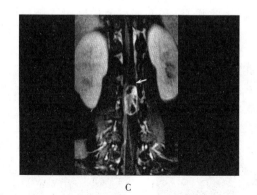

C

图 7-2-1　神经鞘瘤

　　A.矢状面 T_1WI 示 $L_2{\sim}L_3$ 节段马尾后方见椭圆形肿块,呈低信号;B.T_2WI 示肿瘤呈明显囊变,囊壁及囊内间隔呈等信号;C.冠状面增强扫描 T_1WI 示肿瘤呈环状及片状强化,马尾受压向右移位,肿瘤侧蛛网膜下隙增宽(↑)

二、脊膜瘤

　　脊膜瘤约占所有椎管内肿瘤的 25%。2/3 以上发生于中年,发病年龄高峰为 30~50 岁,女性略多。起源于脊膜蛛网膜杯状细胞,少数生长在神经根。最常见于胸段(70%),其次为颈段(20%),腰段少见。颈段者肿瘤常位于脊髓前方,其他部位者则多位于脊髓侧后方。肿瘤常单发,较小,呈圆形,可钙化,生长缓慢。肿瘤绝大多数位于髓外硬膜内,少数可位于硬膜外。

(一)诊断要点

　　(1)发病年龄高峰为 30~50 岁。肿瘤生长缓慢,病程长,女性略多见。

　　(2)肿瘤增大压迫神经根出现局部疼痛,有定位意义。感觉障碍为下肢远端感觉改变,逐渐向上发展。

　　(3)运动障碍,锥体束损害出现早而显著。括约肌障碍出现晚。

　　(4)CT 表现:CT 平扫可以显示脊髓外硬膜内软组织肿块,呈等密度或稍高密度表现,有时可见不规则钙化灶。侵入椎间孔者可致椎间孔扩大。增强扫描病灶呈中度强化。

(二)MRI 表现

　　(1)平扫 T_1WI 瘤体呈等或稍低信号;T_2WI 呈稍高信号,钙化明显时呈低信号。

　　(2)增强后肿瘤明显强化,且强化均匀,极少囊变、出血。瘤体呈类圆形或宽基底与硬膜相连,可见"硬膜尾征"。

　　(3)肿瘤可由椎间孔延伸至椎管外而呈"哑铃状"。

（4）病灶水平蛛网膜下隙狭窄，其上下方的蛛网膜下隙增宽，脊髓不同程度受压（图 7-2-2）。

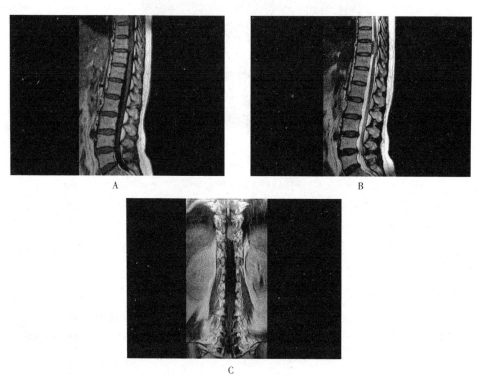

A   B

C

图 7-2-2 脊膜瘤

A.矢状面 T_1WI 示 T_{10}椎体水平脊髓前方见椭圆形肿块，呈等信号；B.T_2WI 示肿瘤呈稍高信号；C.冠状面增强 T_1WI 示肿瘤均匀性强化，宽基底附着于硬脊膜，脊髓受压向右移位，肿瘤侧上下方蛛网膜下隙增宽

三、椎管狭窄

（一）病理和临床

椎管狭窄是指各种原因引起的椎管径线变小，压迫椎管内结构导致相应神经功能障碍的一类疾病。分为先天性与后天性两大类，后天性椎管狭窄可由多种原因引起，其中脊柱退行性变为主要原因，通常称为退变性椎管狭窄。主要包括：椎体后缘骨质增生、后纵韧带肥厚骨化、椎间盘突出、关节突肥大增生、黄韧带增厚、椎体滑脱等。

腰椎管狭窄的特征性临床症状为神经性间歇性跛行，多发生于 40 岁以后的男性。侧隐窝和椎间孔狭窄压迫神经根可引起根性疼痛和根性肌力障碍。

（二）诊断要点

（1）椎管矢径变窄。椎管各径线常用的是椎管前后径（矢径）及侧隐窝宽度，腰段矢径及侧隐窝宽度的正常值下限分别为 15mm 和 4mm。颈段椎管矢径＜10mm即可诊断椎管狭窄。

（2）蛛网膜下腔受压变形，严重者呈"三叶草"状（横轴位），并可见椎间盘突出、椎体骨质增生、小关节突增生、后纵韧带或黄韧带肥厚等表现。

（三）鉴别诊断

须与 Paget 病鉴别，Paget 病椎体有膨胀改变，并且 T_1WI 显示斑片状高信号影。

（四）特别提示

需注意的是，部分患者影像学上即使有影像学的椎管狭窄，但是并无相应临床症状。因此，椎管狭窄需结合影像检查及神经学检查来综合评价。

（陈占温）

第三节 脊柱疾病

一、脊髓脊柱先天性发育畸形

脊髓脊柱畸形包括一大组先天性发育畸形性病变。它是由于妊娠早期叶酸缺乏，原始神经胚胎组织发育异常引发的先天性疾病。根据受损害的时间和部位不同，造成损害的程度和部位存在明显差异。常见的发育畸形有脊柱椎体发育畸形、脊髓发育畸形、脊膜发育畸形等，多种脊髓脊柱发育畸形常一并存在。有学者将其分为开放性神经管闭合不全、隐性神经管闭合不全、尾侧脊髓脊柱畸形等。目前尚没有一个完好的分类方法，将各类脊髓脊柱畸形完整包括在内。影像科医师在描写 MRI 所见时，通常针对其主要影像表现分别论述。

（一）临床表现与病理特征

脊髓脊柱畸形的临床类型较多，临床表现有许多共同之处。多数患者有不同程度的神经损害。不同之处是畸形的发生水平不同、程度不同，神经功能损害引起的临床症状也明显不同。常见临床表现有上、下肢麻木，一侧或双侧肌萎缩，肢体畸形，背部包块，毛发，不同程度的二便障碍等。小的脊髓脊柱发育畸形，可无明显临床症状和体征。

病理学上，脊髓脊柱畸形表现为脊髓、脊柱解剖结构异常，局部解剖结构紊乱、不完整、变形，常伴有组织错构。

（二）MRI 表现

脊髓脊柱畸形包括多种影像学表现，各种组织的发育异常又有其独特的影像学表现。现分述如下。

1.寰枕、寰枢畸形及椎体融合畸形

颈椎 MRI 能较好显示寰枕、寰枢畸形，表现为寰枕关节融合、寰枢关节脱位、齿状突发育不良、齿状突高位等，可伴发 $C_2\sim C_3$ 椎体融合。伴随寰枢关节半脱位时，常有局部脊髓受压、变细，或脊髓损伤、变性改变。脊髓损伤表现为脊髓内长 T_2、稍长 T_1 信号。部分病例伴有小脑扁桃体下疝。椎体融合畸形也称为阻滞椎、合生椎，是一种发育异常所致的椎体分隔异常。可发生于脊柱各段，以颈椎居多，胸、腰椎次之。MRI 表现为两个椎体完全或不完全融合，椎间盘部分或完全消失，椎体前后径变短，上下径（高度）无明显变化，椎体呈蜂腰状。可伴有椎板、棘突融合。

2.脊柱侧弯畸形

先天发育畸形所致的脊柱侧弯畸形，MRI 显示明显的脊柱侧凸、变形，常伴旋转畸形，以及楔状椎、蝴蝶椎、半椎体、椎体融合等改变。可伴脊髓畸形，或不伴脊髓畸形。在 T_1WI 和 T_2WI，椎体信号一般正常。

3.单纯性骶椎裂

也称为隐性骶椎裂，在临床上很常见。在轴面 T_1WI 和 T_2WI 显示明显，可见局部椎体不同程度的椎板裂，裂口可大、可小，伴有不同程度的局部硬膜囊变形。

4.腰椎峡部发育不良

属较轻型的脊柱发育畸形。MRI 显示病变较局限，局部椎体骨质被软骨组织信号所代替，呈长 T_1、短 T_2 低信号。病变可单侧，亦可双侧，病灶可较大，亦可较小，呈线状。可伴有椎体滑脱，此时常并存椎间盘病变。

（三）鉴别诊断

脊髓脊柱畸形的 MRI 诊断通常无困难。这是因为本病以解剖形态变化为主，优良的 MRI 影像能很好地显示大多数病变，不易误诊。腰椎峡部发育不良需与椎弓、椎板骨折鉴别，普通 X 线腰椎双斜位像及 CT 三维重建像有助于鉴别诊断。

二、脊柱血管瘤

骨血管瘤为起源于血管的良性骨肿瘤，脊柱是骨血管瘤好发部位。脊柱血管瘤在脊柱肿瘤中约占 2%～3%。脊柱血管瘤发病部位以胸椎多见，腰椎次之，颈椎及骶椎最少。病例中以中年女性多见。

（一）病理

肉眼观察，肿瘤大小不一，可小至几毫米，也可大至充满整个椎体。可单发和多发，以单发多见。肿瘤无包膜，侵犯骨皮质时使其膨胀变薄，肿瘤处骨松质大部分被吸收,肿瘤穿插于骨小梁之间,残余的骨小梁代偿增粗,呈纵形排列。肿瘤易出血。

显微镜下可见肿瘤分海绵状血管瘤和毛细血管瘤。椎体血管瘤多为海绵状血管瘤。

(二)临床表现

小的脊柱血管瘤多无症状。随着肿瘤的增大,疼痛为最早出现的症状。发生压缩性骨折或向椎管扩张的血管瘤,由于造成对脊髓或神经根的压迫,可表现有轻至重度的脊髓神经功能障碍,包括神经根疼痛,感觉、运动障碍,大小便失禁等,甚至截瘫。

(三)MRI 表现

MRI 不仅能显示较大的和典型的脊柱血管瘤,对 X 线平片难以发现的较小血管瘤和难以鉴别的非典型血管瘤均可明确显示而正确诊断。由于 MRI 的矢状面检查有显示大范围椎体的能力,因此更容易发现多发椎体血管瘤。典型血管瘤 MRI 表现为在横断面 T_1WI 上累及椎体一侧或整个椎体的不均匀占位,椎体外形正常或轻度膨胀。低信号区内可见代表增粗骨小梁的多个更低的点状信号,在横断面上成网格状;矢状面病变层面可见受累椎体有纵形排列的栅栏状异常信号区,低信号的骨小梁与高信号的脂肪平行相隔。非典型血管瘤指肿瘤几乎占据整个椎体,受累椎体因重力而压缩变扁,典型的栅栏状表现不存在,代之以信号相对均匀的占位,肿瘤边缘模糊不清,受累椎体前后径变宽,可突入椎管而压迫脊髓或马尾。在 T_2WI 上,椎体占位的信号随 TE 的延长而逐渐增高。

(四)MRI 分型及临床意义

Lered 等将椎体血管瘤结合临床表现分为三类:①无症状性血管瘤。②压迫性血管瘤。③症状性椎体血管瘤,伴有临床症状。有学者结合 MRI 资料和临床资料,提出了脊椎血管瘤的 MRI 分型及其临床意义。

1.A 型

为非压迫型椎体血管瘤。MRI 图像显示脊髓或马尾未受压。临床上多无症状或有腰背痛等轻微症状。

在此型中又根据椎体形态分为两个亚型:①A1 型:椎体高度正常,在 T_1WI 上有典型的栅栏状改变。②A2 型:椎体有不同程度的压缩变扁,未见有典型的血管瘤的表现。

2.B 型

为压迫型椎体血管瘤,指血管瘤累及椎管或整个椎体,椎体明显压缩变扁,前后径加宽,突入椎管。MRI 显示脊髓或马尾不同程度受压,受压脊髓肿胀增粗,信号异常。临床上有下肢麻木、乏力或下肢肌肉痉挛、僵直,严重者截瘫。

压迫型血管瘤又分为两型:①B1 型:指受累椎体高度正常,脊髓或马尾压迫是由于椎体血管瘤突入椎管或血管瘤本身位于椎弓根等附件部位,瘤体向椎管发展所致。②B2 型:指血管瘤侵及椎体大部或整个椎体,椎体因骨质疏松而塌陷,塌陷的椎体前后径增大而压迫脊髓或硬膜囊。

(五)鉴别诊断

脊椎血管瘤应与较常发生在脊柱的结核和转移性肿瘤鉴别。脊柱结核为不规则溶骨性破坏,椎间隙变窄或消失,椎体骨质互相嵌入为常见表现,冷脓肿、骨桥形成及椎体融合等表现均有别于血管瘤。转移性脊柱肿瘤一般有原发灶,其瘤体形态不规则,边缘亦不清。在 T_2WI 上,瘤体信号不像血管瘤那样渐变亮是鉴别要点。多发的脊椎肿瘤需鉴别的还有骨髓瘤。骨髓瘤为全身性病变,检查头颅或肋骨、盆腔往往能发现类似改变。单发的脊椎肿瘤需与椎体嗜酸性肉芽肿、淋巴肉瘤、骨母细胞瘤等鉴别。典型的椎体血管瘤单凭影像表现不难与之鉴别,非典型的椎体血管瘤可凭 T_2WI 上的信号特征进行鉴别。

三、脊柱结核

(一)病理和临床

脊柱结核是常见慢性骨疾患,多数继发于肺结核。结核病的基本病变包括渗出、增殖和干酪样坏死等病理改变。可发生于任何年龄,但多见于儿童和青年。脊柱结核以腰椎发生率最高,胸椎次之,颈椎相对较少。临床表现有低热、纳差等全身症状,以及疼痛和运动障碍、脊柱畸形、冷脓肿和窦道形成等局部症状,病程数月或数年。

(二)诊断要点

(1)相邻椎体破坏,可累及整个椎体,也可部分受累,以前中部多见。少数可同时累及附件,单独累及附件少见。

(2)破坏区在 MRI 表现为 T_1WI 低信号,T_2WI 或 STIR 高信号,内可见混杂散在低信号。增强后一般呈均匀或不均匀的明显强化,内有小灶样干酪脓肿形成时可表现为多发环状强化。

(3)椎间盘破坏,导致椎间隙狭窄或消失。

(4)椎体的变形或病理性骨折可引起脊柱侧弯或后凸畸形。

(5)椎旁软组织异常,包括肉芽肿和寒性脓肿,T_1 加权像上呈低、中等信号,T_2 加权像呈均匀或不均匀的高信号。增强后呈均匀或不均匀的强化,寒性脓肿呈环状强化。

见图 7-3-1。

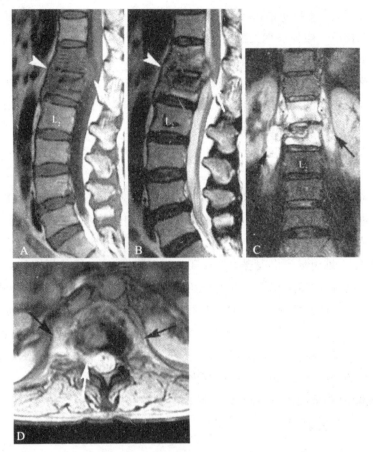

图 7-3-1 脊柱结核伴腰大肌脓肿

A、B.分别为矢状位 T_1WI、T_2WI；C.冠状位抑脂 T_2WI，D.抑脂 T_2WI，胸$_{12}$腰$_1$椎体骨质破坏，椎间隙狭窄，部分消失，椎旁脓肿形成致椎管狭窄（白箭），累及两侧腰大肌（黑箭）

（三）鉴别诊断

脊柱结核应与化脓性脊柱炎和脊柱转移瘤鉴别。

（四）特别提示

冠状位检查可更好地显示椎旁脓肿和腰大肌脓肿的范围。MRI 对死骨及寒性脓肿中细小钙化的显示不及 CT。诊断的难点在于早期单椎体结核，需结合临床实验室检查。

四、椎间盘突出

椎间盘突出包括一大组病变。由于原始翻译不准确，病名定义一度产生混乱。Disk Herniation 有人译成椎间盘突出，有人译成椎间盘脱出，有些学者在不同的版本上将两者混用,它的直译则是椎间盘疝。但椎间盘突出沿用至今。按照北美脊柱协会的命名,Dick Herniation 的概念包括椎间盘膨出、椎间盘突出、椎间盘脱出和椎间盘髓核游离四种病理类型。不同的病理学分型代表不同的病理变化。膨出指纤维环组织退变,弹力下降,髓核组织向四周均匀或不均匀膨隆,压迫单侧或双侧神经通路。突出指纤维环内层断裂,髓核组织突向局部纤维环薄弱区,压迫神经。脱出指纤维环断裂,髓核组织脱出至环外,压迫神经。髓核游离是指脱出髓核与纤维环裂口断开,上下或向后游离。

(一)临床表现与病理特征

椎间盘突出可是急性或慢性病变。急性者有明确外伤或扭伤史,症状突然出现。慢性者无明显外伤史,症状逐渐出现。不同节段的椎间盘病变,产生的神经症状不同。可为四肢或双下肢麻木、疼痛,或放射性串痛。可单侧,也可双侧肢体交替出现症状;严重者出现蹒跚步态,肌肉萎缩等。

病理学上,椎间盘膨出表现为纤维环弹力下降,髓核向椎体周围均匀或不均匀膨隆,向后方膨隆时压迫单侧或双侧神经通路。椎间盘后突出时纤维环部分断裂,髓核组织后凸至断裂区,压迫一侧或双侧神经组织。椎间盘脱出时纤维环完全断裂,裂口可居中,也可位于上部或下部,髓核组织脱出到环外,量可大也可较小,可后移、上移、下移,压迫邻近神经组织,产生严重神经症状。髓核游离时脱出的髓核组织与破裂的纤维环裂口分离,在椎管内上下或侧后方移位,压迫神经。髓核游离多发于腰椎,颈胸椎的椎管间隙较小,髓核不易游离。

(二)MRI 表现

1.颈椎间盘疝

①突出:可见于颈椎各个间隙,可多个间隙同时发生,以 $C_4 \sim C_5$ 和 $C_5 \sim C_6$ 为多见。矢状面 MRI 显示椎间盘轻度向后突出,压迫硬膜囊或脊髓。脊髓信号多正常,少数可见长 T_2 信号。在轴面 MRI,可见突出的间盘组织压迫脊髓及硬膜囊,或压迫偏侧脊髓及神经通路,常伴钩椎关节增生改变,侧隐窝变窄。②脱出:矢状面 MRI 显示 $C_3 \sim C_4$、$C_4 \sim C_5$、$C_5 \sim C_6$ 某一椎间盘髓核组织脱出,明显压迫局部脊髓及硬膜囊。脱出的髓核组织多呈蕈伞样,或形成一个带蒂的纽扣样结构,局部脊髓可见长 T_2 水肿信号或仅见形态变化。在轴面 MRI,脱出髓核可向后压迫脊髓,亦可偏侧压迫一侧脊髓。脊髓明显变形,有水肿时,可见长 T_2 信号(图 7-3-2)。

2.胸椎间盘疝

胸椎间隙较小,发生椎间盘膨出、突出较少。临床上突出少见,脱出偶见。上胸和下胸椎常发,脱出的间盘组织压迫脊髓,或压迫偏侧脊髓,局部脊髓明显变形,

髓内可见明显长 T_2 信号。

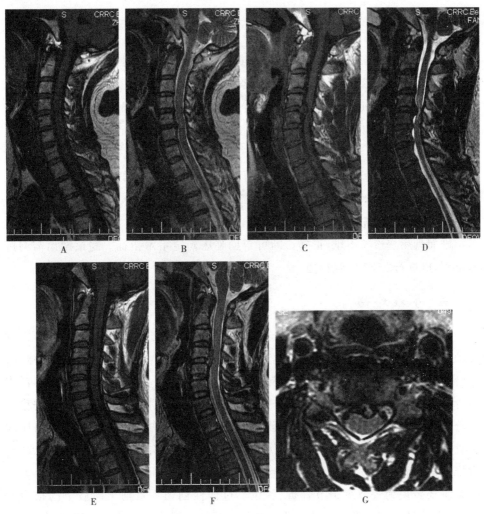

图 7-3-2 颈椎间盘疝

例 1,颈椎矢状面 T_1WI(A)、T_2WI(B)显示 $C_4 \sim C_5$、$C_5 \sim C_6$ 椎间盘突出,局部脊髓受压但 MR 信号未见异常。例 2,颈椎矢状面 T_1WI(C)、T_2WI(D)显示 $C_4 \sim C_5$ 椎间盘髓核脱出,脊髓受压、变形,髓内见长 T_2 信号;$C_3 \sim C_4$、$C_5 \sim C_6$、$C_6 \sim C_7$ 椎间盘突出。例 3,颈椎矢状面 T_1WI(E)、T_2WI(F)显示 $C_4 \sim C_5$ 椎间盘髓核脱出、上移,局部脊髓受压;轴面 T_2WI(G)显示髓核突破后纵韧带

3.腰椎间盘疝

①膨出:MRI 不如 CT 显示清晰。矢状面 MRI 显示椎间盘组织退变、脱水,呈短 T_2 信号,并向后膨隆,轻度压迫硬膜囊。在轴面 MRI,间盘无特定的突出方向,而向四周膨隆,受压硬膜囊、侧隐窝,常伴小关节增生,亦可伴椎体轻度滑脱改变。

②突出：矢状面 MRI 显示椎间盘信号异常，T_2WI 信号变低，纤维环部分断裂，髓核后突。在轴面 MRI，偶见断裂纤维环的信号，髓核突向裂口区。裂口可呈中央型，亦可突向侧方。可压迫一侧硬膜囊、神经根袖，亦可单纯压迫一侧侧隐窝，还可压迫椎管外一侧神经根组织。增强扫描见断裂口周围组织轻度强化。③脱出：纤维环在 T_1WI 呈较髓核稍低信号。仔细观察矢状面 T_1WI，常可见断裂的纤维环。脱出髓核呈稍长 T_1、短 T_2 信号，可向后、向上、向下移动，压迫局部硬膜囊，累及椎基底静脉丛时可见短 T_1 缓慢血流信号。④髓核游离：MRI 显示椎管内前侧方髓核组织信号，其与破裂的纤维环口不连续。可沿椎管前壁上移、下移，亦可后移至后纵韧带、硬膜囊侧壁，似占位病变压迫硬膜囊变形，常需增强扫描，鉴别肿瘤。T_1WI 增强扫描显示病灶周边轻度强化，游离髓核不强化。

（三）鉴别诊断

椎间盘病变诊断不难，正确诊断可帮助临床确定手术指征。髓核游离需与肿瘤鉴别，应进行 MRI 增强扫描。

五、脊柱外伤

脊柱具有支持体重、维持平衡、吸收震荡、减轻冲击，保护脊髓、内脏和运动的功能。脊柱外伤临床较常见，包括脊椎（椎体和附件各部）、脊髓、韧带、神经、血管等损伤。脊柱外伤分类方法很多，按暴力性质分直接暴力性骨折、间接暴力性骨折、肌肉收缩致骨折；按部位分颈椎、胸椎、胸腰椎、腰椎及附件骨折；按稳定性分稳定型和不稳定型骨折；按损伤机制分屈曲性创伤、过伸性创伤、轴向压缩性骨折、旋转性骨折等。屈曲性创伤由轴向承重和由前向后的水平推力所致，易致椎体前部骨折或粉碎性骨折，严重者可致后部韧带断裂。以水平方向推力为主则主要表现为关节突关节骨折、脱位。过伸性创伤系自前上向后下的推力所致，易致前纵韧带断裂和椎体后部骨折。轴向压缩性骨折由垂直上下冲力所致，可致粉碎性骨折。旋转性创伤是在脊椎旋转时伴过伸或过屈应力所致，易致韧带损伤、关节突关节脱位形成脊椎不稳。脊椎各部结构不同，受外力作用造成的损伤也有所不同，如寰枢椎创伤与下颈椎创伤表现不同。上颈椎创伤包括寰枕关节脱位、寰枢关节旋转固定、寰椎骨折、枢椎骨折（齿状突骨折、Hangman 骨折等），下颈椎创伤包括过屈性创伤（稳定性骨折：单纯椎体前部压缩、Clayshoveler 骨折；不稳定性骨折：过屈性扭伤、单侧或双侧关节突关节脱位、过屈性泪滴样骨折）、过伸性损伤（过伸性泪滴样骨折、单纯过伸性韧带损伤）以及椎体、椎板及棘突骨折。Whiplash 损伤系复合外力所致，常发生在第四、五颈椎。上胸椎创伤骨折比较少见，常为过屈和轴向承重所致。胸腰段的创伤好发，系过屈和轴向承重所致,包括压缩性骨折、爆裂性骨折、Chance 骨折、骨折脱位。脊椎骨折后可致脊柱不稳定,脊柱不稳定骨折可发生脊椎脱位致脊髓、神经等损伤。脊髓损伤后果严重,可致截瘫。脊髓损伤 Frankel 分类法分级用于观察和分析脊髓损伤程度和病情演变,对指导治疗具有实用性。

(一)诊断要点

1.临床表现

(1)脊柱外伤多为间接外力所致。如跌、碰、撞、坠等强大暴力均可造成脊柱的椎体、附件、椎间盘、韧带、脊髓、神经及血管损伤。

(2)外伤常见于活动范围较大的脊椎,如 C_5、C_6,T_{11}、T_{12},L_1、L_2 等部位,以单个椎体多见。

(3)患者可有局部肿胀、疼痛,活动受限,脊柱后突或侧弯畸形,以及神经或脊髓受压、损伤所致运动、感觉障碍和肠道、膀胱功能紊乱、截瘫等。

2.X 线检查

在脊柱外伤中,X 线平片是诊断脊椎骨折的基本方法。X 线正侧位片大多数可以明确诊断,必要时拍双斜位像,可显示椎体附件骨折、骨碎片、小关节滑脱、椎管狭窄、脊柱后突成角及椎体移位等。颈椎开口像可显示齿状突骨折移位、寰枢关节移位。但 X 线平片对脊柱后部骨性结构难以清晰显示,下颈椎及上胸椎由于体部重叠显示不佳,横突骨折受胃肠气体干扰有时显示不清而漏诊,复杂骨折难以全面准确评价。

3.CT 检查

CT 尤其 MSCT 及三维、多平面重组可全面、准确、详细评价脊椎骨折及骨折类型,容易发现骨折线和骨碎片的数目、部位和分布。可详细显示枕髁骨折及类型、寰枕脱位及类型,显示椎间小关节骨折及脱位,尤其对寰椎骨折、寰枢椎旋转脱位、颈椎横突骨折、横突孔受累具有优势。可准确显示椎管、椎间孔狭窄、变形,椎管内碎骨片、血肿,以及硬膜囊和椎间孔受压。可根据脊柱三柱骨折情况准确地判断脊柱的稳定性。

(二)MRI 表现

脊柱创伤患者,MRI 检查对显示椎体周围韧带、椎间盘、脊髓及神经损伤和椎体骨挫伤等优势明显,并可行任意方位扫描。MRI 除可显示脊椎骨折脱位等外,还可显示椎间盘损伤及其膨突出、韧带撕裂、血肿,直接显示神经损伤、脊髓挫裂伤和脊髓受压情况。

1.脊椎骨折

椎体损伤时骨折线呈长 T_1、长 T_2 信号影,椎体内的渗出和水肿也呈稍长 T_1、

长 T_2 信号影。压缩性骨折前侧方终板塌陷,椎体扁平或呈楔形改变,皮质断裂,椎体前上角骨折块,可伴棘上、棘间韧带损伤。爆裂性骨折时椎体上下终板粉碎性骨折,三柱均受累,椎管变形狭窄,骨碎片可压迫损伤脊髓。过屈性泪滴样骨折所致前纵韧带、后纵韧带、椎间盘纤维环撕裂及脊髓损伤等 MRI 检查显示优越。

2.脊椎骨折脱位

椎体骨折错位,关节突分离、错位、绞锁,错位椎体或骨碎片可压迫损伤脊髓。MRI 多方位成像显示寰枢关节旋转固定准确。

3.韧带损伤断裂

包括前纵韧带、后纵韧带、棘上韧带、棘间韧带等损伤,常伴椎骨骨折、硬膜外或椎前软组织血肿,韧带损伤断裂后表现为其连续性中断、信号增高。安全带骨折可仅有棘上韧带、棘间韧带、黄韧带断裂,椎间盘后部破裂等。单纯过伸性韧带损伤为前纵韧带、椎间盘撕裂,此时 MRI 检查有价值。MRI 在显示过屈性损伤的后纵韧带复合体损伤及关节突关节脱位方面同样重要。

4.椎间盘损伤、突出

椎间盘可膨大,向前或向后膨出、突出,损伤撕裂椎间盘呈不规则长 T_1、中长 T_2 信号,可伴前纵韧带、后纵韧带断裂。晚期椎间盘退行性改变,T_2WI 信号减低。

5.脊髓、神经损伤

严重脊椎损伤可致脊髓损伤,脊髓损伤尤其颈段脊髓损伤后果严重,MRI 可直接显示损伤脊髓的形态及信号改变,DTI 检查通过测量 ADC 值、FA 值能反映脊髓损伤、轴突再髓鞘化过程及程度,较常规 MRI 能更敏感、准确诊断脊髓病变,观察病变修复。MRI 可直接显示神经根、臂丛、腰骶神经损伤。

(1)急性脊髓损伤包括脊髓水肿,脊髓出血,脊髓挫伤、裂伤、横断,脊髓受压。脊髓水肿表现为脊髓膨大,呈斑片状稍长 T_1、长 T_2 信号。脊髓急性出血在高场强 MR 机器上呈等 T_1、稍长 T_2 信号,此后由于脱氧血红蛋白缩短 T_2 作用,T_2WI 信号减低,亚急性期时 T_1WI、T_2WI 均呈高信号。脊髓挫伤、裂伤常为局灶性出血伴水肿,呈斑片状稍欠均匀长 T_1、长 T_2 信号。DTI 成像直观显示脊髓断裂表现。

(2)脊髓损伤晚期改变包括脊髓萎缩、变细或出现脊髓软化、囊变、空洞和瘘管,脊髓软化、囊变、空洞和瘘管表现为小斑片、束状或线样长 T_1、长 T_2 信号影。

六、强直性脊柱炎

强直性脊柱炎(AS),是一种病因不明的慢性进行性炎症性疾病,以侵犯骶髂关节、脊椎为特点,最后发生脊椎强直。好发于男性,男女比例约为 5∶1。90%在

10～40 岁开始发病,以 15～30 岁居多。

(一)诊断要点

1.临床表现

(1)发病隐匿,病程长,可间有缓解期,全身症状轻,开始为臀部、腰骶部和(或)大腿后侧隐痛,难以定位。

(2)继之为下背疼痛和进行性脊柱僵直。

(3)活动期,骶髂关节、耻骨联合、脊椎棘突、髂嵴、大转子、坐骨结节等疼痛及压痛。

2.X 线检查

X 线是主要诊断方法,对Ⅲ、Ⅳ级骶髂关节炎诊断可靠。骶髂关节受累最早,双侧对称性发病是诊断本病的主要依据。骶髂关节骨质破坏以髂侧为主,髂侧关节面模糊、呈鼠咬状骨破坏,边缘增生硬化,关节间隙"假增宽",随后变窄,最终骨性强直。骶髂关节炎依病变程度分为五级。骶髂关节炎发病后,逐渐上行性侵及脊柱,开始病变侵蚀椎体前缘上、下角可形成"方椎"。纤维环、前纵韧带(深层)骨化形成"竹节状脊柱"。晚期骨突、关节囊、黄韧带、棘间韧带和棘上韧带均可骨化,可导致骨折。坐骨、跟骨结节及髂嵴等处肌腱、韧带骨附着处可呈胡须状骨化。髋关节是最常受累的周围关节,多双侧关节间隙变窄、侵蚀、囊变、骨赘形成。

3.CT 检查

X 线平片正常时,可选用 CT 检查,主要进行骶髂关节检查,能清晰显示关节面轮廓,能早期发现侵蚀病灶,发现小病灶敏感。CT 可清楚显示椎间小关节毛糙不整,关节面下骨质侵蚀、硬化。

4.实验室检查

90%的患者 HLA-B27 阳性,活动期血沉加快,C-反应蛋白升高,类风湿因子多为阴性。病理检查:早期滑膜、肌腱附着处非特异性炎症,病变发展到一定程度则侵蚀破坏关节面下骨质及关节软骨。免疫组化分析浸润浆细胞以 IgG、IgA 型为主。

(二)MRI 表现

临床怀疑、X 线检查无异常时选用。

(1)MRI 可清晰显示 X 线平片和 CT 不能显示的软骨、滑膜、骨髓和肌腱韧带改变。除可显示 AS 骶髂关节慢性骨结构改变如关节面硬化、关节面下骨侵蚀、破坏、关节间隙狭窄与强直外,还可显示骨髓水肿、滑膜增厚和(或)强化、脂肪沉积、肌腱韧带附着炎、被膜炎、关节软骨破坏。对于急性期的骨髓水肿、滑膜炎、被膜炎、韧带起始点炎敏感。早期诊断本病价值优于 X 线平片及 CT,尤其 MRI 动态增强诊断早期骶髂关节炎和椎体骨炎价值最大,同时也可准确对本病分级。

(2)关节滑膜增厚时滑膜信号不均匀,T_2WI 呈稍高信号,注射对比剂后可显示强化。关节腔积液呈长 T_1、长 T_2 改变。关节软骨变性、破坏表现为软骨不规则,T_2WI 信号不均匀增高。相邻骨髓水肿、血管翳为长 T_1、长 T_2 信号,脂肪抑制后呈高信号,明显强化。骨质硬化在 T_1WI 及 T_2WI 均呈低信号,病变继续发展,关节周围骨质脂肪堆积,T_1WI 及 T_2WI 均呈高信号,脂肪抑制后信号减低。

(3)DWI 序列显示早期急性炎症敏感度与增强扫描相当,通过测量病变区 ADC 值,能对病变作半定量分析,对 AS 活动性骶髂关节炎价值也较高,活动期 ADC 值增高。

(4)AS 累及脊柱表现为 Romanus 病灶、滑膜关节炎、肌腱韧带附着处炎、韧带增厚骨化、骨性强直等,MRI 可早期显示 Romanus 病灶、滑膜关节炎、肌腱韧带附着处炎等,MRI 发现脊柱骨折及假关节敏感,可同时显示脊髓受压等。

(5)平扫加增强可 100% 诊断出炎症,依骨髓水肿及病变强化程度可判断病变的活动性。

(6)诊断与鉴别诊断

①强直性脊柱炎影像学改变远较临床症状出现晚,典型病例一般诊断不难,早期诊断较困难,需与临床、实验室检查相结合。

②与累及骶髂关节的类风湿性疾病鉴别,类风湿关节炎女性多见,发病年龄较大,好发于小关节。脊柱一般仅累及颈椎。类风湿因子及 HLA-DR4 阳性。

③牛皮癣性关节炎和 Reiter 综合征累及脊柱和骶髂关节炎性改变,病灶不对称,脊椎骨赘呈垂直表现,临床有皮肤牛皮癣、泌尿系感染有助于鉴别诊断。

④本病病变早期仅累及骶髂关节时,还需与化脓性、结核性、布氏杆菌关节炎鉴别。

⑤单纯髂骨关节面局限性硬化或关节间隙局限性狭窄,可见于多种病变。骶髂关节旁局限性髂骨或骶骨骨髓炎可完全或部分骨强直或形成骨桥。致密性骨炎多为双侧对称性骶髂关节中下部髂骨侧局限性骨质硬化。

(文永仓)

第四节　脊髓疾病

一、室管膜瘤

脊髓内室管膜瘤好发于中央管以及终丝的室管膜细胞,以位于脊髓后部为多。

占脊髓内肿瘤的60％,发病年龄高峰为20～60岁,男性多见。绝大多数为良性,少数可恶变,好发部位为腰骶段、脊髓圆锥和终丝。肿瘤可发生种植转移和脊髓空洞改变。

(一)诊断要点

(1)见于20～60岁成年人,男性居多。

(2)脊髓内室管膜瘤生长缓慢,早期可无症状。

(3)肢体出现渐进性麻痹、疼痛;压迫脊髓和神经根时可出现神经根痛;可出现不完全或完全性运动障碍症状和大小便障碍。

(4)脑脊液检查:脑脊液动力学测定即奎肯试验呈阳性者达97％。脑脊液蛋白明显增高者达88％。

(5)CT表现:脊髓呈梭形肿大,周围蛛网膜下隙对称性狭窄。脊髓造影CT扫描(CTM)延迟扫描可见脊髓空洞的延迟充盈。

(二)MRI表现

(1)脊髓增粗,肿瘤多位于脊髓中央,边界清楚。

(2)瘤体T_1WI上多为等或低信号,T_2WI上呈高信号;肿瘤内可见囊变、坏死、出血,呈现相应的信号改变。

(3)增强后,肿瘤多有强化且强化均匀,少数为不均匀强化,囊变、坏死区无强化。

(4)20％～33％的病例在T_2WI上于肿瘤的上或下极见低信号,称为"帽征",为出血引起的含铁血黄素沉积所致。

(5)多伴有瘤体上、下极邻近脊髓不同程度的水肿,呈明显长T_1、长T_2信号,可伴有中央管扩张。

二、星形细胞瘤

脊髓内星形细胞瘤为儿童最常见的髓内肿瘤,在成人则仅次于室管膜瘤居第二位。多为纤维性星形细胞瘤,以浸润性生长为主,病变与正常脊髓分界不清,同时累及多个脊髓节段,肿瘤可发生坏死、囊变,可伴发脊髓空洞形成。

(一)诊断要点

(1)好发于30～60岁,男女之比为1.5∶1,病情发展快,病程短。

(2)好发部位在颈胸交界处。

(3)可出现肢体渐进性麻痹、疼痛、神经根痛、不完全或完全性运动障碍症状和大小便障碍。

(4)X线和脑脊液检查:参见室管膜瘤。

(5)CT 表现:病变段脊髓呈梭状增粗,增粗段与正常段之间分界不清。

(二)MRI 表现

(1)脊髓内星形细胞瘤好发于颈胸段,累及范围较广,多个脊髓节段受累。

(2)病变段脊髓增粗,肿瘤位于脊髓内,多偏一侧,边界不清。

(3)瘤体平扫 T_1WI 上呈低或等信号,T_2WI 上呈高信号。

(4)肿瘤囊变常见,一般无"帽征"。

(5)增强后病灶呈不均匀性强化。

三、脊髓血管网状细胞瘤

脊髓血管网状细胞瘤占椎管内肿瘤的 $1\%\sim7\%$,多数位于髓内,亦可位于硬膜内甚至硬膜外。无性别差异。多为单发,多发者亦不少见。1/3 的脊髓血管网状细胞瘤患者为 Von Hippel-Lindau 综合征患者。病理上血管网状细胞瘤多为囊性,囊壁有附壁结节,肿瘤血管丰富,有较粗的引流静脉,有时可见囊壁钙化。

(一)诊断要点

(1)发病年龄一般小于 40 岁。

(2)半数位于胸髓,其次为颈髓。

(3)临床表现主要为感觉、运动障碍和疼痛,病史多较长,平均为 3 年。

(4)CT 表现:脊髓增粗,肿瘤呈低密度,增强后明显强化。

(二)MRI 表现

(1)肿瘤多位于脊髓背侧,实性或囊实性,部分呈典型的"大囊小结节"表现,结节常位于脊髓背侧。

(2)肿瘤实性部分 T_1WI 上多呈等或低信号,T_2WI 呈高信号,增强后明显强化。

(3)肿瘤内及附近可见匍行性流空血管信号,此征象在诊断上具有特异性。

(4)肿瘤周围可见大片水肿,上下极可有"帽征"。

(5)可伴有很长的脊髓空洞,严重者可累及整个脊髓。

四、脊髓脊柱结核

肺结核是危害人类健康的重要疾病。近年来,发病率有上升趋势。结核菌除感染肺外,也会感染脊髓、脊柱等组织。脊柱结核又称为结核性脊柱炎或 Pott 病,约占骨结核的 50%。脊柱结核好发于儿童及青少年,以 $20\sim30$ 岁多见。MRI 临床应用以来,提高了人们对脊髓与蛛网膜下腔结核的认识和诊断。

(一)临床表现与病理特征

临床起病缓慢,常有低热、消瘦、盗汗、食欲不振和疲乏无力等症状。腰背痛为轻度疼痛,休息可缓解,逐渐加重。可有斜颈畸形,后背弯曲。患者也可无明显症状。病变累及脊髓时出现神经症状,如下肢震颤、双下肢或四肢瘫。

脊髓脊柱结核是结核菌血行感染性疾病。结核菌可在椎体中央、椎体边缘、椎体附件、脊髓内生长、破坏,形成结核性肉芽肿、干酪样坏死、脓肿。脓肿可向上、向下流动,侵及相邻组织。脓肿亦可向椎体后蔓延,突破硬膜囊,侵及蛛网膜下腔。

脊髓结核指结核菌侵及脊髓,在髓内形成结核性肉芽肿病灶,周围神经组织增生对其包绕。结核病灶还可沿硬脊膜、软脊膜侵蚀性感染,形成脊膜炎改变。

(二)MRI 表现

1.脊柱结核

可发生于脊柱椎体各段,以颈、胸、腰椎多见。病灶可位于椎体中央、椎体边缘、椎体附件、椎旁韧带等部位。病变早期,仅见椎体边缘轻度长 T_1、长 T_2 信号,信号不均匀,多数不伴椎旁脓肿。病变严重者,椎体破坏、楔变,骨内可见长 T_1、长 T_2 及短 T_2 信号。病变后期,脊柱后凸畸形。破坏椎体可为单个,或多个椎体连续破坏。脊柱病变亦可多中心,远距离跳跃式发生。破坏椎体旁可有长 T_1、长 T_2 脓肿信号。脓肿可位于椎体前侧方、椎体关节间隙内,也可向后凸入椎管,突破硬膜囊,破入硬膜下。椎旁脓肿可沿椎体前方上下蔓延,可从胸腰段向下蔓延至盆腔,部分病例形成臀部或会阴部寒性脓肿瘘管。脓肿较大时,脓肿内信号可不均匀,长 T_1、长 T_2 信号中可见短 T_2 干酪样病灶信号。椎前脓肿也可侵蚀相邻椎体,形成结核性骨炎,MRI 显示局部椎体呈长 T_1、长 T_2 信号,椎体形态无变化。

2.脊髓结核

MRI 显示脊髓内出现局灶或大范围长 T_1、长 T_2 信号,增强 T_1WI 可见斑片状、结节状或环状异常强化。试验性抗炎治疗后病变无缩小或轻度增大。如不能及时诊断,病变发展、演变后,在 T_2WI 可出现髓内靶征,表现为在高信号的病变中央出现等或稍低信号小灶,后者可能为结核的干酪样坏死灶;当病变可演化为假、真性脊髓空洞时,假性空洞呈长 T_1、短 T_2 信号,代表局部脊髓干酪样坏死,而真性空洞为脊髓中央管扩张积水改变。病变可累及脊髓蛛网膜,并沿蛛网膜下腔上、下播散,甚至引发结核性脑膜炎改变。

五、急性脊髓炎

脊髓炎大多为病毒感染所引起的自身免疫反应,或因中毒、过敏等原因所致的脊髓炎症。其病原主要有流感病毒、带状疱疹病毒、狂犬病毒、脊髓灰质炎病毒等。尚有一部分患者原因不明,但病前常有某些上呼吸道感染的症状。急性起病,可发病于任何年龄,青壮年较常见,无性别差异。病前数日或 1~2 周常有发热、全身不适或上呼吸道感染症状,可有过劳、外伤及受凉等诱因。症状多为双下肢麻木无力、病变节段束带感或神经根痛,进而发展为脊髓完全性横贯性损害,胸髓最常受累。

(一)诊断要点

(1)急性起病,发病前常有上呼吸道感染等症状。

(2)病变水平以下运动、感觉和自主神经功能障碍。

(3)外周血白细胞计数正常或轻度增高。

(4)脑脊液检查:压力不高,脑脊液中可见白细胞,蛋白含量正常或轻度增高,糖和氯化物含量正常。

(5)CT 表现:脊髓外形可正常,也可呈轻度梭形增粗。密度稍低,增强扫描无强化或轻微强化。CT 对该病的诊断价值有限。

(二)MRI 表现

(1)病变多位于胸段或颈段脊髓,范围较大,通常累及 5 个椎体平面以上,呈连续性。

(2)病变段脊髓直径正常或不同程度增粗,轮廓光整,与正常脊髓呈逐渐过渡。

(3)病变脊髓内见异常片状长 T_1 低信号、长 T_2 高信号,边界不清。

(4)增强后病灶无强化或斑片状轻度强化。

六、脊髓空洞症

脊髓空洞症为脑脊液通过室管膜的裂损聚积于中央管旁,周边无室管膜壁。好发于 25~40 岁,男性较女性略多见。可以分为先天性、退行性和肿瘤性。

(一)诊断要点

(1)脊髓空洞症最常见于颈段与胸段脊髓;外伤性脊髓空洞部位常与损伤部位相关。

(2)典型的临床症状为感觉分离,痛、温觉消失,触觉存在;四肢肌力弱或肌肉萎缩,上肢深反射减弱甚至痉挛性瘫痪,约 80% 的患者主诉下肢肌力弱或僵硬,近一半患者主诉相应部位疼痛。

(3)部分患者可合并其他畸形。

(4)部分患者继发于蛛网膜下隙出血、脑膜炎、脑膜种植性转移癌、髓内肿瘤及髓外占位性压迫等。

(5)CT 表现:脊髓内可见边界清楚的低密度囊腔,CT 值同脑脊液。CTM 于椎管内注射对比剂后延时 1~6 小时可见对比剂进入空洞内。

（二）MRI 表现

（1）脊髓内囊状长 T_1、长 T_2 信号，与脑脊液信号一致。

（2）病灶边界清楚，无强化，范围长短不一。

（3）有时可见原发性病变，如 Chiari 畸形、髓内肿瘤等。

（4）本病需与脊髓内软化灶之囊腔鉴别，后者病变段脊髓萎缩变细，常有外伤史。

（尹　来）

第八章　骨与软组织

第一节　检查方法和正常 MRI 表现

一、检查方法、扫描序列和图像特征

MRI 已成为骨骼肌肉系统疾病的主要检查方法之一。但是，骨骼肌肉系统解剖部分多，解剖结构复杂，病种繁多，因此，正确选择扫描方式成为 MRI 检查中最为重要的环节。为了获得高质量的 MRI 图像和充分显示病变的特征，MRI 检查前需要确定患者的扫描体位、所用线圈、脉冲序列等因素，以及是否需要静脉或关节内注射对比剂。

对患者进行 MRI 检查时，选择体位应根据患者的身高、体重、检查部位、目标器官结构及预期的检查时间而定。选择线圈时，应使用最能与患者紧密匹配的线圈，即能覆盖解剖部位的最小线圈，以获得最大的信噪比和最佳的空间分辨率。

MRI 检查可应用很多脉冲序列，如自旋回波、快速自旋回波、短 T_1 翻转恢复序列及 GRE 序列。如何选择合适的脉冲序列，优化扫描程序，对于提高成像质量及显示病变非常重要。在此分部位论述一些临床上常用的较大关节的 MRI 检查方法。

（一）髋关节

1.患者体位和线圈的选择

患者取仰卧位，尽可能摆好患者的体位，使患者的双髋关节处于同一高度上。双侧大腿内旋，两踇趾相互并拢。为使患者舒适，患者的膝关节下方可以垫高。可根据病变的范围、年龄、体重，选择不同的线圈，可以使用腹部相控阵表面线圈、体线圈。对于婴儿和儿童，可使用两端开放的头线圈。如果怀疑髋白唇损伤，只进行单侧髋关节成像，可采用信噪比较高的小表面线圈。

2.成像平面的选择

对于绝大多数髋关节病变，MRI 检查不需要特殊的扫描层面或方位。一般选择标准的横断面、冠状面及矢状面扫描，视野应包括关节及周围的软组织结构。冠状面扫描时，常使用通过双髋关节的轴面图像作为定位像，设计扫描层面，层厚

4~5mm。

3.扫描序列及参数的选择

(1)SE 或 FSE T_1WI：是髋关节检查中最重要的序列，不但能够提供高信噪比的解剖图像，其对骨髓病变也具有相当高的敏感性，这一点对早期股骨头坏死的诊断非常重要。

(2)FSE T_2WI：该序列最大的缺点在于骨髓信号增高，从而降低了显示骨髓充血、水肿，以及增生的血管肉芽组织的能力，而这些恰恰是早期股骨头缺血坏死的重要征象。因此，FSE T_2WI 应该常规和脂肪抑制技术并用，以增强对骨髓病变的诊断能力。

(3)STIR：也是髋关节扫描中常用的序列，显示骨髓病变及微小损伤敏感性高，不受 MRI 扫描机场强高低的影响。缺点是扫描时间长，信噪比相对较低。因此，高场强 MRI 系统一般不用 STIR 技术，而用脂肪饱和技术。如果扫描视野(FOV)较大时，脂肪饱和技术的脂肪抑制通常不太均匀。因此，STIR 是替代脂肪饱和技术的最好序列。

(4)2D 或 3D GRE：主要用于观察髋臼唇和髋关节软骨的病变。脂肪饱和的 FSPGR 或 FLASH 常用于显示关节软骨的形态和信号改变。显示髋臼唇通常采用 T_2^*WI 扫描。

(二)膝关节

1.患者体位和线圈的选择

膝关节 MRI 检查时，应采用膝关节专用线圈。患者通常取仰卧位，将受检膝关节置于匹配线圈内。摆位时，应使膝关节外旋 15°~20°，以便于矢状面图像上显示交叉韧带；使膝关节屈曲 5°~10°，以更易于评价髌骨和髌股关节间隙。

2.成像平面的选择

(1)矢状面：矢状面图像是膝关节扫描最重要的层面，常规取垂直于两股骨髁后缘的连线。有些学者推荐使用斜矢状面，即使扫描层面与双侧股骨髁切线的垂线呈 15°~20°。斜矢状面有利于显示交叉韧带，但也使半月板的切面变形，可能影响观察半月板形态。矢状面 MRI 能够清晰显示内、外侧半月板，前、后交叉韧带，及关节软骨情况，可用于诊断半月板和前、后交叉韧带损伤。

(2)冠状面：冠状面扫描也非常重要，常规扫描层面应该平行于股骨内外髁后缘连线。它是诊断内、外侧副韧带病变的主要依据，对于评价前交叉韧带近端和中部撕裂也非常有益，也可辅助诊断半月板和关节软骨的病变。

(3)横断面：横断面对于全面诊断必不可少。它是评价髌骨后缘软骨的最好层面，同时也能很好显示各种韧带与肌腱病变。

3.扫描序列及参数的选择

(1)SE 或 FSE T_1WI:优点是信噪比高、显示解剖好、扫描时间相对较短,而且对于骨髓病变比较敏感,因而广泛应用。但 T_1WI 对半月板和韧带病变、关节积液及关节软骨的显示均欠佳。

(2)SE 或 FSE T_2WI:是诊断膝关节各种韧带断裂的主要序列,而且也是很多非创伤性关节病变的主要定性手段。T_2WI 常与脂肪抑制技术并用。

(3)PDWI 及脂肪抑制技术:对半月板及软骨病变的显示非常有益。而且,图像信噪比高于对应的 T_2WI。

(4)STIR:主要用于骨髓病变及关节软骨病变的检查,有利于骨髓水肿、关节积液及周围软组织水肿的显示。

(5)磁共振扰相 GRE T_2^*WI:主要用于显示半月板病变和关节软骨病变,对于显示韧带病变及骨髓病变较差。

(三)踝关节

1.患者体位和线圈的选择

踝关节 MRI 检查时,依据检查目的,可以采用多种体位。临床上患者仰卧最常用,足跖屈约 20°。跖屈有三个原因:减少魔角效应;使腓骨长短肌腱间的脂肪显示更为清晰,有助于显示两个肌腱;跟腓韧带显示更清晰。如扫描单侧踝关节,可使用膝关节线圈。如扫描双侧踝关节时,可应用正交头线圈。

2.成像平面的选择

(1)横断面:被认为是最重要的层面,因为它能提供最多的有关肌腱和韧带诊断信息。踝关节横断面扫描通常在冠状定位像上进行定位,平行于胫距关节进行扫描,向上应包括下胫腓关节、向下应至跟骨下缘水平。

(2)冠状面:扫描层面平行于内、外踝连线,是诊断胫距关节软骨病变的最佳方位。同时,对诊断关节的韧带性病变也有一定帮助。

(3)矢状面:扫描层面垂直于内、外踝连线。它不利于显示各种韧带病变,但是,跟腱显示更为清晰,有利于诊断跟腱病变。

3.扫描序列及参数的选择

(1)SE 或 FSE T_1WI:优点是信噪比高、显示解剖好、扫描时间相对较短,对显示骨髓病变比较敏感。但显示肌腱、韧带病变、关节积液及关节软骨均欠佳。

(2)SE 或 FSE T_2WI:是诊断踝关节各种韧带断裂的主要序列,T_2WI 经常与脂肪抑脂技术并用。

(3)PDWI 及脂肪抑制技术:显示软骨病变好,而且,图像信噪比高于相应的 T_2WI。

（4）STIR：主要用于诊断骨髓病变及关节软骨病变，有利于显示骨髓水肿、关节积液及周围软组织水肿。

（5）GRE T$_2$* WI：主要针对关节软骨的病变，对于韧带病变及骨髓病变的诊断能力较差。

（四）肩关节

1.患者体位和线圈的选择

肩关节 MRI 检查时，应使用肩关节专用线圈。患者通常取仰卧中立位，即患者的上肢自然伸直于体侧，掌心面对躯体，大拇指朝上。有时也采用仰卧外旋位，但要避免仰卧内旋位。以内旋位置扫描时可能造成冈上、冈下肌腱的重叠，导致部分容积效应，可能影响显示肩袖和诊断病变的准确性。摆位的过程中，应使患侧的肩关节尽量靠近主磁场的中心，一方面可以增加图像的信噪比，另一方面可以使脂肪抑制技术更为有效。

2.成像平面的选择

（1）横断面：肩关节 MRI 检查中，推荐首先进行水平横断面扫描，其扫描范围应从肩锁关节上缘水平到关节盂下缘。横断面图像有利于诊断关节盂唇病变，并有助于显示肩胛下肌腱和冈下肌腱病变。

（2）斜冠状面：应在已扫描的横断面上定位。选择显示冈上肌腱长轴的横断面层面，平行于冈上肌腱长轴设计扫描层面，即可获得肩关节的冠状面图像。斜冠状面有利于显示冈上肌腱、上方盂唇病变。

（3）斜矢状面：应在已扫描的横断面上定位。选择显示冈上肌腱长轴的横断面层面，垂直于冈上肌腱长轴进行扫描，即可获得肩关节的矢状面图像。斜矢状面图像有利于显示喙肩弓及同时显示肩袖的 4 个部分。

3.扫描序列及参数的选择

（1）SE 或 FSE T$_1$WI：优点是信噪比高、解剖显示好、扫描时间相对较短，而且对于骨髓病变比较敏感，但是对于肩袖病变、关节积液及关节软骨的显示均欠佳。

（2）SE 或 FSE T$_2$WI：是诊断肩关节各种韧带断裂的主要序列，T$_2$WI 经常与脂肪抑制技术并用。

（3）PDWI 及脂肪抑制技术：对软骨、盂唇病变的显示非常有益，而且图像信噪比高于相应的 T$_2$WI。

（4）STIR：主要用于诊断骨髓病变及关节软骨病变，有利于骨髓水肿、关节积液及周围软组织水肿的显示。

（5）CRE T$_2$* WI：主要用于观察盂唇和关节软骨的病变。脂肪饱和的 FSPGR 或 FLASH 常用于显示关节软骨的形态和信号改变，T$_2$* WI 扫描通常用于显示盂唇。与 FSE T$_2$WI 比较，T$_2$* WI 显示肩袖病变的敏感性更高，但特异性低。

（五）腕关节

1.患者体位和线圈的选择

腕关节的 MRI 检查可以采用两种体位。一种为仰卧位，上肢伸直于体侧，掌心朝上或朝下，这种体位的最大优点是舒适，但是由于手腕位于主磁场的边缘部位，图像的信噪比将有所下降。另一种为俯卧位，患侧上肢举过头顶，伸直，掌心朝下，这种体位使患侧腕关节位于磁场中心，可增加图像的信噪比，但是患者的舒适度较差，长时间扫描容易出现运动伪影。可采用腕关节专用线圈或柔软表面线圈。如同时扫描双腕关节，患者常俯卧，双手举过头，双手掌朝下，一般采用正交头线圈或 8 通道头线圈，这种检查常用于诊断早期类风湿关节炎。

2.成像平面的选择

（1）冠状面：能够清晰显示各腕骨的解剖结构。是观察三角纤维软骨复合体和腕骨间韧带最重要的方位。

（2）矢状面：是分析腕关节不稳的主要方位。

（3）横断面：能够清晰显示腕部各肌腱的解剖，主要用于诊断腕管综合征及下尺桡关节不稳。

3.扫描序列及参数的选择

（1）SE 或 FSE T_1WI：优点是信噪比高、显示解剖好、扫描时间相对较短，而且对于骨髓病变比较敏感。但显示三角纤维软骨复合体、关节积液及关节软骨均欠佳。

（2）SE 或 FSE T_2WI：由于扫描时间的限制，层厚一般在 3mm 以上，这并不足以显示很多腕关节的结构。T_2WI 经常结合脂肪抑制技术，形成脂肪抑制 T_2WI。

（3）STIR：主要用于检查骨髓病变及关节软骨病变，有利于显示骨髓水肿、关节积液及周围软组织水肿。缺点是图像信噪比低，扫描时间长。

（4）CRE T_2*WI：在腕关节 MRI 检查中非常重要，尤其是 3D 技术。3DGRE 扫描的优点是，可以获得无间隔薄层图像，这对于显示细小而又复杂的腕关节结构非常有效，而且图像可达到各向同性要求，进而可以多平面重组，显示细微结构，且缩短扫描时间。该序列主要用于观察盂唇和关节软骨病变。脂肪饱和的 FSPGR 或 FLASH 常用于显示关节软骨的形态和信号改变。显示三角纤维软骨通常采用 T_2*WI。3D GRE 序列的缺点是，磁化率伪影加重，软组织对比度，尤其韧带的对比度不如 SE 和 FSE 序列清晰。

二、正常 MR 信号特征

1.骨

骨组织包括骨皮质、骨小梁、骨髓等结构。正常骨皮质和骨小梁在 MRI 所有序列图像上均呈低或无信号。正常骨髓分为红、黄骨髓两种成分，前者在 T_1WI 上为等或低信号，T_2WI 上信号强度稍高，在脂肪抑制序列上呈中等信号；后者在

T_1WI、T_2WI 上均为高信号，但在脂肪抑制序列上呈低信号。

2.软组织

软组织主要包括脂肪、肌肉、韧带、神经等。正常脂肪在 T_1WI 上为高信号，T_2WI 上为等高信号。在 T_1WI 和 T_2WI 上肌肉组织多为等或低信号改变，韧带、神经多为低信号。判断软组织及其内部信号改变，多比照正常肌肉和脂肪组织的信号。血管的信号取决于所采用的扫描序列和时相，其在 SE 序列上一般为无信号，在梯度序列(GE)上多为高信号改变。

3.关节

关节因组织结构复杂，故 MRI 信号较为复杂。但仍将肌肉的信号定为等信号，骨性关节面、肌腱在各序列上均为低信号，韧带、神经为低或等信号，关节软骨在 T_1WI 上为等信号，T_2WI 上为低信号，GE 上为高或等信号。

（张根生）

第二节 骨与关节创伤

一、长骨骨折

(1)长骨骨折一般不做 MRI 检查，其在显示骨折线方面不及 CT，但可清晰显示骨折断端及周围出血、水肿和软组织损伤情况。骨折线在 T_1WI 及 T_2WI 上均表现为线状低信号影，其周围可见边界模糊的 T_1WI 低信号及 T_2WI 高信号影，为骨折后骨髓内的水肿或渗出改变(图 8-2-1)。MRI 不能反映皮质骨内骨折线，但若发生骨折端分离，可见低信号骨皮质内有条形或不规则中等信号或高信号改变，为出血所致。如骨折靠近关节，可见关节内积液。

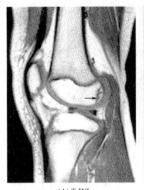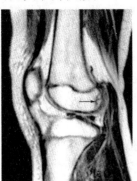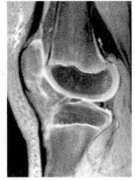

(A) T_1WI　　　　　(B) T_2WI　　　　　(C) PD-SPAIR

图 8-2-1　长骨骨折

(A)、(B)示股骨外侧髁骨骺可见条状长 T_1 短 T_2 信号影(→)，(C)PD-SPAIR(质子密度脂肪抑制序列)示邻近骨质呈高信号水肿改变

（2）骨挫伤又称隐匿性骨折，是外力作用引起的骨小梁断裂和骨髓水肿、出血，无骨皮质中断。在平片和CT上常无异常发现。骨挫伤区在T_1WI上表现为模糊不清的低信号区，在T_2WI上表现为不规则高信号或线状低信号周围高信号，抑脂序列呈明显高信号（图8-2-2）。若伴有出血，信号不均匀，且呈现血肿的MRI图像变化规律。病变一般局限于干骺端，也可延伸至骨干，常伴有附近韧带的撕裂。

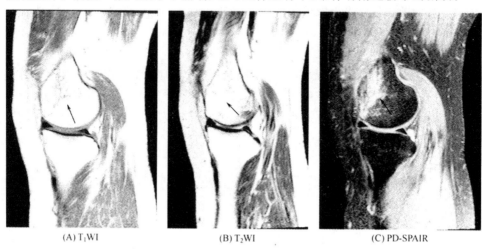

(A) T_1WI (B) T_2WI (C) PD-SPAIR

图 8-2-2　骨挫伤

右股骨内侧髁见模糊片状长 T_1 长 T_2 信号影，PD-SPAIR 病变呈明显高信号（→）

二、脊柱骨折

（一）临床表现

①MRI对附件骨折的显示有一定局限性。

②骨折急性期局部有出血、水肿，MRI可根据骨髓信号改变区分陈旧性与新鲜骨折。

③脊柱外伤性骨折应注意与脊椎病变所致的椎体压缩变形鉴别。后者常见椎体或附件骨质破坏，椎间盘受累时可见椎间盘破坏或消失，椎旁可见脓肿或软组织肿块影。

（二）MRI 诊断

①椎体爆裂骨折。椎体呈楔形，矢状位和冠状位显示椎体上下缘皮质骨低信号带失去完整性，凹凸不平或部分嵌入椎体。椎体内信号改变，T_1WI上呈低信号，T_2WI上呈高信号，为渗出和水肿所致。骨折线于T_1WI及T_2WI上均表现为线状低信号影（图8-2-3），横断位可见骨折片向各个方向移位。

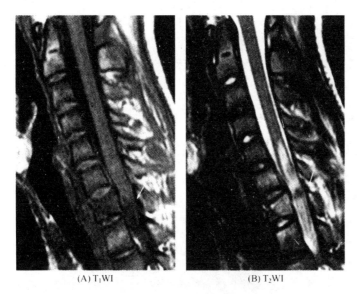

(A) T₁WI   (B) T₂WI

图 8-2-3　椎体爆裂骨折

胸₇椎体楔形变,T₁WI上信号减低,T₂WI上信号增高,内见线状短 T₁ 长 T₂ 信号影,胸₅~胸₈椎体水平脊髓内见条片状长 T₁ 长 T₂ 信号影(→)

②椎体单纯压缩骨折。矢状位椎体呈楔形,椎体信号改变同爆裂骨折。

③椎体骨挫伤。椎体形态不变,椎体内可见长 T₁、长 T₂ 信号。

④骨折脱位。脱位的椎体或突入椎管的游离骨折片可压迫和损伤脊髓(图 8-2-4)。

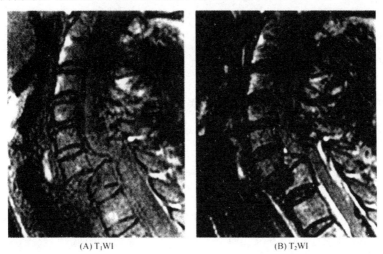

(A) T₁WI   (B) T₂WI

图 8-2-4　脊柱骨折脱位

颈₆椎体向前移位,颈₇椎体楔形变,T₂WI信号增高,颈₆~₇椎间盘形态不规则,后方脊髓受压扭曲

⑤椎间盘损伤。呈退行性变,信号变低,可合并椎间盘突出。

⑥韧带损伤或断裂。表现为韧带低信号影失去连续性，其内可见因出血或水肿导致的不同程度的高信号影。

⑦脊髓损伤。骨折后硬膜囊和脊髓可受压、移位，严重时脊髓内可见水肿、出血甚至脊髓横断。

三、关节软骨损伤

关节软骨皱褶或连续性中断，中等信号的关节软骨内有高信号区，甚至关节软骨及软骨下骨塌陷呈阶梯状，软骨下骨松质内可见局部水肿和出血（图 8-2-5），可合并软骨下骨关节内骨折。如有软骨撕脱，可形成关节内游离体。

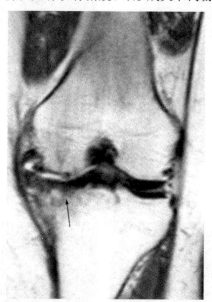

图 8-2-5　关节软骨损伤

冠状位 T_1WI 示胫骨内侧髁关节软骨缺失，骨性关节面欠光滑，关节面下骨质内见大片状稍长 T_1 信号影（→）

四、半月板损伤

半月板的 MRI 检查主要取矢状位和冠状位，前者有利于显示前后角，后者适于观察体部。正常半月板在 T_1WI 及 T_2WI 上均为均匀的低信号，半月板损伤表现为相对的高信号影。病情根据高信号影的形态以及是否延及半月板上下缘分为三级：Ⅰ级，表现为灶性圆形或椭圆形高信号影，不与关节面相接触；Ⅱ级，水平线样高信号，可延伸至半月板的关节囊缘；Ⅲ级，高信号达到半月板的关节面。桶柄样撕裂：通常发生于内侧半月板，是一种特殊的垂直纵形撕裂伴有分离，其内部的碎片(柄)移向膝关节髁间切迹,半月板体部正常的"蝴蝶结"表现消失,其周围部(桶)可表现为缩小的三角形,形成小半月板。

五、关节脱位

分为完全脱位和部分脱位。前者表现为组成关节诸骨的对应关系完全脱离或分离;后者表现为相对应的关节面失去正常关系,关节面分离、移位、关节间隙宽窄不均。可伴有关节骨、软骨损伤,关节囊内可见积液。MRI 还有助于发现关节内碎片,脱位关节周围韧带、肌腱损伤。

六、骨关节炎软骨损伤

(一)病理和临床

骨关节炎与老龄化有关,使关节软骨出现原纤维变性,最早发生于关节边缘。原纤维变最初局限于软骨的表层,软骨轻微的裂开和磨损,使其表面变得粗糙不平。随着病变向深层发展,胶原纤维的网架结构破坏,蛋白多糖进一步丢失,软骨的钙化层受损伤,软骨下出现骨硬化,关节边缘骨刺形成,关节间隙狭窄甚至消失,最终形成纤维强直及骨性强直。

骨关节炎由于软骨表面层受损,软骨各组成部分受到暴露,从而引起免疫反应。这种免疫反应可进一步引起软骨的破坏,使更多的软骨抗原被暴露,从而更多地刺激免疫系统。这种正反馈性、自我修正的过程可能是骨关节炎慢性发展、持续存在的机制。长期以来,人们观察到这样的现象:完全切除软骨,或关节炎终末期时关节软骨被全部破坏后,关节腔内的炎症会奇迹般地消失;有学者已在患者体内发现了软骨内各成分的抗体及免疫细胞,还根据此原理建立慢性关节炎动物模型。这些都证明了骨关节炎与自身免疫有着密切的关系。

骨关节炎在中老年人群中的发病率较高,它和高血压、冠心病、脑血管病一样是中老年人的常见病。因为骨关节炎并不会直接危及人的生命,常不像其他疾病一样受到重视,易被忽略而未能及时治疗。骨关节炎给患者带来长期的痛苦和不便,如果没有及时诊断和治疗,最终会导致关节强直,丧失劳动能力。以前骨关节炎得不到及时治疗的一个重要原因是缺乏有效的早期诊断方法和对治疗效果的有效评估方法。常规 X 线检查、CT 及关节镜等都有较大的限制,MRI 则有相当的优势,它可以直接地、客观地显示软骨的结构,且无损伤性,患者易于接受。MRI 可以对治疗效果进行及时评估,对临床治疗有较大帮助,且具有很大的潜在优势。

(二)MRI 表现

骨关节炎软骨损伤的 MRI 分期:①I期:关节软骨一过性肿胀。②Ⅱ期:Ⅱa 期,关节软骨表面出现毛糙;Ⅱb 期,软骨内出现低信号小囊状病灶。③Ⅲ期:关节软骨明显变薄,但未累及钙化层。④Ⅳ期:软骨全层消失,同时伴有软骨下骨的硬化。

骨关节炎的软骨Ⅰ期损伤,在 FSE 序列 T_2WI 上呈明显的高信号,在三维脂肪抑制 GE 序列 T_1WI 上可见局部软骨的增厚。在 MIP 重建像上见软骨图像信号强度呈不均匀性降低,这可能是局灶增厚的软骨内水分增加所致。这一期的软骨损伤主要是在软骨表面退变的基础上再加上机械因素,使某一段时间内承重处的软骨肿胀而引起的。

Ⅱa 期,随着损伤的加重,表层断裂变薄,表面毛糙。在质子密度加权像上见软骨表面呈小齿状突起、粗糙。在脂肪抑制三维 FGE 序列 T_1WI 上常不敏感,虽然其空间分辨率较高,但表层在这时呈低信号,其背景亦为低信号,缺乏对比度,所以不敏感。但表层在三维 T_2WI 上可较为清晰。Ⅱb 期,表层损伤后或软骨内分解代谢引起软骨内蛋白多糖等固体物质丢失,在脂肪抑制三维 FGE 序列 T_1WI 上表现为虫噬样弥漫的小低信号灶;在 MIP 重建像上,重建的关节软骨显示为"网眼纱布状"。

病变发展到Ⅲ期时,累及中层及深层,未及钙化带。在脂肪抑制三维 FGE 序列 T_1WI 上可见局部软骨明显变薄,但未累及软骨下骨组织。在 MIP 上,重建软骨内见局灶性斑片状的信号减低区,但软骨信号仍存在。

当骨关节炎软骨损伤Ⅳ期时,多引起软骨下骨的硬化,在 T_1WI、T_2WI 上均可见软骨下骨髓内呈低信号的条状硬化影,在软骨的 MIP 重建像上可见"地图状的"不规则的软骨缺失区。

在Ⅰ～Ⅲ期骨关节炎时的软骨损伤,软骨细胞有一定的修复能力,不仅能产生新的软骨细胞,还可以使软骨细胞的活性增加,大量合成新的软骨基质,以阻止软骨病变的发展,促进损伤软骨的愈合。较表浅软骨缺损的愈合,完全依赖靠近损伤边缘残留的软骨细胞。只要软骨下骨板未受损伤,即软骨损伤未到Ⅳ期,都有完全修复的可能。Ⅳ期的关节软骨损伤多见纤维瘢痕形成,使软骨失去润滑作用、弹性和修复再生能力。所以在骨关节炎软骨损伤Ⅰ～Ⅲ期时,从病因学上进行治疗,骨关节炎有可能达到治愈,软骨及骨的损伤可得以完全修复;在骨关节炎Ⅳ期,损伤的关节软骨或是纤维瘢痕愈合或造成其下骨质的暴露,随着运动的增加可加快其周围关节结构的退变过程。对骨关节炎关节软骨的Ⅳ期损伤可以进行外科手术治疗,通过手术改变其承重点,减少损伤处关节软骨所受的机械性冲击震荡,减缓关节的退变过程。另外,还可以进行关节软骨的体外培养,进行关节软骨移植术。因此,MRI 检查不仅对骨关节炎的诊断,治疗有重要的意义,而且对其病因研究及治疗的改进也具有重要意义。

(文永仓)

第三节　骨软骨疾病

一、退行性骨关节病

本病又称骨性关节炎,是关节软骨退变引起的慢性骨关节病,分原发和继发两种。前者是原因不明的关节软骨退变,多见于 40 岁以上的成年人,好发于承重关节,如脊柱、膝关节和髋关节等,常为多关节受累。后者多继发于外伤或感染,常累及单一部位,可发生于任何年龄,任何关节。

(一)临床表现与病理特征

常见的症状是局部运动受限,疼痛,关节变形。病理改变早期表现为关节软骨退变,软骨表面不规则,变薄,出现裂隙,最后软骨完全消失,骨性关节面裸露。此时常见软骨下骨变化,表现为骨性关节面模糊、硬化、囊变、边缘骨赘形成。

(二)MRI 表现

退行性骨关节病的首选检查方法为 X 线平片。MRI 可以早期发现关节软骨退变。在此重点讲述关节软骨退变的 MRI 表现。

在 T_2WI,关节软骨内出现灶性高信号是软骨变性的最早征象。软骨信号改变主要由于胶原纤维变性,含水量增多所致。软骨形态和厚度改变也见于退变的早期,主要是软骨体积减少。退变进一步发展,MRI 表现更为典型,软骨不同程度的变薄、表面毛糙、灶性缺损、碎裂,甚至软骨下骨质裸露。相应部位的软骨下骨在 T_2WI 显示信号增高或减低,信号增高提示水肿或囊变,信号减低提示反应性纤维化或硬化。相关的其他 MRI 表现包括中心或边缘骨赘形成,关节积液及滑膜炎。

按照 Shahriaree 提出的关节软骨病变病理分级标准,可把软骨病变的 MRI 表现分级描述如下:0 级,正常;Ⅰ级,关节软骨内可见局灶性高信号,软骨表面光滑;Ⅱ级,软骨内高信号引起软骨表面不光滑,或软骨变薄、溃疡形成;Ⅲ级,软骨缺损,软骨下骨质裸露。

(三)鉴别诊断

1.软骨损伤

有明确的外伤史,可见局部软骨变薄或完全缺失。一般缺失的边界清晰锐利,有时发生软骨下骨折。在关节腔内可以找到损伤移位的软骨碎片或骨软骨碎片。

2.感染性关节炎

在退行性变晚期,可出现骨髓水肿、关节积液及滑膜增厚等征象,需要与感染性关节炎鉴别。鉴别要点是明确有无感染的临床症状及化验结果;影像学上,感染性滑膜炎时滑膜增厚更明显,关节周围水肿及关节积液更明显,而退行性变时滑膜增厚、水肿及关节积液均相对较轻,但关节相对缘增生明显。

二、股骨头无菌性坏死

(一)病理和临床

股骨头无菌性坏死又称股骨头缺血性坏死为常见骨病,是股骨头的血液供应受阻、中断而致的骨坏死。非外伤性的股骨头缺血性坏死发病年龄多在 30～60 岁,男性多于女性,病变可为单侧或双侧,部位以股骨头的前外侧部多见。患者常分别有外伤史、激素服用史、酗酒史或伴有血液病和某些代谢性疾病。临床表现为髋关节疼痛,活动受限。病理上分为以下 4 期。

Ⅰ期:缺血后 6 小时,骨髓造血细胞开始坏死,随缺血时间延长,红细胞、骨细胞和脂肪细胞相继出现坏死。

Ⅱ期:坏死组织分解,缺血区邻近的活组织内反应性充血,出现反应性界面,界面内出现炎症、肉芽组织和纤维细胞组织,并有进行性骨小梁破坏,刺激邻近骨松质内成骨活动增强。

Ⅲ期:大量新生血管和增生的结缔组织、成纤维细胞和巨噬细胞向坏死区生长、修复,死骨被清除。

Ⅳ期:骨吸收使关节面支持结构消失,软骨下骨小梁发生微小骨折,使关节塌陷,进而引起关节退行性改变。

(二)诊断要点

(1)T_1WI 示股骨头下方低信号区,均匀或不均匀,可呈带状或环状改变。

(2)T_2WI 上信号随不同时期而变化,可为低信号或高信号。

(3)早期在 T_2WI 上可见"双线征",即内侧高信号和外侧低信号的两条平行线,为股骨头缺血性坏死的 MRI 特异性表现之一。

(4)可伴有髋关节积液和病变周围骨髓水肿,水肿范围可延至股骨颈。

见图 8-3-1。

(三)鉴别诊断

本病应与一过性骨质疏松、骨梗死、退行性骨关节炎、骨转移和髋关节感染等疾病相鉴别。

(四)特别提示

(1)本病的早期诊断对临床预后非常重要,故对其早期的 MR 表现应有及时、准确的认识。

(2)注意结合平片及 CT,两侧对称性地分析股骨头改变。

（3）正确掌握股骨头坏死的分期标准，从而指导临床治疗。

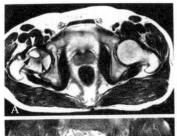
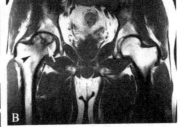
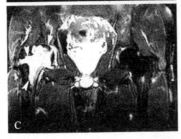

图 8-3-1 股骨头无菌性坏死

A.T_2WI，右股骨头内见斑片状混杂信号，部分为低信号（黑箭头），部分为液性信号（黑箭），关节腔见积液（白箭头）；B.冠状位 T_1WI，右股骨头内见不规则低信号（白箭），股骨颈呈广泛性信号降低，境界不清（黑箭头）；C.冠状位 T_2 抑脂序列，示股骨头下及股骨颈不规则水肿，呈高信号改变（白箭头），坏死区呈不规则稍高和低信号改变（白箭）

三、色素沉着绒毛结节性滑膜炎

（一）病理和临床

色素沉着绒毛结节性滑膜炎（PVNS）是一种少见的、原因不明的、以滑膜高度增生伴棕黄色含铁血黄素沉着为特征的慢性关节病变，主要累及关节滑膜、滑囊和腱鞘。滑膜增生呈长短不一的绒毛状突起，小的绒毛结节可相互融合形成肿块，增大的滑膜结节可引起邻近关节软骨及软骨下骨质破坏，病变晚期可呈广泛纤维化。

本病多发生于 20～50 岁，男、女比例相近。通常单一关节受累，双侧受累或多关节受累者少见。单关节者以膝关节为多见，占 80%。病程初期可无症状，随病变进展，受累关节呈慢性进行性肿胀，伴关节肿痛、活动受限。

（二）诊断要点

（1）病变关节滑膜呈局限性结节状或弥漫性增厚。

（2）信号表现取决于病变内的脂质、含铁血红素、纤维基质、血管翳、液体和细胞等各种成分的比例，因而 T_1WI、T_2WI 信号常较混杂。T_1WI 病灶呈低信号，T_2WI 呈高信号，其中可见斑点状或结节状短 T_2 信号，此信号表现较具特异性。

（3）增强扫描后可见病变周边的滑膜组织呈结节状或环状均匀性增强，或病变内可见分隔状增强。

（4）部分病变可形成软组织肿块，可伴有关节腔积液。

（三）鉴别诊断

本病须与滑膜肉瘤、滑膜骨软骨瘤病、类风湿关节炎、关节结核等鉴别。

（四）特别提示

MRI 对 PVNS 诊断具特异性，病变滑膜呈局限性或弥漫性增厚，并在 T_1WI、T_2WI 上可见呈低信号的含铁血黄素。

四、月骨缺血坏死

月骨缺血坏死又称月骨骨软化症、月骨无菌性坏死等，多认为是腕部急、慢性损伤导致月骨血供不足所致。本病是上肢骨中最常见的一种缺血坏死，多见于 20～30 岁手工操作者，男性发病率为女性的 3～4 倍，右手多于左手。

（一）诊断要点

1.临床表现

早期腕部疼痛、无力，晚期持续性剧痛，活动障碍，局部压痛和肿胀。

2.X 线检查

与临床分期密切相关，相对应 X 线征象如下。

（1）Ⅰ 期：X 线表现正常。

（2）Ⅱ 期：月骨密度增高，但形态正常。

（3）Ⅲ 期：月骨密度增高，变扁，关节间隙增宽。

（4）Ⅳ 期：出现月骨碎裂。

3.CT 检查

月骨的小囊变、硬化及小裂纹显示较好，有助于早期诊断；显示与周围骨关节关系优于 X 线平片。

（二）MRI 表现

（1）早期 T_1WI 上呈均匀低信号，有时呈斑片状或局限性信号减低；T_2WI 病变早期无异常改变或呈高信号；月骨无形态改变或月骨桡侧端高度下降。

（2）晚期出现骨质硬化时，T_1WI 和 T_2WI 上均为低信号；月骨塌陷致冠状面上月骨近、远端间距缩小，矢状面则见月骨前、后间距拉长，舟月关节间隙增大。

（3）增强扫描月骨低信号区呈中度均匀强化，边缘强化或无强化。

（4）治疗好转后低信号可不同程度恢复正常。

（5）鉴别诊断

①月骨骨折：有外伤史和骨折线，易于鉴别。

②月骨结核：以骨质破坏为主，常同时累及关节软骨和其他腕骨并伴有关节间

隙狭窄。

五、骨梗死

骨梗死是发生于骨干、干骺端的骨缺血坏死,主要发病机制为血供不足而缺血导致松质骨发生局灶性坏死,随后出现灶周水肿,但是很多患者发病原因不明,部分患者见于减压病、镰状细胞性贫血、高雪病、动脉硬化等。

(一)诊断要点

1.临床表现

急性梗死可出现肢体酸痛、麻木、软弱无力等,部分患者没有症状,并发不同疾病者有相应疾病的表现。

2.X 线检查

(1)长骨的骨干或干骺端,尤以股骨下端、胫骨上端和肱骨上端多见。

(2)X 线征象与病变不同阶段相关,早期骨细胞坏死崩解,含钙骨小梁框架存在,无异常征象。肉芽组织形成,坏死骨吸收呈囊状或分叶状透亮区,边缘轻度骨反应硬化。肉芽组织钙化后呈不规则斑片、绒毛状密度增高影,中晚期病灶表现为边缘呈"地图样"钙化的典型征象,向骨干中央延伸。病变过程中可有骨膜反应性成骨,皮质增厚。

3.CT 检查

较 X 线易显示坏死区肉芽组织及其钙化沉着阶段表现,松质骨区不规则高密度影、骨干髓腔钙化、晚期条带状高密度硬化围绕成类圆形、半环形或不规则地图状。

(二)MRI 表现

1.急性期

典型骨梗死在 T_1WI 呈中等至高信号,T_2WI 上呈高信号,反映梗死灶内出血和水肿;病灶边缘充血水肿呈长 T_1、长 T_2 信号;病变周围骨髓也可呈水肿样改变,表现为病变周围斑片状长 T_1、长 T_2 异常信号。

2.亚急性期

T_1WI 示梗死灶的中央部分信号与正常骨髓信号相似或略低,T_2WI 呈与正常骨髓组织相似或略高信号,与正常骨髓组织间有宽窄不等、环状长 T_1、长 T_2 信号,反映病灶边缘充血水肿。

3.慢性期

梗死灶周缘多绕以环状、蜿蜒状清楚锐利的长 T_1、短 T_2 低信号带,表现为"单环征",有时也可表现为"双线征"或"三环征",反映了病灶边缘的肉芽及纤维硬化或钙化、血管增生、死骨吸收和新骨形成等；骨梗死灶内的钙化在 T_1WI 和 T_2WI 上均呈低信号；慢性骨梗死中心可液化，在 T_1WI 上呈低信号，在 T_2WI 上呈高信号。典型表现为骨髓内"地图样"改变，边界清楚锐利，周围常伴有不同形态的小灶性病灶。

4.鉴别诊断

(1)内生软骨瘤：发生在长骨者多位于干骺端中央并逐渐移向中央，肿瘤较大，髓腔内见软组织肿块，病灶很少穿破骨皮质，一般无骨膜增生；CT见斑点状或斑块状钙化，有时可见掺杂其中的骨性间隔；MRI上 T_1WI 呈低、等信号，T_2WI 呈明显高信号，已钙化部分均呈低信号，部分中央病灶区及周围散在小颗粒状瘤结节，在 T_2WI 可见低信号带包绕，注射 Gd-DTPA 增强后可呈环状或不规则的强化。

(2)急性骨髓炎：需与早期骨梗死相鉴别。前者临床表现为发热、骨痛和局部红斑，MRI 主要表现为骨髓腔局限性的长 T_1、长 T_2 信号，骨皮质很少受累，但周围软组织肿胀明显；后者临床症状较轻或无症状，周围软组织肿胀多不明显。

(3)单纯性骨髓水肿：在 MRI 上为片状长 T_1、长 T_2 信号，与不典型早期骨梗死较难鉴别，但在随访的过程中单纯性骨髓水肿可以自行消失。

(4)慢性骨髓炎：可出现窦道、瘘管、Brodie's 脓肿、死骨和包壳形成，这些征象骨梗死不会出现。

（刘金昊）

第四节 骨髓炎

一、急性骨髓炎

骨髓炎是指细菌性骨感染引起的非特异性炎症，它涉及骨膜、骨密质、骨松质及骨髓组织，"骨髓炎"只是一个沿用的名称。本病较多见于 2～10 岁儿童，多侵犯长骨，病菌多为金黄色葡萄球菌。近年来抗生素广泛应用，骨髓炎的发病率显著降低，急性骨髓炎也可完全治愈，转为慢性者少见。

(一)临床表现与病理特征

急性期常突然发病，高热、寒战，儿童可有烦躁不安、呕吐与惊厥。重者出现昏迷和感染性休克。早期患肢剧痛，肢体半屈畸形。局部皮温升高，有压痛，肿胀并不明显。数天后出现水肿，压痛更为明显。脓肿穿破骨膜后成为软组织深部脓肿，此时疼痛可减轻，但局部红肿压痛更为明显，触之有波动感。白细胞数增高。成人急性炎症表现可不明显,症状较轻,体温升高不明显,白细胞可仅轻度升高。慢性骨髓炎时,如骨内病灶相对稳定,则全身症状轻微。身体抵抗力低下时可再次急性发作。病变可迁延数年,甚至数十年。

大量的菌栓停留在长骨的干骺端,阻塞小血管,迅速发生骨坏死,并有充血、渗出与白细胞浸润。白细胞释放蛋白溶解酶破坏细菌、坏死骨组织与邻近骨髓组织。渗出物与破坏的碎屑形成小型脓肿并逐渐扩大,使容量不能扩大的骨髓腔内压力增高。其他血管亦受压迫而形成更多的坏死骨组织。脓肿不断扩大,并与邻近的脓肿融合成更大的脓肿。

(二)MRI 表现

MRI 显示骨髓炎和软组织感染的作用优于 X 线和 CT 检查,易于区分髓腔内的炎性浸润与正常黄骨髓,可以确定骨破坏前的早期感染。

1.急性骨髓炎

骨髓腔内多发类圆形或迁曲不规则的更长 T_1、长 T_2 信号,边缘尚清晰,代表病变内脓肿形成;脓肿周围骨髓腔内可见边界不清的大片状长 T_1、长 T_2 信号,压脂 T_2WI 呈高信号,代表脓肿周围骨髓腔的水肿;病变区可出现死骨,在所有 MRI 序列均表现为低信号,其周围可见环状长 T_1、长 T_2 信号包绕,代表死骨周围的反应性肉芽组织,死骨的显示 CT 优于 MRI;骨膜反应呈与骨皮质平行的细线状高信号,外缘为骨膜化骨的低信号线;周围软组织内可见广泛的长 T_1、长 T_2 信号,为软组织的水肿(图 8-4-1);有时骨膜下及软组织出现不规则长 T_1、长 T_2 信号,边界清晰,代表骨膜下或软组织脓肿形成;在增强检查时,炎性肉芽肿及脓肿壁可有强化,液化坏死区无强化,因此出现环状强化,壁厚薄均匀。

2.慢性化脓性骨髓炎

典型的影像学特点为骨质增生、骨质破坏及死骨形成,MRI 显示这些病变不如 CT。只有在 X 线和 CT 检查无法与恶性肿瘤鉴别诊断时,MRI 可以提供一定的信息。例如,当 MRI 检查没有发现软组织肿块,而显示病变周围不规则片状长 T_1、长 T_2 水肿信号,病变内部可见多发类圆形长 T_1、长 T_2 信号,边缘强化,提示脓肿可能,对慢性骨髓炎的诊断有一定的帮助。

(三)鉴别诊断

1.骨肉瘤

骨肉瘤的骨质破坏与骨硬化可孤立或混杂出现,而骨髓炎的增生硬化在破坏区的周围。骨肉瘤在破坏区和软组织肿块内有瘤骨出现,周围骨膜反应不成熟,软组织肿块边界较清,局限于骨质破坏周围,而骨髓炎软组织肿胀范围比较广。

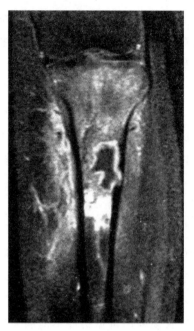

图 8-4-1　胫骨骨髓炎

脂肪抑制冠状面 T_2WI,胫骨中上段局限性骨质破坏,周围可见环状高信号,髓内大片水肿,周围肌肉组织明显肿胀

2.尤文肉瘤

尤文肉瘤亦可见局限的软组织肿块,无明确的急性病史,无死骨及骨质增生。MRI 有助于区分软组织肿胀与软组织肿块。

二、慢性化脓性骨髓炎

(一)临床表现

慢性骨髓炎多由急性骨髓炎治疗不彻底转变而来,全身症状轻微,一旦身体抵抗力低下,可再引起急性发作。

(二)MRI 诊断

表现为骨皮质不均匀增厚,骨膜增生,在 T_1WI 和 T_2WI 上均为低信号。骨松质在 T_2WI 上可见不均匀的高信号改变(图 8-4-2),为渗出或肉芽组织增生所致。骨脓肿的信号接近液体,呈长 T_1 长 T_2 信号。死骨在 T_1WI 和 T_2WI 上均呈低信号。瘘管内因含脓液在 T_1WI 上呈中等信号或低信号,而在 T_2WI 上呈高信号,依层面方向不同可表现为点状或不规则粗细不均的索条影,从骨髓腔经过软组织向皮肤延伸,边界清楚。若窦道内有死骨存在,在 T_2WI 上表现为窦道内不规则低信号影。

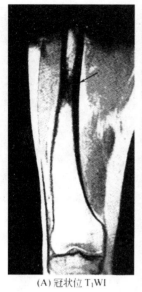 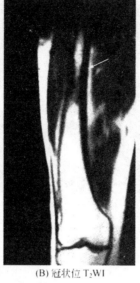 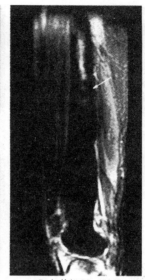

(A) 冠状位 T₁WI　　　　　　(B) 冠状位 T₂WI　　　　　(C) 矢状位 PD-SPAIR

图 8-4-2　慢性化脓性骨髓炎

股骨干中段皮质不规则增厚,髓腔内见模糊长 T₁ 稍长 T₂ 信号影,混杂不均,边界欠清,抑脂序列显示清晰,呈高信号(→)

三、慢性骨脓肿

(一)临床表现

慢性骨脓肿为骨内局限性化脓性病变,为血源性低毒性感染所致。临床症状一般较轻,表现为患肢不明原因的持续性隐痛,偶有加剧和局部压痛。除最多见于长骨干骺端外,也可发生于长骨骨干皮质内、髓腔中,指骨、跖骨等短管状骨的干骺端,以及其他不整形骨内。

(二)MRI诊断

本病好发于四肢长管状骨骨松质内,表现为干骺端中央或略偏一侧的局限性骨破坏,一般病灶较小,直径 1~3cm,以单囊性破坏为最多见,偶有多发性破坏。脓腔 T₁WI 上呈等、低或稍高信号,T₂WI 上呈高信号;硬化环在 T₁WI 和 T₂WI 上均呈低信号;周围骨松质内可见斑片状渗出,在 T₁WI 呈稍低信号,在 T₂WI 上呈稍低、等或稍高信号,T₂WI 脂肪抑制序列上呈显著高信号(图 8-4-3)。腔内死骨少见,表现为低信号。一般无骨膜反应,如在干骺边缘部及骨干皮质内则可见骨膜增生。

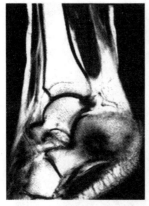

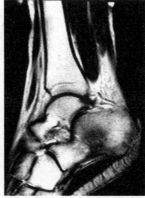
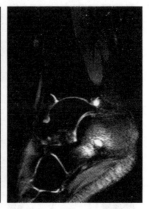

(A) 矢状位 T₁WI   (B) 矢状位 T₂WI   (C) 矢状位 PD-SPAIR

图 8-4-3　慢性骨脓肿

（董　武）

第五节　骨关节结核

骨关节结核 95％继发于肺结核，结核分枝杆菌经血行播散到骨或关节，易在骨松质和关节滑膜停留发病，病理主要分为干酪坏死型和增生型，前者多见。本病多见于儿童和青少年，按病变发生部位分为脊柱结核、关节结核和骨结核，多发生于脊柱和大关节，发生于脊柱约占 50％。

一、诊断要点

1.临床表现

发病隐匿，病程缓慢，早期病变局部症状较轻，可有结核性全身症状。

2.X 线检查

与结核的病理类型、病变过程和致病菌生物特性密切相关。

(1)脊柱结核：分为椎体型、椎间型、韧带下型和附件型。

腰椎发病最多，其次为胸、颈椎，大多始发于椎体，常见相邻多个椎体受累。

主要征象：椎体破坏、压缩，椎间隙变窄，椎旁软组织肿胀、脓肿形成。

(2)关节结核：分为滑膜型和骨型。

多累及承重单个大关节，髋、膝关节常见，多为滑膜型关节结核。

主要征象：早期表现为关节肿胀，骨质疏松，关节间隙基本正常，此征象可持续数月，进而出现关节非承重面边缘性骨质破坏，关节间隙变窄。严重者则进一步发展。

236

（3）骨结核：分为长骨型和短管骨干型。

少见，好发生在发育期长骨骨骺和干骺端，短管状骨骨干。

主要征象：骨骺或干骺端骨小梁模糊、虫蚀破坏扩大，边缘模糊。沙粒样死骨、无或轻度骨质增生、跨骺板发展破坏是其病变特点。短管骨表现为骨干类圆形、膨胀性骨质破坏，破坏区内少见死骨，可有轻度骨质增生和骨膜反应。

3.CT 检查

对脊柱、关节复杂结构、不同组织的结核异常征象，尤其早期显示和诊断有着重要价值。

（1）脊柱结核：易显示确认特征性的椎体内洞穴样破坏、沙粒样死骨而有助于早期诊断，显示早期椎旁软组织肿胀，椎旁脓肿为略低密度或液性密度的椎旁肿块。并了解病变程度、范围和周围组织的关系。

（2）关节结核：清晰显示关节积液、关节囊增厚和周围软组织肿胀，能够显示不规则的关节骨质形态和结构，发现确认小的边缘性骨质破坏。增强检查关节囊和脓肿壁强化。

二、MRI 表现

1.长骨干骺端及骨干结核

MRI 主要显示结核性脓肿征象。脓肿周边可见薄层环状低信号，代表薄层硬化缘或包膜；内层为等 T_1、稍长 T_2 的环状信号，增强扫描时有强化，代表脓肿肉芽组织壁；中心区信号根据病变的病理性质不同而不同，大部分呈长 T_1、长 T_2 信号，由于内部为干酪样坏死组织，其在 T_1WI 信号强度高于液体信号，在 T_2WI 信号往往不均匀，甚至出现低信号；周围骨髓腔内及软组织内可见长 T_1、长 T_2 信号，代表水肿；有时邻近关节的病变可导致关节积液。

2.脊柱结核

MRI 目前已被公认是诊断脊椎结核最有效的检查方法。病变椎体在 T_1WI 呈低信号，在 T_2WI 呈高信号。MRI 显示椎旁脓肿比较清楚，在 T_1WI 呈低信号，T_2WI 呈高信号。脓肿壁呈等 T_1、等 T_2 信号，增强扫描时内部脓液无强化，壁可强化。

三、鉴别诊断

1.骨囊肿

好发于骨干干骺之中心，多为卵圆形透亮影，与骨干长轴一致，边缘清晰锐利，内无死骨。易并发病理骨折,无骨折时常无骨膜反应。CT 和 MRI 表现为典型的含液病变。

2.骨脓肿

硬化比较多,骨膜反应明显,发生于干骺端时极少累及骨骺,可形成窦道。

3.软骨母细胞瘤

骨骺为发病部位,可累及干骺端,但病变的主体在骨骺。可有软骨钙化,易与骨结核混淆,也可根据钙化的形态鉴别。病变呈等 T_1、混杂长 T_2 信号,增强扫描时病变实性部分强化。

4.脊柱感染

起病急,临床症状比较重,多为单个椎体受累,破坏进展快,骨修复明显。

5.脊柱转移瘤

转移瘤好发于椎弓根及椎体后部,椎间隙一般不变窄。可有软组织肿块,一般仅限于破坏椎体的水平,易向后突出压迫脊髓。MRI 增强扫描有助于鉴别软组织肿块与椎旁脓肿。

（马占明）

第六节 骨肿瘤和肿瘤样病变

一、巨细胞瘤

1940 年,Jafie 和 Lichtenstein 首次明确骨巨细胞瘤概念,并将它们从其他骨肿瘤中分离出来。目前比较一致认为巨细胞瘤起源于骨髓支持组织的未分化细胞,瘤细胞主要为单核细胞,所谓巨细胞是由这些单核细胞融合而成。巨细胞瘤的临床病理变化较大,有复发、转移、恶变趋向,小部分肿瘤一开始即表现为恶性生物学行为,因此这是一类具特殊属性的肿瘤,不同于常见的良性或恶性肿瘤。

巨细胞瘤占原发性骨肿瘤的 4%～9.5%,国内达 13%～15%,占良性骨肿瘤 18.2%～20%;女性略多于男性。74% 的患者发病年龄在 15～45 岁,30 岁为发病高峰。无论年龄大小,绝大多数巨细胞瘤发生在骨骺愈合的患者,仅有 1.7% 发生于骨骺未愈合者。

（一）病理

肿瘤无包膜。切面似肉芽组织,质软易碎,内部可见纤维化、囊变、出血及含铁血黄素沉着。瘤组织内血管丰富,主要成分为单核细胞,并含有多核巨细胞。根据瘤细胞的组织学特点,分成四级:Ⅰ～Ⅱ级为良性,Ⅲ级为良恶性之间,Ⅳ级为恶性。组织学分级常不能完全与临床、影像学表现相吻合,Ⅰ或Ⅱ级的巨细胞瘤在临床上偶然表现为恶性过程,甚至肺转移等;Ⅲ级以上肿瘤的病理、临床、影像相符率较高。最终诊断必须结合影像、临床、病理三个方面,尤其是现代影像工具更能精准估价其侵袭性,在诊断中地位也越来越突出。

(二)临床表现

临床表现无特征,多数发病缓慢。轻者局部间歇隐痛及肿胀,病变进展者有局部肿胀变形、关节活动受限等。穿破骨皮质者有软组织肿块、皮肤紧张发亮、静脉曲张、皮温升高等表现。特殊部位肿瘤有特殊症状,如骶骨巨细胞瘤可有尿潴留。当疼痛性质改变,由间歇转为持续,要警惕恶变可能。部分患者因外伤并有病理骨折而引起注意。

(三)MRI 表现

巨细胞瘤的 MRI 诊断必须结合 X 线平片,与 X 线平片及 CT 片相比,MRI 图像的优势主要在于显示肿瘤周围的软组织,与周围神经、血管的关系,关节软骨下骨质穿破,关节腔的受累,骨髓组织的侵犯,治疗后有无复发等。这些信息对于肿瘤的范围、分期及鉴别诊断具重要参考意义。MRI 显示骨质破坏、骨皮质或骨壳改变的敏感性虽接近 X 线平片及 CT 片,但不如后者直观。

多数巨细胞瘤在 MRI 图像上边界清楚,少数病灶边缘有低信号的环圈,相当于轻度的硬化边缘。瘤体信号无明显特征性。在 T_1WI 上多数呈均匀的低信号或中等信号,如出现明显高信号区,提示亚急性出血(高铁血红蛋白)。在 T_2WI 上常信号不均,呈低、中等或高信号混杂,正常的瘤组织一般呈相对高信号,陈旧出血形成明显高信号的囊变区,含铁血黄素沉着则为低信号;有报道,后者的发生率高达63%,与瘤细胞及外渗红细胞的吞噬功能有关,在不典型年龄、部位出现这种表现对巨细胞瘤的诊断有提示性意义。

病灶穿破骨皮质在 T_2WI 上显示最好,表现为低信号的骨皮质被相对高信号的瘤组织取代,同时可侵及周围软组织形成肿块。MRI 的敏感性及特异性分别为92%及99%。对侵犯血管的敏感性及特异性分别为92%及98%,明显高于 CT 及血管造影。当关节下骨皮质中断或破坏、累及或穿破关节软骨时,可出现关节腔积液等征象,MRI 估价关节受侵的假阳性高于假阴性,有怀疑时通常表示关节无受累。

病灶在 Gd-DTPA 增强后的表现也多变,取决于病灶的血供,可呈轻度强化到明显不规则强化等形式,动态扫描甚至可出现"快进快出"强化。在强化瘤组织对比下,出血坏死区显示更清楚。

(四)鉴别诊断

大多数巨细胞瘤根据发病年龄、部位、X线表现可做出诊断和鉴别诊断,CT 和 MRI 能进一步估价其侵袭性,提高鉴别诊断的能力。少见部位和不典型病灶的鉴别相对困难。

1.纤维源性骨肉瘤及恶性纤维组织细胞瘤

可发生于膝关节周围的长骨干骺端及骨端,缺少典型骨肉瘤的骨化或钙化,偏心生长,边界部分清楚且无明显硬化,扩展至关节下骨质。其发病年龄也相似于巨细胞瘤,有时与后者的鉴别确有一定困难。但前者,CT 和 MRI 通常能显示一定程度的骨皮质不规则、破坏中断、周围软组织肿块。

2."棕色瘤"

为甲状旁腺功能亢进所致的局部骨质缺损,多见于 30~50 岁的女性,好发于颌骨及长骨骨干,伴随的异常 X 线表现有指骨骨膜下吸收、普遍的骨质疏松等,血生化检查有典型的血钙升高及血磷降低,这些表现可资鉴别。

3.软骨母细胞瘤

膝关节周围的病灶也可表现边界较清、溶骨性破坏,年龄相似,但内部的钙化及边缘硬化可帮助鉴别。此病在髌骨的发病率是巨细胞瘤的 2 倍。

4.软骨黏液纤维瘤

也可发生于膝关节周围长骨及相似的年龄段,但发病率更低,囊状、硬化边缘、偏向干骺端部位,一般能区别。少数边缘轻微硬化的不典型病灶鉴别困难。

5.动脉瘤样骨囊肿

无明显膨胀、向关节骨皮质方向扩展的病灶与巨细胞瘤相似,且两者并发概率较高。CT 片和 MRI 仅显示囊样的液-液平面征象,倾向于前者;如实体肿瘤内出现这种表现,最多见的是巨细胞瘤并发动脉瘤样骨囊肿。

6.脊索瘤

脊索瘤可发生于相似部位及年龄段。巨细胞瘤多位于上部骶椎的偏心、囊壳状膨胀性溶骨破坏,可有轻度硬化边,多无软组织肿块;脊索瘤多位于骶尾中央,溶骨破坏,无新骨反应,内有钙化条点,伴软组织肿块。

二、软骨母细胞瘤

软骨母细胞瘤是一种软骨来源的良性肿瘤,发病率约为 1%~3%,占良性肿瘤的 9%。软骨母细胞瘤好发于青少年或青壮年,发生于 5~25 岁者占 90%,其中约70％发生于20岁左右。

（一）临床表现与病理特征

与大多数肿瘤一样，本病临床表现无特征。患者可无明显诱因出现疼痛、肿胀、活动受限，或外伤后疼痛。

显微镜下病理观察，软骨母细胞瘤形态变化较大。瘤体由单核细胞及多核巨细胞混合组成，典型的单核瘤细胞界限清晰，胞质粉红色或透亮，核圆形、卵圆形，有纵向核沟。肿瘤内有嗜酸性软骨样基质，内有软骨母细胞，还可见不等量钙化，形成特征性的"窗格样钙化"。

（二）MRI 表现

软骨母细胞瘤多发生于长骨的骨骺内，可通过生长板累及干骺端，表现为分叶状的轻、中度膨胀性改变，边界清楚，有或无较轻的硬化边。在 MRI，肿瘤呈分叶状或无定形结构，内部信号多不均匀。这可能与软骨母细胞瘤含有较多的细胞软骨类基质和钙化，以及病灶内的液体和（或）出血有关。病变在 T_1WI 多为中等和较低信号，在 T_2WI 呈低、中、高信号不均匀混杂，高信号主要由软骨母细胞瘤中含透明软骨基质造成（图 8-6-1）。周围骨髓及软组织内可见水肿是软骨母细胞瘤的一个特点。

（三）鉴别诊断

1.骨骺干骺端感染

结核好发于干骺端，由干骺端跨骺板累及骨骺，但病变的主体部分在干骺端，周围的硬化缘在 T_1WI 和 T_2WI 呈低信号。骨脓肿好发于干骺端，一般不累及骨骺，在 T_1WI 脓肿壁呈中等信号，脓液呈低信号，可有窦道，MRI 表现也可类似骨结核。

2.骨巨细胞瘤

好发于20～40岁患者的骨端，根据年龄和部位两者不难鉴别。但是对发生于骨骺已闭合者的软骨母细胞瘤来说，有时易与骨巨细胞瘤混淆。鉴别要点是观察病变内是否有钙化。

3.动脉瘤样骨囊肿

软骨母细胞瘤继发动脉瘤样骨囊肿时，需与原发动脉瘤样骨囊肿鉴别。前者往往有钙化。

4.恶性骨肿瘤

发生于不规则骨的软骨母细胞瘤，生长活跃，有软组织肿块及骨膜反应时，需与恶性肿瘤鉴别。

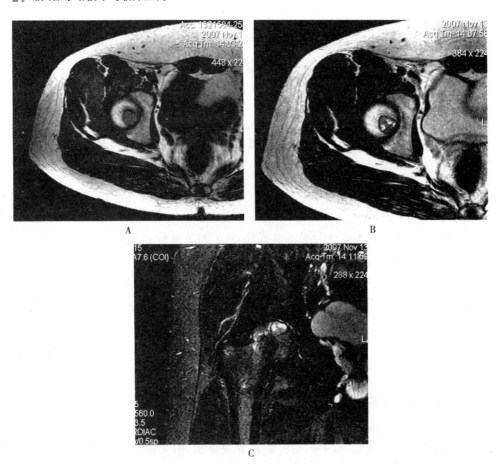

图 8-6-1　右股骨头软骨母细胞瘤

20 岁，男性，右髋疼痛，A.右髋关节轴面 T_1WI，右侧股骨头可见中等信号病灶，边界清晰，内部信号均匀；B.右髋关节轴面 T_2WI，病灶内中、高信号混杂，高信号为透明软骨基质；C.右髋关节冠状面 FS T_2WI 可见周围髓腔少量水肿

三、动脉瘤样骨囊肿

动脉瘤样骨囊肿（ABC）约占所有骨肿瘤的 14%，好发于 30 岁以下的青年人，于长骨干骺端和脊柱多见，男女发病为 1.5∶1。本病分为原发和继发两类。

（一）临床表现与病理特征

本病临床症状轻微，主要为局部肿胀疼痛，呈隐袭性发病。侵犯脊柱者，可引起局部疼痛，压迫神经时出现神经压迫症状。

组织学方面，ABC 似充满血液的海绵，由多个相互融合的海绵状囊腔组成，内部的囊性间隔由成纤维细胞、肌纤维母细胞、破骨细胞样巨细胞、类骨质和编织骨构成。

（二）MRI 表现

长骨干骺端多见，沿骨干长轴生长，病变膨胀明显，一般为偏心生长，边缘清晰，内部几乎为大小不等的囊腔样结构。尽管病变内各个囊腔的影像表现存在很大差异，但其内间隔和液-液平面仍能清晰显示。ABC 内间隔和壁较薄，呈边缘清晰的低信号，这与其为纤维组织有关。囊腔内可见大小不等的液-液平面，在 T_1WI，液平上方的信号低于下方的信号；在 T_2WI，液平上方的信号高于下方的信号。

（三）鉴别诊断

1.骨囊肿

发病年龄和发病部位与 ABC 相似。但骨囊肿的膨胀没有 ABC 明显；内部常为均一的长 T_1、长 T_2 信号；除非合并病理骨折，否则内部不会有出血信号。ABC 内部为多发囊腔，常见多发液-液平面。

2.毛细血管扩张型骨肉瘤

肿瘤内部也可见大量的液-液平面，而且液-液平面占肿瘤体积的 90% 以上，因此需与 ABC 鉴别。鉴别要点是，X 线平片显示前者破坏更严重，进展快，MRI 清晰显示软组织肿块，如 X 线平片或 CT 显示瘤骨形成，提示毛细血管扩张型骨肉瘤可能性更大。

四、骨肉瘤

（一）病理和临床

骨肉瘤起源于骨的间叶组织，以瘤细胞能直接形成成骨样组织或骨质为特征的最常见的原发性恶性骨肿瘤，约占原发性恶性肿瘤的 21%。肿瘤向骨外发展时，常先侵入骨皮质哈氏系统到达骨膜下，再侵入周围软组织中，沿血管周围组织浸润蔓延。肿瘤常有广泛坏死、液化及囊腔形成，有时瘤内可见散在的砂粒样骨质。

本病发病年龄有 2 个高峰，分别为 10～20 岁和 60 岁以上，男性多于女性。青壮年病变多位于长管状骨的干骺端，最好发于膝关节周围；>50 岁患者的病变部位以中轴骨和扁骨多见。病变的大小多在 5～10cm。患者常表现为进行性疼痛和病变处的软组织肿胀。

（二）诊断要点

(1)肿瘤区正常骨髓腔、骨皮质结构消失，病变边缘清楚，外形不规则，肿瘤常破坏骨皮质,形成软组织肿块。

(2)溶骨型和混合型者,T_2WI 呈不均匀高信号或混杂信号,T_1WI 呈不均匀低信号或低、等、高混杂信号,破坏的骨皮质、骨膜增生及周围软组织肿块以 T_2WI、STIR 显示为佳;成骨型者,T_1WI、T_2WI 上以低信号为主。

(3)常规增强扫描显示肿瘤组织不均匀强化,与周围组织分界清晰;动态增强扫描显示肿瘤早期边缘强化和向心性充盈延迟,肿瘤边缘强化速率明显高于中心部位。

(三)鉴别诊断

本病应与尤文肉瘤、骨髓炎、软骨肉瘤、骨纤维肉瘤、淋巴瘤、动脉瘤样骨囊肿等相鉴别。

(四)特别提示

脂肪抑制技术有助于显示肿瘤与周围组织结构如肌肉、血管等的关系,也能清楚显示肿瘤在髓腔内以及向骨骺和关节腔蔓延的情况。软组织肿块内部信号不均匀,提示恶性程度较高。

动态增强特点可作为鉴别良、恶性肌骨系统肿瘤的一个重要参考征象。

五、软骨肉瘤

(一)病理和临床

软骨肉瘤发生率仅次于骨肉瘤,占恶性骨肿瘤的 14.2%。起源于软骨细胞,凡是经软骨内化骨的骨骼均可发生。病理上软骨肉瘤主要由肿瘤性软骨细胞与细胞间软骨基质构成,软骨基质常有钙化,并以软骨内化骨方式产生新骨,出血与坏死常见。根据肿瘤发生部位,分为中央型和边缘型,早期中央型软骨肉瘤常局限于髓腔内,以后经哈氏管向皮质外侵犯,引起骨皮质破坏并形成软组织肿块,边缘型常继发于骨软骨瘤。

软骨肉瘤多见于成年人与老年人,男性多于女性,中央型好发于四肢长管状骨,常见于股骨、胫骨、肱骨;边缘型好发于骨盆、肩胛骨等。早期可无症状,以后逐渐加重转为持续性剧痛。软骨肉瘤的临床及生物学行为取决于组织学分化程度。

(二)诊断要点

(1)肿瘤轮廓多呈分叶状,实质内常见分隔。

(2)肿瘤信号主要依据瘤区组织成分,通常 T_1WI 呈等、低信号,T_2WI 呈高信号,瘤软骨钙化 T_1WI、T_2WI 均呈低信号,未钙化的软骨基质呈明显长 T_2 信号,软骨帽 T_1WI 呈不均匀低信号,T_2WI 为高、低混杂信号。

（3）常规增强瘤区呈环状、弓状或隔膜状强化，软组织肿块周边部强化明显。静脉团注对比剂动态增强扫描显示肿瘤早期边缘强化和向心性充盈延迟，与骨肉瘤相似。

（三）鉴别诊断

须与成骨型骨肉瘤、骨纤维肉瘤、内生软骨瘤等鉴别。

（四）特别提示

MRI 对瘤内钙化的显示不如平片与 CT，而瘤区钙化是诊断软骨肉瘤的重要征象。

六、尤因肉瘤

（一）病理和临床

尤因肉瘤起源于骨的间充质结缔组织，来源于骨髓杆状细胞。肿瘤组织呈结节状，切面呈灰白色或灰红色，瘤内常有明显出血、坏死和囊性变。

本病多见于儿童及青少年，发病年龄多在 5～25 岁，更多见于 20 岁以下者，男性多于女性，以长骨干受累多见，其次为扁骨，病变范围多较广泛。患者的临床表现多为局部疼痛和病变处软组织肿胀，可伴有发热、白细胞增高等全身症状，有时伴有红、肿、热、痛等局部炎症症状。

（二）诊断要点

（1）病变范围较广的溶骨性破坏。

（2）肿瘤信号强度不均匀，在 T_1WI 上多表现为等低信号，T_2WI 上多为高信号；增强扫描病灶呈中度强化。

（三）鉴别诊断

本病应与骨髓炎、骨骼的组织细胞增生症、骨髓瘤、骨肉瘤、淋巴瘤和转移性神经母细胞瘤等相鉴别。

（四）特别提示

（1）本病早期与骨髓炎的 X 线、临床表现有相似之处，诊断性放射治疗或抗感染治疗有助于两者的鉴别诊断。

（2）MRI 虽不是本病的首选，但它可显示肿瘤的侵犯范围及软组织肿块的全貌。特别是 MRI 可明确尤因肉瘤的跳跃性转移，这是其他影像检查所不及的。

七、骨恶性纤维组织细胞瘤

（一）病理和临床

骨恶性纤维组织细胞瘤（MFH）较少见，俗称恶纤组，占原发性骨肿瘤的

1.9％。病理上组织细胞具有多样性,主要成分是成纤维样细胞和组织细胞样细胞,常合并出血与坏死。

好发于成年人,男性稍多于女性。好发部位为长骨干骺端,以膝关节组成骨最多见。临床主要表现为局部疼痛、活动障碍。

(二)诊断要点

(1)骨质破坏和软组织肿块。

(2)T_1WI 上呈等、低信号,T_2WI 上呈高信号,合并出血时,T_1WI、T_2WI 均呈高信号。

(3)常规增强扫描明显不均匀强化。快速动态增强扫描显示肿瘤早期边缘强化和向心性充盈延迟,与骨肉瘤相似。

(三)鉴别诊断

本病主要须与溶骨型骨肉瘤、骨纤维肉瘤等鉴别。

(四)特别提示

MRI 对该病诊断缺乏特异性,但可勾画肿瘤轮廓、显示肿瘤累及范围及与邻近组织结构关系等具有重要价值。

（王成龙）

第七节　关节及软组织疾病

一、类风湿关节炎

类风湿关节炎是一种常见的以关节组织慢性炎症性病变为主要表现的全身性疾病。其病因尚未阐明,可能是由遗传、感染等多种因素诱发机体的自身免疫反应所致。发病率在 1％左右,多见于女性,女性发病率约为男性的 3 倍。发病年龄多为 25～30 岁。

(一)病理

主要病理变化为关节滑膜的慢性炎症。表现为滑膜衬里细胞层增厚,正常的滑膜衬里细胞仅有 1～2 层细胞组成,在类风湿关节炎时可增厚多达 8～10 层,间质层有大量炎性细胞浸润,主要为淋巴细胞。微血管数量有明显的增多,血管翳形成,出现软骨及骨组织的侵蚀,最后导致关节结构的破坏,功能丧失。类风湿关节炎的病变并不局限于关节组织,其他系统的累及也较常见。

(二)临床表现

类风湿关节炎是一种慢性全身性疾病,本病侵犯多个关节,常在手、足小关节起病,多呈对称性。通常于数周或数月内逐渐出现关节肿胀、酸痛、僵硬、皮下结节,常伴有全身不适和乏力,可有低热、体重下降及食欲减退。晨僵常为明显的临床表现。类风湿关节炎主要侵及周围小关节和大关节,呈对称性的多关节炎,中轴骨关节通常不受累。另外,类风湿关节炎还可出现关节外的表现,主要有类风湿结节、心包炎、心肌炎、间质性肺炎、血管炎、肾炎及神经系统损害等。

(三)MRI 表现

由于 MRI 具有良好的软组织分辨率,因此可清楚地显示关节、软骨及滑膜的累及情况,在这些方面要明显优于 X 线检查。类风湿关节炎常常累及颈椎,其发生率可达 36%～88%。通常发生在寰枕关节和寰枢关节,神经症状的出现常常与半脱位引起延髓、颈髓、神经根及血管的受压有关。半脱位有数种类型,包括寰枢关节前脱位、齿突向上移位、寰椎侧块的侧移、寰枢关节后脱位及枢椎下方的半脱位。在 T_1WI 上可清楚地显示颈椎的这些异常情况,除显示骨侵蚀、寰椎前弓与齿突的间隙、各种不同程度的脱位外,还可清楚地显示延髓、颈髓的受压情况,以及软组织翳对脊髓的压迫情况。寰枢关节前脱位较为常见,寰椎前弓与齿突的间隙在屈曲侧位测量超过 2～5mm 应考虑为异常,如该间隙超过 9mm,则脊髓大多有受压表现。脊髓受压的部位,在 T_2WI 上表现为高信号,一般表示该区域存有脊髓软化、胶质增生或水肿。血管翳最常见于齿突后方,在 T_1WI 上呈中等信号的软组织影,在 T_2WI 上信号强度可变化较大,可为低信号或高信号,主要是与血管翳内血管分布和纤维化的程度有关。但 MRI 对椎间小关节和棘突侵蚀的显示常不如常规的X 线。

MRI 对于类风湿关节炎早期病变及不典型病变的检测也有相当的价值,通常采用 FSE 序列 T_2 加权和非增强的 SE 序列 T_1 加权扫描不同的关节层面,然后再在同一层面增强后用脂肪抑制 SE 序列 T_1 加权扫描。增强后的 T_1WI 可显示充血的炎性滑膜,并可与关节积液和腱鞘积液进行鉴别。通常关节积液和腱鞘积液在 T_2WI 上呈均匀的高信号,滑膜炎在 T_2WI 上也呈稍低一些的高信号,因此在增强前扫描常难于区别。注射顺磁性造影剂后,在 T_1WI 上,滑膜信号可有明显的增强,呈高信号,而积液信号则不增强,仍然呈很暗的低信号。在类风湿关节炎的比较早期,即可在腕关节和近侧指间关节、掌指关节区滑膜有炎症性改变,可见滑膜增厚、毛糙,在增强的 T_1WI 上表现为增强的滑膜覆盖着低信号的肌腱,滑膜外可见低信号的腱鞘内积液。

类风湿关节炎的髋关节 MRI 表现,包括软骨的侵蚀、关节间隙的狭窄、骨侵蚀及滑膜增生等。骨侵蚀表现的出现可早于 X 线检查。滑膜增生多见于关节附近和骨侵蚀部,表现为增厚的软组织斑块状影,在 T_1WI 和 T_2WI 上呈中等信号,常可见到关节积液和滑液囊内积液,积液在 T_2WI 上呈高信号。增生的滑膜在增强剂注入后常有明显的信号增强,并可根据滑膜的增强改变来判断治疗的效果。在膝关节 MRI 上可清楚显示股骨和胫骨的内侧髁、外侧髁及髌股关节的改变,可见这些部位关节表面透明软骨的缺失,边缘和软骨下的侵蚀。关节积液和腘窝囊肿常可见,在 T_2WI 上表现为均一的高信号。在活动性病变,有时还可见到关节腔内不规则的脂肪垫。

二、感染

软组织炎症多数有典型的临床表现,可以确诊,无须做 CT 和 MRI 检查。只有某些毒性较低的致病菌引起的肌肉和软组织脓肿,病程长,临床症状不典型时,方行 CT 和 MRI 检查来确定病变的部位、范围及性质。

(一)诊断要点

(1)多数细菌感染临床上都起病急,合并发热,局部有红、肿、热、痛表现,血常规中白细胞总数及分类均高,一般都可确诊。

(2)少数毒性较低的致病菌引起的感染,进展慢,临床表现不典型,应与软组织肿瘤相鉴别。

(3)X 线检查:X 线平片对软组织感染诊断意义不大,可表现为软组织肿胀、脂肪层模糊,皮下脂肪层内出现网状影等。

(4)CT 检查

①急性化脓性炎症:CT 多表现为局部软组织肿胀,分界不清晰,密度呈弥漫性增高,组织间隙模糊消失。

②慢性化脓性炎症:①脓肿形成后,CT 表现为局部软组织肿块,病灶多呈圆形或分叶状,中央可有低密度坏死区,CT 值在 10～20HU。②病灶与周围结构分界不清,增强扫描周围新鲜肉芽组织可强化,坏死区不强化。③如果病灶较局限,难以与软组织恶性肿瘤鉴别。④当脓肿沿肌间隙扩展时,CT 难以确定病变的范围。

(二)MRI 表现

(1)MRI 对软组织炎症的显示最为敏感,可直接清晰显示肌腱、肌肉、肌间隙,对急性炎症尤其早期炎症,MRI 能较 CT 和 X 线平片更为敏感地显示病变。

(2)急性炎症:表现为受累肌肉的肿胀,T_1WI 病灶呈低或略低信号甚至等信号,T_2WI 病灶呈高信号,边界模糊不清(图 8-7-1),皮下脂肪的高信号内出现条纹状或网状低信号,肌间隙模糊;增强后炎性病灶可呈斑片状明显强化。

(3)慢性炎症:表现为液体样的信号,当脓肿形成后,MRI 可清楚显示脓肿轮廓及边缘。脓肿一般呈圆形或类圆形,可有分叶;中央液化坏死区多呈更长 T_1、更

长 T_2 信号;边缘可见一圈一致性低信号环绕,边界较光整,厚薄均匀;周围伴有局限性水肿,呈长 T_1、长 T_2 信号;增强扫描脓肿壁呈环状明显强化。

（4）鉴别诊断

①血液外溢:范围较广泛,多局限于肢体的一侧,而不累及肢体全部。

②淋巴组织外溢:主要为皮肤和皮下组织增厚,脂肪层水肿,并见广泛的网状结构致密影,肌肉较少受累。

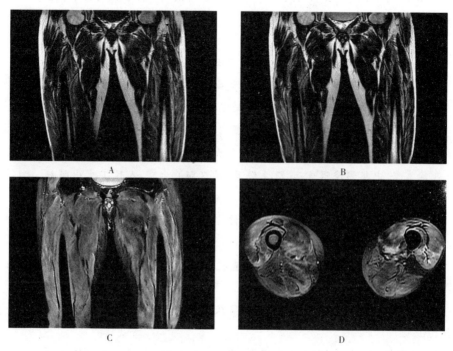

图 8-7-1　大腿软组织感染

A～D.冠状面 T_1WI、T_2WI、STIR 及横断面 T_2WI 示双侧大腿软组织广泛肿胀,肌肉见广泛性片状稍长 T_1、稍长 T_2 信号影,肌间隙模糊,STIR 像显示更清晰

（王成龙）

参考文献

1.陈亮,马德晶,董景敏.实用临床 MRI 诊断图解(第 2 版).北京:化学工业出版社,2019.

2.何波,冯仕庭.MRI 基础(第 4 版).北京:人民卫生出版社,2019.

3.周康荣.体部磁共振成像.上海:复旦大学出版社,2017.

4.宋彬.男性与女性盆腔 MRI 诊断学.郑州:河南科学技术出版社,2019.

5.程流泉.乳腺 MRI 诊断学.北京:人民军医出版社,2020.

6.徐克,龚启勇,韩萍.医学影像学(第 8 版).北京:人民卫生出版社,2018.

7.辛春.胸部影像检查技术.镇江:江苏大学出版社,2017.

8.徐文坚.中华影像医学-骨肌系统卷(第 3 版).北京:人民卫生出版社,2019.

9.赵云,任伯绪.医学影像解剖学(第 2 版).北京:科学出版社,2019.

10.刘敏,陈文辉.医学影像学读片诊断图谱-腹部分册.北京:人民卫生出版社,2019.

11.许乙凯,李子平,谢传淼.影像检查技术规范手册-MRI 分册.北京:科学出版社,2020.

12.靳二虎,蒋涛,张辉.磁共振成像临床应用入门(第 2 版).北京:人民卫生出版社,2014.

13.王书轩,范国光.MRI 读片指南(第 2 版).北京:化学工业出版社,2013.

14.胡春洪,汪文胜,方向明.MRI 诊断手册(第 2 版).北京:人民军医出版社,2015.

15.刘斌,郑穗生.MRI 诊断与临床-体部.合肥:安徽科学技术出版社,2015.

16.郑穗生,刘斌.MRI 诊断与临床-中枢神经、头颈及骨骼肌肉.合肥:安徽科学技术出版社,2014.

17.李坤成.心血管磁共振成像诊断学.北京:科学技术文献出版社,2014.

18.江浩.骨与关节 MRI.上海:上海科学技术出版社,2011.

19.陈懿,刘洪胜.基础医学影像学.武汉:武汉大学出版社,2018.

20.刘赓年.影像诊断征象分析(上下卷).北京:科学出版社,2019.